从万灵油到医学：公共卫生的创举

FROM SNAKE OIL TO MEDICINE : Pioneering Public Health

著者：R. Alton Lee

译者：夏媛媛 邢烨 张玥

东南大学出版社
·南京·

图书在版编目（CIP）数据

从万灵油到医学：公共卫生的创举／（美）奥尔顿·李（R. Alton Lee）著，夏媛媛，邢烨，张玥译. —南京：东南大学出版社，2021.7

书名原文：FROM SNAKE OIL TO MEDICINE：Pioneering Public Health

ISBN 978-7-5641-9521-2

Ⅰ. ①从… Ⅱ. ①奥… ②夏… ③邢… ④张… Ⅲ. ①公共卫生－医学史－美国 Ⅳ. ① R126.4-097.12

中国版本图书馆 CIP 数据核字（2021）第 089723 号

从万灵油到医学：公共卫生的创举

Cong Wanlingyou Dao Yixue： Gonggong Weisheng De Chuangju

著　者：R. Alton Lee
译　者：夏媛媛　邢烨　张玥
出版发行：东南大学出版社
地　址：南京市四牌楼 2 号　邮编：210096
出版人：江建中
网　址：http：//www. seupress. com
经　销：全国各地新华书店
印　刷：兴化印刷有限责任公司
开　本：700 mm×1000 mm　1/16
印　张：13.5
字　数：257 千字
版　次：2021 年 7 月第 1 版
印　次：2021 年 7 月第 1 次印刷
书　号：ISBN 978-7-5641-9521-2
定　价：48.00 元

本社图书若有印装质量问题，请直接与营销部联系。电话：025-83791830

目 录

前　言

在 19、20 世纪之交,塞缪尔·克拉宾(Samuel J. Crumbine)成了美国堪萨斯州卫生委员会的秘书。他在堪萨斯州西部的二十年医务工作经历,使他在各个方面都能胜任这一新角色。他很快便以处理严峻的公共卫生问题时所展现出来的知识、诚实、正直和勇气而在全州树立了良好的声誉。公共卫生问题有新旧两种定义,新定义认为它包括了:消除疾病或其他健康威胁的社区行动,以及公共卫生政策应积极促进健康,而不仅仅是维持健康。克拉宾在这一领域工作的三十年,跨越了这些定义发生演变的时期。他出生于美国内战的动荡时期,死于冷战的对抗期间,一生经历了近一个世纪的医学巨变,他直到去世前仍在想办法促进其所从事职业的发展。

克拉宾毕生致力于造福人类,随着他所在领域的发展,他也随之成长,这和大多数人的职业生涯经历一样。在 19、20 世纪之交,他开始了他一生中主要的工作。当时,虽然大多数美国医生都赞同细菌理论,并利用最新的科学方法,但他的职业领域中很多人都是守旧的,只是勉强接受了部分新的理论和发现。他自己收集了证据,并有效地组织起来,以达成常识性目标。虽然公众发现很难去反对这些专家告诉他们的观点,但是要让他们接受"有看不见的东西让他们生病"这样的想法仍非易事。然而,至少从表面上看,他们确实完全接受了,这为受欢迎的专利药提供了广阔的市场,例如"微生物杀手"。

奇怪的是,通过将最新发现与一种原始疗法联系起来,医学发现促进了专利药业务的发展。得克萨斯州的威廉·拉达姆(William Radam)宣传的这种"微生物杀手",引发了公众对细菌危害的误解。它几乎是由微量的红酒、盐酸和硫酸组成的,由于拉达姆把它宣传为一种可以在体内消灭细菌的万灵丹,因此享有广阔的市场。而莉迪娅·平克汉姆(Lydia Pinkham)的蔬菜混合物则特别吸引女性,这是一种受欢迎的代替手术来纠正女性失调症的产品。在她1883年去世后的很长时间内,女性对这种灵丹妙药的需求都一直居高不下。到了19、20世纪之交,平克汉姆小姐提倡维多利亚时代的稳重,说服女性不要向男性医生咨询她们的身体内部问题。而揭发丑闻的进步记者们极大地帮助了医疗行业和塞缪尔·克拉宾,根除了专利药行业的欺骗性本质。

另外,美国人习惯随地吐痰,使用公用饮水杯和毛巾,忽视苍蝇和蚊子等携带疾病的昆虫,这些习惯都在传播细菌。他们向开放的溪水随意倾倒污水,挖水井时没有意识到会污染他们社区饮用水的排水问题。克拉宾医生的职责是教育公众认识到他们周围的这些危险,教导他们必须隔离诸如结核病或霍乱等致命疾病,并在流行病暴发时采取预防措施。所有伟大的科学进步在当时都没有显示出有什么好处,直到19、20世纪之交克拉宾和他的同事们建立了一个比当时实施的系统更加有效的公共卫生系统来传播这些科学进步信息时,情况才有所改变。21世纪的美国人对这些显而易见的生活事实的无知感到震惊,就像一个世纪前的塞缪尔·克拉宾一样。他的特殊任务就是向堪萨斯州和世界其他地区传授这些基本的公共卫生原则。正如堪萨斯州医学历史上一位著名的权威人士所言,塞缪尔·克拉宾"是该州已知最老练的教育家"。

克拉宾教育事业的成功与进步时代公众对医生接受程度的显著提高是吻合的。在这个世纪交替之前,克拉宾的最大支持者农村居民的普遍看法是:"好医生和坏医生之间有相当大的差别,但好医生和根本没有医生之间几乎没有区别。"在公共卫生和细菌学取得进步,使用诸如听诊器这样的科学仪器,以及改进婴儿喂养和护理的基础上,公众对他们的专业医师的科学判断越来越有信心。克拉宾的受欢迎程度和教育活动对堪萨斯州的这一进程贡献良多。

现代人对现在被认为是理所当然的古老发展有特别的疑问。世纪之交的人们是如何相信人类肉眼看不到的微生物存在的? 这些新知识是如何影响他们的日常生活的? 他们如何享受抽水马桶、饮用纯净水的好处,如何享用无污染食物的? 塞缪尔·克拉宾会用细菌理论来解释这些及无数类似的问题,并教他们一些保护行为,为他们提供这些"隐形"杀手的传播方式指南,从而避免这些"隐形"杀手。但是旧的习俗和传统却很难改变,它们阻碍了人们接受这种只有具备教育意识的科学家才能给出的卫生启蒙。克拉宾最喜欢的一种传播媒介是使用诗歌、小曲和打油诗来传播他的福音。

塞缪尔·克拉宾的生活扎根于他深爱的堪萨斯州的土地上。他的功绩是在他那个时代"向日葵之州"的一个传奇。在他搬到纽约,变成一个大池塘里的一条小鱼之前,就像大平原上流传的俗语说的那样,他本是一个小池塘里的一条大鱼。然而,他在这两个地方都留下了不可磨灭的印记。在过去的二三十年里,美国公共卫生历史上发表了很多文章。虽然每年都会针对纯食品控制、推进公共卫生工作、推广消费品容器等方面以克拉宾的名义颁发几个奖项,但是奇怪的是,在所有这些材料中,克拉宾很少被引用或被编入索引。这个情况虽是全国性的,但在东北部尤甚。这大概是因为在美国更偏远的地区,相同的问题和需求已出现过,并成功得到了解决,这些问题主要是这些地区的历史学家在编写他们在公共卫生发展方面的经验时忽视了地区的重大进展。克拉宾和他的胜利不应该从公共卫生运动的史册中消失。

我要感谢帮助完成这一研究的许多人。堪萨斯州立大学黑尔(Hale)图书馆和曼哈顿公共图书馆的工作人员是不可或缺的。堪萨斯大学医学院克伦德宁(Clendening)图书馆的道恩·麦金尼斯(Dawn McInnis)超越职责范围,为我提供了书目和研究来源,辛辛那提医学遗产中心的比利·布罗德斯(Billie Broadus)对关于19世纪80年代医学院的问询做出了专业的回复。我对那些在我研究和写作的过程中慷慨回答过问题的许多未记下名字的图书馆馆员和档案管理员们表示衷心的感谢。来自内布拉斯加大学奥马哈分校的乔·安·卡里根(Jo Ann Carrigan)教授和堪萨斯大学医学中心的罗伯特·P. 哈德森(Robert P. Hudson)教授花了大量时间阅读了整篇手稿,并提供了很有见地的意见和批评,使这一研究更加深入。这本书因为他们的付出而变得更好,尽管他们提出了一些建议,但我理所应当地要为仍然存在的错误负责。

第一章　蛮荒的西部

　　美国克拉宾家族的第一人伦纳德（Leonard）1754年在美国的费城登陆，他在宾夕法尼亚州西部边远地区务农，并参加了独立战争。他和她的母系马尔（Mull）家族的祖先，跟随成千上万的同辈"宾夕法尼亚荷兰人"，从德国移居到这里，享受着宾夕法尼亚殖民地的宗教自由。据克拉宾家族圣经记载：塞缪尔·杰伊（Samuel Jay）于1862年9月17日出生在塞缪尔·雅各布（Samuel Jacob）和萨拉·（马尔）克拉宾［Sarah（Mull）Krumbine］的家中，与安提塔姆（Antietam）战役的时间正好吻合，即罗伯特·E. 李（Robert E. Lee）将军第一次向北推进到梅森-迪克森线（Mason-Dixon Line）的时间。这家的儿子出生在宾夕法尼亚州韦南戈县（Venango）埃姆伦顿市（Emlenton）的一个小木屋里，这个小木屋在阿勒格尼河岸边，在俄亥俄州扬斯敦市以东约50英里的地方。老塞缪尔是铁匠和农民，当美国内战暴发时，他离开了他怀孕的妻子和女儿玛丽，成为联盟军第101步兵团第14连的一级中士。不久之后，他被南方军队俘虏，之后就在他唯一的儿子出生前的一个月死于弗吉尼亚州里士满的利比监狱。母亲认为，孩子在小木屋里出生是个好兆头，她渴望地对孩子祖母说："也许这意味着我的孩子不会只像他父亲那样成为一个铁匠。"父亲的去世给这个寡妇和她两个年幼的孩子留下了两种选择：她可以接受邻居的施舍或者可以接受那个时候和那个地方所说的"锻炼"。坚强、独立的萨拉选择了后者，在塞缪尔人生的前8年，他主要是由他的祖母马尔（Mull）抚养的。

　　尽管在爱和关怀中养育，生活还是很艰苦的。祖母也许能够取代他很少见到的母亲，但未曾谋面的父亲呢？谁能取代他来加强纪律教育、教授道德价值观和充当男性榜样呢？祖母马尔也是一个寡妇，她要抚养 8 个没有父亲的孩子，她知道如何应付生活。"敬畏上帝，厉行节俭"，她让塞缪尔做一个小男孩分内的工作，包括在早晨和晚上赶奶牛去挤奶，挤奶时为奶牛赶苍蝇，砍柴来生火烧饭，搅拌黄油，在收获季节帮助捆燕麦和小麦，以及收获农场的农产品。这个家庭种植的是那个时代常见的菜园，包括一个种植鲜花的角落。他们吃的是简单却有益健康的食物，并且是该地区为数不多吃西红柿的人。这一举动非常大胆，因为当时人们普遍认为"爱之果（西红柿）"会引起癌症——这是一种许多人争论不休的老生常谈。在秋天，第一次霜冻之后，宾夕法尼亚州西部起伏的丘陵和茂密的森林里，结出大量的栗子、核桃、白胡桃和榛子，这一家子人用蒲式耳容器将其收集起来，埋在布满稻草的坑里。苹果、玉米以及各种水果和蔬菜在晒干或烘干后储藏在地窖里。旅鸽数量众多，因此当它们飞向位于韦南戈东北的福雷斯县的栖息地时，它们会在阳光灿烂的日子里投下一个浓重的阴影。

祖母马尔几乎没接受过什么正规教育，但她有丰富的常识。就像她的许多邻居一样，她可以让一个男孩穿二手衣服时没有抱怨，而鉴于他行为表现，当他应该受到表扬时，她会表达出爱意。在帮忙完成每周洗涤之后以及在烘烤的日子里，他会期待因工作做得好而获得奖励，奖励包括享受一个小蛋糕或者是一些赞许。她总是最先帮助有困难的邻居，或者最先谴责那些忽视其贫困家庭的不思上进的人。她喜欢她的玉米穗轴烟斗，在一天漫长的工作后享受难得的放松时刻并沉溺于快乐时，她会传授很多常识。她知道如何让一个男孩感到被需要，感到是家庭的一员，而不仅仅是忍受。她提醒他在夏天赤脚走路后要洗脚，从他脚底拔出荆棘，并护理他的伤口和瘀伤。她所做的这些给这个正在成长的小伙子留下了深刻的印象。他后来写道："敬畏上帝的父母在用简单、健康的食物和农场辛勤劳动增进我身体健康的同时，给了我心灵和精神上的健康。"但在八岁时，他已经长大了，可以离开这个充满爱意、庇护的环境，进入学校教育的世界。

在埃姆伦顿市以西大约 30 英里的梅塞学校，最初是为了教育被杀害的美国内战士兵所留下的贫困儿童所建立的，该校招收 8 岁到 16 岁之间符合资格的孤儿。后来，克拉宾对那些给了他未来八年基础知识教育的老师们表达了无尽的感激。他们的"耐心、奉献和慈爱"使他想起了《圣经》中的经文："这件事你们既做我这弟兄中一个最小的身上了，就是做在我身上了。"玛丽·怀特（Mary

White）、约瑟芬·史密斯（Josephine Smith）、安妮·威尔逊（Anne Wilson）、比尔·奥尔（Bill Orr）、阿尔米拉·马斯特勒（Almira Marstellar）、阿梅莉亚·林奇（Amelia Lynch）、萨迪·林奇（Sadie Lynch）、哈里特·佩蒂（Harriet Petite）、艾丽丝·博格尔（Alice Bogle）和威廉·博格尔（William Bogle）都是给托付给他们照料的孩子们留下深刻印象的老师。经过八年的教育，学生们已经准备好上大学了。只要条件允许，克拉宾会继续参加学校的聚会。在他的记录中有对学校位置的描述：

这是一个美丽的地方，并且与任何可以被选择的事物一样，可以很好地适应相应用途。一股柔和的清泉从东边鲍尔德山（Bald Hill）脚下涌出。西边被一条蜿蜒的溪流所环绕，那是来自许多溪流的富余的水。一片美丽的小树林装饰着这个地方，为孩子们提供了一个极好的且令人愉快的游乐场。

他在这个美好环境中的这段成长经历与他相伴一生。他获得的毕业证书表明，他从1869年9月11日到1878年9月17日（他16岁生日）在该寄宿学校上学，"这期间他学习勤奋并培养了良好的道德品质"。据说，他的朋友和姐姐早就给这个小家伙起了个绰号叫"Crummie"（音同英文"母牛"），后来他和老师们开始将他的名字拼写为"Crumbine"。尚不清楚是什么时候发生了这样的变化，但他的梅塞学校的毕业证书证明"塞缪尔·J. 克拉宾"（Samuel J. Krumbine）就是证书接受者。

他身材矮小、结实，通过农场的工作使身体变得更加强壮。在16岁的时候，年轻的塞缪尔·克拉宾已经能自力更生，教育程度远远高于大多数美国人，他已经准备好挑战这个世界，并回报他的州和学校在他成长过程中给予的温柔和关爱。他的母亲认为，像亚伯拉罕·林肯一样出生在一个小木屋里，会让她的儿子变得很特别。"也许这意味着我的孩子不会只像他父亲那样成为一个铁匠，"当他出生的时候，她就这样满怀渴望地说。祖母马尔嘲笑这个想法，告诉她的女儿："在对上帝的敬畏中把他养大，剩下的就看他自己了。"虽然他已经准备好面对这个世界了，但是从哪里开始呢？"Crummie"一直被梅塞药店所陈列的瓶子和其他物品所吸引，他喜欢在药剂师配药时看着药剂师。这让这个年轻人渐渐形成了成为医生的决心。1873年6月的一天,当时他11岁,他和朋友戴维·汉纳(David Hanna)一起站在老街角药店前,闻着香料、草药、药品和香水散发出的气味。"啊,Crummie,"戴维大声说,"等我长大了,我要当医生。""我也是,"小伙子回答说,"我也要开一家药店,橱窗里摆上蓝色、红色和黄色的大瓶子,就像这个药店一样。"当时正在和药剂师说话的校医"可爱的霍萨克(Hosack)医生",也成了年轻人想成为的医生的理想榜样。两个男孩都设法实现了这些梦想,戴维在宾夕法尼亚州的斯通伯勒市(Stoneboro),Crummie在堪萨斯州的道奇城。从梅塞学校毕业后,他在附近的舒格格罗夫(Sugar Grove)找到了一份工作,在一个由菲利普斯医生经营的药店里工作。菲利普斯医生的状况在当时这种行业里很典型,他必须有第二职业来补充他在医务工作中的收入。

在19世纪,医生和药物学之间有着密切的联系,内科医生都自己准备药物。许多医生认为有必要从事第二职业,而药房似乎成为很自然的选择,就像助产士和治疗患病动物一样,尤其是在小城镇和边境地区。反过来,药剂师也经常去医学院,以他们的药店支持他们的教育,就和克拉宾一样。

19世纪后半叶的医疗职业是一种奇特的、在许多方面都可疑的职业。一位权威人士指出,在19、20世纪之交,一个有医疗问题的人"只有一半的机会能从随机遇到的医生那里获益"。这一窘境源于科学的医学和药物学还处在婴儿期,而当时塞缪尔·克拉宾正计划成为一名医生。这一窘境还源于不合格的医生供过于求,因为在世纪之交之前,医学教育相对便宜,而且大多数州的执照要求不严格或根本不存在。

宗派主义在当时很盛行。当时,至少有五种医学哲学或思想流派。顺势疗法是基于这样一种信念,即疾病可以通过产生类似症状的药物来治愈,即"类似法则"。小剂量可以提高药物的效果。而"常规"医生或他们所说的对抗疗法,坚持认为对抗药物才是唯一的答案。这一分支将主导美国医学协会,并最终在几十年的斗争之后,成功地将其他流派赶出了业界,尽管最近顺势疗法正在复兴。整骨疗法认为疾病是由血液或神经系统的功能障碍引起的,特别是背部的小骨。脊椎按摩疗法大量借用了整骨疗法。最后,折中学派基本上是草药治疗师,他们利用了所有其他理论的精华。作为经验主义者,他们认为医务工作者应该使用任何有用的东西。所有的学校在其校内都教授传统的医学课程,主要在其治疗学上有所不同。然而，大多数医生，不管他们的信仰和工作是什么，都必须有第二种收入来源，因为公众对他们的职业有广泛的怀疑，而且缺乏训练的医生也供过于求。他们必须种地，或成为药剂师、助产士，或者从事其中某些职业的组合，以补充他们的医疗收入。此外，当他们在农村社区获得一笔收入时，由于货币短缺，医生们往往不得不接受实物支付。

作为药店里的店员和"得力助手"，克拉宾的工作包括保持商店和设备的清洁，然后，在早上和晚上开店与关店，以及在开店后负责把商品擦干净。同时，他也有机会向店主——医师与药剂师——科里登·J. 菲利普斯（Corydon J. Phillips）学习。由于他在店里工作，还要照料医生的牛和马，因而店里为他提供了食宿。他还太小，不能在农场里学习给奶牛挤奶，而且现在他和奶牛有些性格冲突，所以不得不由其他人给奶牛挤奶。经过六个月的学徒期，他得到了一份微薄的薪水。在第三年，他被安排准备酊剂、药剂和膏药的处方。由于许多的准备工作需要用到当地的树胶和树脂，因此他要去收集这些材料。通过这些经历，他间接地了解到大量的药物，偶尔还有机会帮助菲利普斯医生做一些小手术以及陪伴他值夜班。

有了这三年的背景，以及他令人满意的表现，塞缪尔获得了在辛辛那提跟一个导师一起做研究的机会。在一名公认的医生指导下进行研究是当时的标准程序，其中一个好处是可以进入医生的图书馆，这样的话，肯定是一件好事。这里还允许他进入了一所对抗疗法的学校——辛辛那提医学与外科学院。W. E. 刘易斯医生是辛辛那提医学院的解剖学教授，也是他的导师。事实证明，刘易斯医生对有抱负的年轻医学生来说是既善良又重要的。但在不到两个月的研究之后，克拉宾宣布他已经准备退学了！他告诉他的导师，他只是太"愚蠢"了，无法理解这些"讲座和演示"。刘易斯医生冲进房间，有力地握着他的手说："祝贺你！与大多数学生不同的是，你很早就知道了你对医学一无所知。这应该会让你有一个好的开始，让你在你的班级名列前茅，因为普通学生需要至少一年的时间才能发现你在两个月内发现的东西。"这位胸怀大志的医生说："在那一刻之前及之后，我从来没有经历过如此突然的看法转变、如此坚定的决心、如此振奋的精神。"这激励他继续他的研究，正如他所说的，"无论发生什么"。

虽然他每天只吃两顿饭，但在这个大城市里他的积蓄很快就用光了。他回应了一则招聘广告："需要一个精力充沛的年轻人去药店取样,并分发传单。"他得到了这份工作,但令他沮丧的是,他发现这些样品是庇索(Piso)的结核病治疗药,这是一种被医学界谴责的专利药,但在当时深受部分医生和很多病人欢迎。他放下自尊和医德,接受了这份工作和每周25美元的报酬,这让他得以继续留在学校。当他在大街上看到一个医学院的同事走过来的时候,他小心翼翼地躲了起来。而在那时,他又有了一个想要完成他的医学研究的额外理由。他住在一间公寓里,有一天他下楼来抱怨毛巾的状况。当时,房东正在和一个漂亮的年轻房客聊天,"一个面颊红润、棕色眼睛的女孩,那情景让我喘不过气来"。当房东把他介绍给这位漂亮的年轻房客时,他感到非常尴尬,手心冒汗。这位来自俄亥俄州斯普林菲尔德(Springfield)的凯瑟琳·祖尔舍(Katherine Zuercher)小姐正在接受培训,准备成为一名外国传教士,但在她从支气管问题中恢复过来之前,她的医生不会让她去印度。她邀请他陪她一起去万尼(Vine)街公理会教堂做礼拜。他们开始经常见面,但他很犹豫,要不要让她认真对待,因为他的母亲和祖母教育他要把传教士当作"圣人",并且他想好好照料她,但只有在建立了医务所并从医学院毕业后,他才会向她求婚。

尽管他的工作推动了庇索(Piso)的结核病治疗药的发展,但是这位年轻的学生还是长期缺乏资金。在学校待了两年之后,一位朋友写信告诉他在堪萨斯州西部有商机。他乘坐货运火车、装有草架的货车,然后步行来到这个地区进行调研,他决定买下斯皮尔维尔(Spearville)一家药店一半的股权。斯皮尔维尔是一个小村庄,位于艾奇逊(Atchison)-托皮卡(Topeka)-圣菲(Santa Fe)铁路边上,在道奇城以东21英里的地方。他在那里当了一年的药剂师,后来在假期和暑假期间在这工作,他的药店共有人从他的工资中扣钱,以支付他获得一半股权所需的款项。他在斯皮尔维尔安顿,有了"一个良好的开端"和35美元,其中大部分花在了一双鹿皮小马靴上。由于他的医学院背景和当时堪萨斯州没有医疗法律,因此人们开始向他咨询医疗问题,他因而增长了医学知识并提高了声誉。他利用自己药店的资金,回到辛辛那提,继续医学深造,并兜售庇索的治疗药。在蛮荒的西部待了数月之后,他在校园里成了一个有趣的人物。他在西部的经历给他的词汇表中增添了许多生动的表达,比如"你好,伙计""卑劣的家伙""离开(pull your freight)",以及类似的牛仔习语。

他在斯皮尔维尔的周期性医疗旅行让这位年轻的医生来到了道奇城。他爱上了这座牛仔镇，当他 1885 年从辛辛那提回来时，他决定在那里定居。他挂起了自己的招牌，开始行医，但直到 1889 年，他才从辛辛那提医学与外科学院获得医学博士学位。在那个时候，道奇城虽然赢得了一些尊重，但按照东部标准，那里依然很粗鲁。

这所医学院建立于 1851 年，旨在培养"有能力的全科医师"，并提供两种学习过程以达到这一目标：三年中有两个学期的授课和一个学期的医学实习，或三个学期的分级课程。在后者中，第一个和第二个学期包括解剖学、组织学、化学和药物学（治疗学），助产学和医学实习被添加到第二学期的基础课程中。该选项的第三学期包括医学、外科学、产科学、妇科学和眼科学实习。第二个选项是推荐选项，当克拉宾返回学校时，他就选择了该选项，完成了最后一个学期。费用包括："普通费用" 40 美元；入学考试 5 美元；"示教费用" 10 美元；实验室 5 美元；"医院费用" 5 美元；毕业费用 25 美元。以上所有费用都必须"严格预付"。食宿费用"根据风格和住宿条件"每周从 3 美元到 6 美元不等。

作为边境边缘的一个蛮荒、树木繁茂的牛仔镇，道奇城享受着也忍受着和阿比林（Abilene）和威奇托（Wichita）之前一样的经历。虽然好莱坞渲染并夸大了它的野蛮性，但实际的牛仔镇社会环境真的是充满刺激和危险的，对那些写信回家的东部人来说，似乎尤其如此。到处都是枪，还有大量的威士忌使人脾气暴躁，生命似乎一钱不值。商人们不愿遏制这种暴行，因为这是有利可图的，同时他们尽可能长时间地坚决拒绝雇用警察来"驯服"他们的城镇。斯坦利·维斯塔（Stanley Vestal）讲述了一个母亲独自与其孩子在家的故事：她看到了一个脏兮兮、醉醺醺的流浪汉正向她家逼近，虽然她丈夫的枪没有装上子弹，但她还是准备用它虚张声势，以捍卫她的名誉和她的孩子。然后她想起了她丈夫的告诫："除非你打算用枪，否则切勿拔出枪来"，于是她把武器扔进了孩子的婴儿床里。这个流浪汉进了屋，当他发现只有一个女人的时候，他准备让自己像在家一样舒适自在。他摇摇晃晃地朝她走过来，然后低头看着婴儿床里的孩子。突然，他脸色苍白，转过身来，跑出屋子，向大草原奔去。那个婴儿正在出牙，这个醉汉决定不去招惹一个用左轮手枪让孩子们磨牙的小镇。塞缪尔·克拉宾将亲身体验西部人对枪支的依赖。当他走到镇前街上时，他肯定想知道芝加哥的记者的描述是否正确——"芝加哥以西没有法律，道奇城以西没有上帝。"

镇前街上的建筑都有高高的装饰门面和木制的遮阳篷伸向人行道。宽阔的街道上布满了齐脚踝的灰尘和马粪，一场中雨使"穿越镇前街成为一场冒险"。直到克拉宾到达之前的一年，镇前街才"有了一直延伸到主商业街区的连续步道"。南侧排列着酒吧、舞厅和廉价的出租公寓住房。在北侧，有赌场、更好的餐馆和酒吧，还有"道奇小屋"旅馆。大量妓女涌入了这个牛仔镇。虽然妓女来自不同类型的家庭，但是与她们结婚并成为好家庭主妇的传说相反，她们大部分时间都很享受自己的工作，而当她们结婚时，常常怀念以前的"交易"。尽管她们常常很漂亮，但她们通常像牛仔和猎牛者一样既冷酷又危险。当然，也有例外。作为福特县的验尸官，克拉宾曾经不得不调查一个悲伤的自杀者的故事。这个女孩是家里唯一的孩子，远离一切生活困扰，却被她的父母控制着，她的父母就谁控制她的问题而不断争吵。所有这一切使她感到要发疯，而不是被爱和被需要。有一天，她遇到了一位衣着考究的女士，这位女士赢得了她的信任，并说服她离家出走，去用"一种迷人的方式"赚"很多的"钱。卖淫的生活很快就让她厌倦了，她寻找不到任何人的帮助，于是这个女孩以自杀来逃避。在边境，这样的故事并不罕见，克拉宾把责任归咎于父母，他们争吵着要占有她，而不是给予她迫切需要的爱和指导。

文明慢慢地来到了道奇城。随着时间的推移，当地建立了教会和学校，重要商人的观念发生了转变，他们认为需要法律和秩序。各种专业人员陆续到来，提供各种服务。这些"更好的组成要素"终于"驯服"了他们的城镇。在克拉宾搬到那里之后的一年里，镇上安装了第一个电话系统，市议会慢慢地赶走了街道上大量的猪和其他流浪牲畜。1886年的暴风雪摧毁了露天牧场和养牛业，而前一年发生在镇上的一场毁灭性火灾毁坏了镇前街上的大部分商业区。当克拉宾1885年搬到道奇城时，巴特·马斯特森（Bat Masterson）刚刚取代了怀亚特·厄普（Wyatt Earp）出任元帅。尽管这里仍然有点荒凉，但是因为他很好地借鉴了在斯皮尔维尔的经验，所以这个城镇逐渐有了一些改善。

在塞缪尔·克拉宾到达那里后不久，他遇到的常驻医生全是对抗疗法派。道奇城拥有超过5 000人的居民，是这个地区唯一的主要城镇——事实上，丹佛是最近的城市——那里有另外5名医生，他们的业务覆盖了7个县的地区。农村人口稀少，这意味着他们要长途跋涉去看一些病人——交通工具有马、轻便马车，还有火车。A. E. 肖托（A. E. Choteau）医生独自行医。托马斯·L. 麦卡蒂（Thomas L. McCarty）医生和 C. A. 弥尔顿（C. A. Milton）医生是合伙人，就像 J. J. 普卢默（J. J. Plummer）和 A. O. 赖特（A. O. Wright）一样。克拉宾是 27 岁的年轻人，而普卢默只比他大 10 岁。他们向克拉宾保证，因为要覆盖这么广大的地区，所以他们每个人都会有很多工作要做。

曾在美国内战中担任外科医生的赖特医生警告他说，在蛮荒的西部地区，粗心的新手可能会遇到一些陷阱，当然严格地说他并不是新手，因为他已经在附近居住了两年。然后，普卢默主动提议了一次"罪恶巢穴"之旅，他让克拉宾确信"与镇上男性和女性放浪者保持联系"是他们工作的重要组成部分。晚上 10 点左右，当晚的行动开始加速的时候，他们进入了第一个舞厅，来到一个陌生的社交圈。在一片欢声笑语中，在舞步指挥者响亮而有节奏的呼喊声中，在牛仔的呐喊声中，在木地板上沉重靴子的拖曳声中，在一支由班卓琴、吉他和小提琴组成的小型管弦乐队的伴奏下，顾客们跳起了方块舞。吧台在大厅的另一端。这些男人大多是牛仔和放浪者，而女士们则是"家庭娱乐界人士"，他们中的许多人白天都是农场的仆人，还有"当地风月场的成员"。有几个女孩来请医生们跳舞，普卢默接受了邀请，而克拉宾则借故推辞了，只是在观察那些俗艳的风景。枪和枪套经过检查之后放在吧台后面的一个架子上。几群男人在交换故事，有一群人在大声说话并且开始疯狂地打手势。幸运的是，普卢默在那个时候回来了，并建议他们在暴行暴发前"上路"。

接下来去的是朗·布兰奇（Long Branch）酒吧，位于道奇城"第五大道"，那里有大量的牲畜交易和其他重要的生意，"绅士赌徒"聚集在一起，与放浪者和鲁莽的牛仔们打牌。这里衣着时髦的赌徒们穿着时下流行的阿尔伯特王子外套。克拉宾对赌徒们的"谨慎动作"非常着迷，他们冷酷的脸上没有任何表情。

再接下来是让人大开眼界的"红灯区"。普卢默解释说，他的大部分医务工作来自这些女性，"你所需要做的一切就是对她们适度友好，与她们保持正常的人际关系并理解她们"。他补充说："当她们遇到麻烦时，她们会听取你的建议，如果你是真诚的，她们就会信任你。"他们还经过了靴山（Boot Hill），那些死于非命的人在没有人认领尸体时就会被埋葬在那里。

那天晚上他们最后的造访是一次发人深省的经历。他们经过一所房子时，里面满是普卢默的病人，这时门开了，一些女孩在催促一个牛仔离开，但是他还在抗拒。他想唱歌。姑娘们解释说，"如果他待得久一点，他就会昏倒在她们身上。他睡着时，我们就得让他整夜待在这里。这对生意不好。但如果他在户外唱歌，他就能呼吸到新鲜空气，让身体得到恢复。"她们最后把他引到街上，他唱道："噢，我亲爱的内莉·格雷（Nellie Grey）。"医生们跟着他走到街上，确定他没有伤害自己，然后才回家过夜。"多么神奇的治疗急性酒精中毒的方法，"东部的医生惊叹道，"只是通过唱歌就能让你呼吸到新鲜空气。"克拉宾后来发现，"虽然我看到了小镇刚建成时留下的几所草屋，但是更安静的人都选择住在山坡上，住在一层的木屋里。"5年后，他在那里的山坡上开始了他的婚姻生活。

生活在道奇城，让克拉宾可以充分利用他西部乡村生活的一些习俗和好处。当他在大范围的旅行中使用轻便马车时，他会带着猎枪，偶尔会停下来射猎草原鸡、千鸟和兔子。他在家中治疗一个农民后，得到的奖励是可以在这个农民的"私人鸡群"中射猎，他带回了5只家禽作为奖品。他常常从马上摔下来，得走到最近的房子里去。有一天夜里，他的马突然停了下来，把他从看不见的带刺铁丝栅栏里扔了出去，使他几天不能行动。还有一次，他从轻便马车上下来，用鞭子抽打一条蛇。他的枣红马受到惊吓，跑走了，把他困在了大草原上。这些经验告诉他，能找到一个赶车人时，要带上赶车人，以便紧急情况下提供帮助。和其他边境上的医生一样，他会在任何可能的时间、地点吃饭、睡觉，有时还会在农家小憩片刻，然后继续向前。他学会了享受一支好雪茄，偶尔也会喝点威士忌，尽管他从来没有相信其药用功效，即使是像他的病人所说的可以治疗蛇咬伤。

辽阔的大草原有时会让克拉宾不知所措，他常常在夜里迷失方向。"一个真正黑暗的夜晚，"他讲述道，一个住在离道奇城15英里的人让他去看一下生病的孩子。他们坐上轻便马车，把那人的马拴在后面。最后他们渡过了一条小溪，那人说："顺着这条小溪的拐弯处走半英里，你就能到我家了。"他们赶着轻便马车走了半个小时，仍然没有看到房子。那人说他们还没到那里，所以他们继续赶车。最后，医生决定返回小溪，重新开始。他们重新开始不久，就经过了一所房子，那人坚持说那是"某某的地方"。他们又走了半小时，决定再从小溪处重新开始。他们又来到了"某某的房子"，克拉宾坚持要那个男人向"某某"问路。"哦，见鬼，"他回答说，"我熟悉这个乡村。"医生生气地说他会去询问，于是那人就不情愿地前去敲了敲门，开始问他的妻子怎么找到他的房子。

堪萨斯大草原的美丽也造就了他某一方面的个性，这大大促进了他后来一生中的工作。当他花很多时间乘坐他的轻便马车穿越大草原出诊时，这给了他"几个小时的时间去思考和研究"他的病人和他们的问题。"就像对待病人所患疾病一样，有时必须与古老的风俗和迷信做斗争。"因此他"很早就知道我们常常因为无知而遭受痛苦，而我们可以通过获取知识来摆脱痛苦"。他发现他必须教育他的病人和公众，摆脱他们的迷信思想，摆脱那些无稽之谈，摆脱他们明显缺乏关于自己和自己身体危害方面常识的状况。

就人们普遍接受的黄樟茶是一种"稀释血液"的上好春季滋补品的无稽之谈，克拉宾开展了一场批判斗争。他最后发现，嘲笑是对抗此类迷信的有效武器，因此他为自己的健康公告写了一篇题为《黄樟日》的故事：

> 黄樟日到了，这是一年中最快乐的日子。晚冬的硫黄和糖蜜并没有像春天黄樟日的开胃香气那样，给普通男孩带来生活的乐趣，因为全世界没有什么能比得上这种甘露茶的芳香气味。
>
> 我可以说，似乎完全有可能是这样的：当庞斯·德·利昂（Ponce de Leon）在这个国家寻找永葆青春的源泉时，他其实是在寻找一杯黄樟茶。是的，确实是这样，有什么可怕的麻烦能在黄樟茶面前存在？有什么忧郁的痛苦能成功地对抗黄樟茶令人振奋的魅力？在黄樟茶令人兴奋的乐观情绪面前，有什么不良的悲观情绪可以持续？用这种永葆青春的圣水焕发生机时，有什么岁月积累能算得上季节流逝？完全不可能！

这篇文章被广泛转载，偶尔会有编辑评论。《堪萨斯市星报》说，在某种程度上，

> 克拉宾医生已经加入了那些对黄樟茶有不敬言语的高级医学批评家的行列，并试图诋毁它是一种"春季滋补品"。医生说，饮用它不会有害处，但它不会稀释或净化血液。正如，所谓黄樟季节也是一样的！
>
> 在堪萨斯州目前还没有实施召回，这对医生来说是件好事，否则成千

上万的家庭将提出抗议，反对让一个不相信老人最爱的黄樟茶能稀释并净化血液，防止衰老，缓解风湿以及洁净皮肤的人来担任州卫生委员会秘书这样重要的职位。同样地，当克拉宾医生穿着及膝长裤时，那些使用黄樟茶的老派人士也会说，脖子挂着一袋阿魏胶并不能预防白喉或喉炎。正如许多传统的母亲读到克拉宾医生关于黄樟茶的言论时，会说"他还是一个医生，哼！"

人们常常自娱自乐，有时会对"新手"，即到镇上的新来者，或特别对习惯性的醉鬼搞恶作剧。克拉宾回忆起了一个让作恶者自食其果的把戏。一个富有的东部人想要参加羚羊狩猎活动，但他问他的牧场主，他们是否能免受印第安人的袭击。他的担心反而提示同伴们开了一个玩笑，他们在出游期间安排了一次印第安人的突袭。在舞厅里，大约有二十个牛仔和随从戴着战帽，穿着印第安人的服饰，他们的马匹被挂上从土坯墙战役中留下的纪念品。这群人埋伏在一个旱谷里，等待着八名猎人的聚会，猎人们偶尔向这名游客暗示他们可能会随时遇到危险。他们确定这个"家伙"是骑着一匹温顺迟钝的马，这匹马不会轻易受惊。突然，"印第安人"从藏身之处冲了出来，尖叫着，挥舞着他们的武器。"天啊，快逃命吧！"牧场主喊道，这个东部人很快就落在他朋友的后面。当攻击者越来越近时，他看到自己的一生在眼前一闪而过，确信自己肯定会被抓，至少，想到了他听到过的在当地人手中遭受毒刑的故事。突然，他跳下马来，向攻击者射击。他的第一次射击就离"酋长"的头部太近，于是"印第安人"迅速撤退了。当这个家伙终于骑着他那匹慢吞吞的马到达镇上时，他那勇敢的故事已经传开了。放浪者们为每个人都准备了饮料，而这位新手的朋友们在那天晚上给他做了一顿难忘的晚餐。

一天晚上，克拉宾在道奇小屋里吃晚饭时，他听到了"恐怖的尖叫，夹杂着大笑的声音"。那天，一个意大利的手风琴师带着他的宠物黑熊来到了镇上。镇上有一个人喝得酩酊大醉，睡在离酒吧不远的一个房间里。当地一些放浪者租了这只熊，把它和那家伙一起放在了那个房间里，但什么也没发生。然后，他们想到了蜂蜜，于是给这个倒霉的睡眠者全身涂了一些。那只熊马上就过去舔蜂蜜了，它那粗糙的舌头把醉汉弄醒了。这个可怜的家伙以为自己要被吃掉了。

他跳起来，一边跑一边尖叫着，熊在他后面穷追不舍，因为它还没有吃完它的甜点呢。在镇前街上，那个人边跑边喊："杀了它；天啊，开枪打它，来人啊！救命啊！"大概跑过了一个街区之后，意大利人终于抓住了他的熊，乐趣结束了。但是，镇上的这个醉汉成了接下去整个星期内的笑柄。

娱乐有时是以牺牲不经常光顾的传教士的利益为代价的，就像克拉宾叙述道奇城第一个关于"禁酒"的演讲时发生的那样。有一天，有个消息传遍全镇，那天晚上在卫理公会教堂将举行一次"会议"，听一个陌生的禁酒运动支持者在谈论威士忌的罪恶。牛仔们成群结队地在人群中出现，举止安静，表情严肃，显然已经准备好倾听和改正。这位身材高大、瘦削的牧师穿着阿尔伯特王子外套、白色的衬衫，在他高高的亨利·克莱衣领上裹着光亮的黑色围巾，他登上讲坛，以雷鸣般的声音开始了他的演讲。不久，一阵刺耳的嘘声响起，接着又是一阵嘘声，很快就变成一片喧闹，在喧嚣声中根本无法听到牧师的声音。然后，一团粗糙的纸打在他的鼻子上，接着是赞美诗，之后是各种各样的投掷物。他迅速退到休息室，然后戴着一顶高顶丝质大礼帽走了出来，同时人群来到了户外。他一出现，一把左轮手枪就开开枪了，他的帽子也掉了下来。卫理公会的弟兄们终于把这个家伙弄到一个马车里，送到了火车站，牛仔们穷追不舍。这个传教士跳上火车，消失了。牛仔们仔细寻找他，结果一无所获，火车开走了，他们用嘘声和枪声为他送别。当安全出城时，客车煤仓的盖子微微升起，然后打开了。牧师爬了出来，脏得像个烟囱清洁工，但心里却很高兴，他逃离了这些野蛮人。他再也没有回到道奇城。

由于在边疆地区任何一类医学专家都非常罕见，而早期又没有兽医，所以医生们经常被请去治疗患病的动物。克拉宾最后在道奇城建立了令人羡慕的牲畜治疗记录。弗兰克·韦尔曼（Frank Wellman）是堪萨斯州西南部的早期先行者，他在克拉宾到达那里后不久就赶车穿过斯皮尔维尔去建立一座农场。他的一匹马生病了。韦尔曼把队伍带进了一个马房，并说服了克拉宾对马进行治疗，直到马好转，他的家人可以离开为止。斯塔布斯（Stubbs）兄弟在镇上开了一家杂货店，他们对克拉宾照管他们的马很满意，于是就以他的名字为一匹赛马命名。当圣路易斯的一家报纸以《克拉宾医生获胜！》为标题报道一次赛马比赛的结果时，当地人就拿这位医生开玩笑来消遣他。太太团散布谣言，说他们精力充沛的医生在赛马场发了横财。

　　正如老医生们警告说，一旦克拉宾医生把他的招牌挂起来，他就会忙于病人的治疗，有时出诊会持续 24 小时或更长时间。在一次这样的出诊中，他发现了枪支在他所接受的文化中的作用。有一天，一个牛仔从 35 英里外的牧场上骑马过来，说他的老板在一次与愤怒野马的较量中输掉了，老板的腿弄断了，需要治疗。骑马走了 4 个小时之后，他们到达了牧场，医生对骨折进行了治疗。由于对大牧场很好奇，克拉宾四处看了 3 个小时，然后准备骑马返回镇上。"留在这儿。"牧场主生硬地说。他说话时脸色苍白，吩咐工头把他的斯普林菲尔德枪从架子上拿下来。他指着吃了一惊的克拉宾，大声说："吉姆，好好照料医生的马，看着他晚上睡个好觉。"困惑的医生抗议说他在镇上有病人需要他治疗，但是他被告知，"明天才能离开这里，不可更改"。第二天早晨，他检查了牧场主，然后骑着马回到了镇上。几天后，这个病人来做检查，并给了他一笔可观的费用。医生不费吹灰之力就说服他租了一间旅馆房间，这样医生就可以在他腿愈合的过程中定期检查其恢复情况。在蛮荒的西部有枪对着你时，千万不要争辩！

　　塞缪尔·克拉宾很好地适应了这种边境环境。当他护理患了严重肺炎的著名大元帅比尔·蒂尔曼（Bill Tilghmann）时，他发现大元帅"像个孩子一样顺从和谦卑"。大元帅向医生讲述了一个黑帮如何因某种未知原因威胁要"骑他出镇"的故事。在那之后的一段时间里，当医生晚上出诊时，他会走在大街的中央，身侧绑着一支六发左轮手枪，穿着他平常穿的阿尔伯特王子外套，戴着高顶帽子。他很高兴，刚刚接替怀亚特·厄普的巴特·马斯特森是他的朋友。这个小医生似乎无所畏惧，只要病人拒绝听从指示，无论个头大小，他总是愿意让病人改正错误。他的许多同胞都说他是"好斗的矮脚公鸡"，尽管他们小心翼翼地不让他听到这种说法。正如一位消息人士所言，"无论个头大小或性格如何，他都毫不犹豫地告诉病人他们的错误。而居民们，无论是好人还是坏人，都很温顺地接受克拉宾医生的'欺负'，因为他主要关心的是健康而不是道德。"他的一个同事发现，克拉宾"是一个貌似温和的人。当他说不的时候，大多数人认为他的意思是也许，而他真正的意思是'见鬼，不'"。

　　另外，这个医生偶尔也会受到病人的斥责。他经常要充当牙医，有一天，一个牙疼的年轻牛仔请他看病。他终于撬动并拔掉了一颗单根牙。结果证明拔错了！在经过"很少有人能听到的严厉斥责"之后，这个医生很礼貌地问道："我为什么不试着把它放回去呢？"显然在巨大的痛苦中，他成功地对这颗臼齿进行了消毒并将其重新装回了原位，因为一个月后在他向西出发前对牛仔进行了检查，发现牛仔和牙齿都很好。

除了他平常的黑包，这个医生还在他的四轮马车或马鞍包中携带了能让他穿过带刺铁丝栅栏所用的锤子和钢丝钳，一盏夜间出行以及昏暗的家中进行手术时使用的煤油灯，还有一把铲子，当暴风雪肆虐的时候，可用铲子挖掉或者挖进雪堆，睡上一觉，然后继续赶路。当然，他还带了一个水袋、一些食物和一个毛毯卷。他的黑包里放着他的仪器、催吐的吐根、通便的甘汞、止痛的鸦片，还有其他各种各样的东西，如配药所用的汞、铜、铁、砷和硝酸。

1886年的元旦，道奇城居民像往常一样举行庆祝活动。酒吧为老顾客免费提供"汤姆和杰里"饮料，到处都是"他是一个快乐的好人"的欢快歌声。克拉宾和他的3个年轻朋友，穿着他们的阿尔伯特王子外套，戴着高高的礼帽，牛仔们对他们喊"年轻人"。他们用四马双座轻型货车临时拼凑了一辆四马马车（tallyho）。他们赶着车在镇前街上来来回回，把他们的名片发给朋友，名片是为这一场合特地印刷的，在每个角落都印有他们的名字，中间还有一朵大葵花。在他们完成巡逻之前，风变得更寒冷了，巨大的乌云从西北方向俯冲下来。这是1886年至1887年的第一场大风雪，这场大风雪摧毁了西部的牧场。北风以每小时40多英里的速度呼啸着，积雪开始堆积起来，这会让一个刚好从谷仓走向房子的人迷路。暴风雪肆虐着，一直持续到第二天早上，人们开始挖隧道从他们的房子里走出来。雪积得很深，人们可以从篱笆、大门，甚至是低矮的建筑物上，穿过乡村。火车被困在深深的积雪中，让这座小镇变得更加孤单。大约200名男人和男孩挖了好几天，来清理公用道路。虽然一辆配给列车停了下来，但列车上的货物最后只能用骡车送来。没有邮件，没有来自外部世界的消息。接着又来了一场暴风雪，再一次让这座小镇变得孤单。这一次，空气沉重，其中充满了天电，因此没有电池的情况下电报机也能发出电文。接着又来了一场又一场的暴风雪，直到积雪达20英寸厚，阿肯色河里结了12英寸厚的冰。干燥、粉状的雪通过屋顶上的木瓦、钥匙孔或窗户裂缝，飘落堆积在小屋的地板上。当春天雪全部融化的时候，草原上到处都是牲畜和野生动物，那些没有庇护所的动物拥挤在栅栏边上,拼命地寻找避风港。甚至连无处不在的野兔也几乎灭绝了。男人、女人和孩子有的死了,有的被严重冻伤而失去了四肢。那年春天,牧场养牛业利用小道驱赶牛群进一步向西迁移。

在 1886 年的其中一次风暴中,克拉宾几乎丧生。在一次出诊中,他的马掉进了一个充满积雪的山谷,马把他和他的马车夫扔进了雪堆。最后他们把轻便马车修好,让马安静了下来。如果那匹马跑掉,他们就会像许多人一样在那天晚上被冻死。

塞缪尔·克拉宾早就在他的实践中发现了呼救之前等待太久的危险性。有一个案例特别说明了这个问题,以及在简陋的条件下做手术的问题。有一天晚上,一对夫妇请他去治疗他们 12 岁的儿子。当他到达时,男孩处于半昏迷状态,脸色发青,呼吸困难。他的左肺已经塌陷,肺腔里充满了液体,把他的心脏挤到了他胸腔的右边。他应该更早得到治疗,医生必须马上采取行动！医生给仪器消毒,同时男孩的母亲拿来干净的床单和毛巾,男孩的父亲重新布置了厨房的家具。他们把那个男孩放在桌子上,克拉宾切开了他的左胸,这样释放出了压力,液体"像喷泉一样流出来了",弄湿了克拉宾穿在身上当作外科手术服的围裙。尽管这个男孩的身体受到了巨大的冲击,但他强健的体格帮助他熬过了这场磨难。他的父亲是小镇上的一位卫理公会牧师,收入微薄,因此克拉宾没有收取任何费用。这个故事有一个不愉快的结局,因为这个年轻人后来学习成了一名传教士。在他的传教委员会允许他前往东方之前,他们需要接种天花疫苗。但他拒绝了,理由是他要去从事上帝的工作,上帝会保护他。在印度待了一年之后,这位年轻的传教士因感染天花而死亡了。"因为他把盲目的无知与信仰混淆了,"克拉宾总结道,"他对科学真理,即上帝允许我们获得的智慧,全都置之不理。"

和担心怀孕的病人交流时,他的道德评判有时也会战胜他的沉默的天性。一个年轻漂亮的女孩被一个"绅士赌徒"带到了西部。她"眼里噙着泪水",要求医生让她终止妊娠,把她从耻辱中解救出来,这种情况在无法无天的边境上并不少见。当医生拒绝时,赌徒先是尝试贿赂,然后是威胁。他坚持自己的立场,"多少有些残忍"地向他们解释堕胎的生理和道德风险,并最终说服他们让妊娠继续下去。在另一个场合,一位圣菲的列车长在到斯皮尔维尔之前拍了电报,说"有临产妇女,必须从火车上移下来"。当他们到达火车站的时候,克拉宾发现这个妇女已快分娩,不能动了。他说服列车长让火车停下来,让乘客下车,并招募了一名女性志愿者。他准备了一个分娩台,在煤箱顶部的座位上放有一个长毛绒靠背。小女孩很快诞生了,他建议取名圣菲,母亲也默许了这个名字。

那时候,大部分医生的工作都包括上门出诊,而边境医生克拉宾不得不乘坐圣菲铁路上的火车在道奇城的两边各行 50 英里,去照料他的病人。他生动地回忆起一条支线上的一次火车旅程,这条支线与巴克林(Bucklin)的石岛铁路相连。这是一列每日发车的客货混合列车,名为"沙刺快车(sand-bur express)"。沿途要收小麦和牛,还有两个招呼站,所以 30 英里的路程,经常会迟到 6 个小时。如果一群草原鸡冲出来,而乘务员又打到一些,则还要更长时间。然后,人们取回鸟儿时,火车又得停下来。一个星期天,在巴克林,一位铁路消防队员的妻子被严重烧伤。她的当地医生不在,所以消防队员请求铁路段主管从道奇城开一趟专列到巴克林。乘务员把一个货运机车挂在列车的守车上,他们与克拉宾医生一起在不平坦的铁轨上飞驰。甚至列车长都担心他们的生命安全,当他们到达时,他们责备火车司机说:"你是想杀死我们吗?""见鬼,不,"火车司机回答说,"但主管说这是生死攸关的事,所以我让她尽可能忍受一切压力——尽最大力量。"这名女子活了下来,但如果他们再晚些到达的话,可能就不行了。

在福特县担任两届验尸官时,克拉宾遭遇了一些不寻常的经历。他调查过枪击、马踢或其他动物袭击导致的死亡,偶尔还有自杀。他发现的一个很难合法报告的不寻常案件,涉及县监狱的一个同狱犯人。马桶有一个架高的坐垫,那家伙把它抬起来,把头伸进便盆,然后把坐垫放下直到坐垫把他的头围起来,再向下卡住他的头直到水流把他淹死。证词显示,这名男子精神失常,但克拉宾认为:"他确实有一个创造性的头脑。"

在道奇城的第一年里,克拉宾就声称自己拥有一处农庄,并种植了一种小麦。堪萨斯州西部的气候决定了这么小的面积是无法盈利的,但当他得到实物支付的报酬时,农场就派上了用场。他为无现金的病人以实物记账:每只鸡 25 美分,每只火鸡 1 美元,每蒲式耳大麦 35 美分,每蒲式耳小麦 20 美分,每磅蜂蜜 5 美分,每磅火腿 11 美分,每磅黄油 12 美分,他可以和当地商人以上述价格交换这些商品。有一次,他积累了 65 头牛。他甚至为他孩子花 20 美元买了一头驴、马具和二轮马车。19 世纪 90 年代,当可怕的干旱袭击堪萨斯州西部的时候,有一个农民欠了克拉宾医生 35 美元,他无法支付。于是他提出把自己的农场给克拉宾,农场有一笔小额抵押贷款,但克拉宾拒绝了。几年后,这个农场卖了 5 000 美元。

此外,他还享受着他在斯皮尔维尔药店一半股权的收入,后来他在道奇城的一家药店也享有类似的权益。他彻底实现了童年时拥有药店的梦想。他为斯皮尔维尔的克拉宾和多塞特药店保存的记账簿显示,他的药店里不仅有他进货时所进的常见杂货,还有其他东西,比如面粉、鸡蛋、黄油、鸡、土豆以及在 19 世纪后期在农村杂货店可以买到的其他商品。在斯皮尔维尔这样的小镇,商人们尽量满足顾客的所有商业需求,他们还接受了这些商品的赊账购买。此外,1888年 1 月,他和约翰·斯图尔特(John Stewart)在道奇城买下了 J. M. 赖特和康帕尼药店。斯皮尔维尔的简史记载,在当时,克拉宾医生“有相当多的其他商业权益”。他尽量在每个周五下午到访他在西部开始职业生涯的这个小镇,去看望病人并检查他的商业企业。约翰·斯图尔特还经营着道奇城的鹰药店,尽管那里有另外两家药店的竞争,但在 1888 年,该药店还是发展到了合作伙伴需要更大城镇市场的地步。在这些年里,克拉宾“工作兢兢业业,很快就建立起了作为一名技术熟练医生的声誉,并享有丰厚的利润”。

凯瑟琳现场见证了他最终拿到毕业证和班级第一名金牌的辉煌时刻。有了学位和医药界的财富,塞缪尔·克拉宾终于决定他可以供养他来自俄亥俄州的“圣人”。《道奇城时报》在 1890 年 9 月的一天宣布:“塞缪尔·克拉宾医生这周去了东部。关于这次旅行有一个诡秘的传闻。”另一份当地报纸很快以《结婚》为标题报道说,塞缪尔·克拉宾医生已经“于 1890 年 9 月 17 日星期三(他的生日)在俄亥俄州斯普林菲尔德市与 Kate A. Tuercher(原文如此)小姐”结婚了。“新郎在福特县住过几年,”编辑补充说,“他有很多朋友很高兴地祝贺他的婚姻冒险。”两周后,报纸宣布,克拉宾医生和他的妻子将于“下周”早些时候抵达道奇城,“菲尼克斯俱乐部(Pheenix Club)将为他们举行招待会”。这对新婚夫妇在宾夕法尼亚州和俄亥俄州与亲朋好友一起进行了长时间的蜜月旅行。这其中包括 24 人的家庭聚餐,有集体合影,有热蛋糕和熏香肠的早餐,还有一系列炸鸡晚餐。随后,一艘汽船沿着俄亥俄河顺流而下到伊利诺伊州的开罗,接着是一列开往圣路易斯的火车和另一列开往道奇城的火车。

当他们回到家的时候，塞缪尔做的第一件事就是带凯瑟琳到镇前街上走一走，让她接触到那些比较丑恶的病人，这样她就能直观地了解这个仍然原始的小镇。在那之后，这位来自东部的新娘对任何事情都很少感到震惊。塞缪尔和凯瑟琳在这座城镇北边的山坡上一座六居室的房子里安顿了下来，房子俯瞰着镇前街，背后是铁路和河流。他们在这里养育了他们的孩子，生于 1892 年 1 月29 日［即堪萨斯日的沃伦·杰伊（Warren Jay）］，以及 1896 年 3 月 5 日出生的维奥莉特·露丝（Violet Ruth）。他们的住所因其果树、花卉和蔬菜园而广为人知。克拉宾在后院建了一所树屋，他称之为"乌鸦巢"。朋友们在拜访沃伦和维奥莉特时，这是一个玩耍的好地方。凯瑟琳很快就接纳了一个边疆医生妻子的生活，因为他们一到道奇城，他就为一例难产病例而离开了 24 小时。

他的长途旅行有时离家 50 英里，这给他带来了各种各样的经历，这些经历对他作为一名医生的发展产生了一定的影响。有一次春季，他决定穿过一片大草原来节省时间（在堪萨斯州西部，大草原有时意味着几英里宽）。在赶车过程中，他看到了几个"魔术圈"，直径从几英尺到 100 英尺不等。这些圈是深绿色的野牛草带，与周围灰绿色的草皮形成鲜明的对比而成。这些草带更高、更密，看起来像施过肥一样。当水牛和它们的幼崽遭到郊狼或草原狼攻击时，它们会绕着它们的幼崽围成一圈，常常一连好几个小时，让掠夺者无法靠近。它们的粪便被踩踏到草皮里，使草比以前更加茂盛。这一次，他赶车翻过一个小丘，看见一群奶牛围着它们的小牛犊，不时地号叫着，向狼冲去，试图在狼咬住小牛犊之前用它们的角把狼钩住。克拉宾的突然出现分散了狼的注意力，一头牛趁机冲向狼，把狼扔出了几英尺。狼一瘸一拐地跑了，牛群很快又恢复了吃草。这一幕让他想起，他曾多么希望人类能以这样的集体意识照料自己的孩子。

到 19 世纪末，大多数医生接受了细菌理论，但并不是所有的美国公众都接受了，至少边境上的那些人就没有接受。19 世纪 90 年代，天花传到了道奇城。学校董事会明智地命令所有儿童接种疫苗，否则他们就不能上学。克拉宾有两位病人，一对双胞胎姐妹，她们的大姐没有上学，因为她在一次事故中失去了一只眼睛。这对双胞胎接种疫苗的结痂处已经发生了感染，大姐正在给结痂处敷药，与此同时她取出她的玻璃眼，然后更换它，因而感染了这个眼窝。她的母亲不仅感染了自己开裂的手，而且还感染了自己烧伤的耳朵。他们只是没有按照他的嘱咐使用消毒剂。克拉宾必须解决这样的问题和许多其他的边境地区的迷信,比如夜晚的空气是危险的,所以睡觉时要把窗户关好,或者在孩子的脖子上挂一袋阿魏胶来防止白喉。他认为,他的这些大草原上的病人在最终求医之前常常等得太久,只在病人病得极其严重的时候才去求医,而没有更早地寻求帮助。他后来在与州卫生署的合作中,在很大程度上不得不与这些令人困惑的事情做斗争。

19世纪后期,西部铁路上建立起了"哈维之家"。弗雷德·哈维(Fred Harvey)在铁路公用线的战略要点上建立了连锁餐厅,满足旅行者的用餐需求。他雇用女大学生做服务员,她们中大多数人很快就在女性短缺的西部找到了丈夫。还是单身汉的克拉宾通常会在道奇小屋吃饭,因此如果需要,在那里很容易找到他。幸运的是,当1886年镇前街和道奇小屋被烧毁的时候,圣菲铁路上正在建造"哈维之家",其中在托皮卡、佛洛伦斯(Florence)和道奇城分别建了一个。克拉宾马上就开始在那里用餐,但是想起道奇小屋在挑选、储藏和准备食物时的小心谨慎,他对哈维之家为顾客提供牛奶的方式感到失望。牛奶是用罐子装的,食客自己从这个公用罐子里倒出来饮用。这些容器是敞开的,对克拉宾医生来说,这似乎是最不健康也是最危险的,尤其是在夏季,到处都是苍蝇和其他昆虫。他与弗雷德·哈维餐车服务公司的总经理本杰明先生进行了长时间的讨论,他说服公司把新鲜的全脂牛奶装在瓶子里,用这样单独的容器供应。这是第一次以这种方式出售牛奶,这也被证明是克拉宾在改善公共卫生方面的第一个显著成就。

塞缪尔·克拉宾真诚地认为专业人士应该通过为组织服务来参与社区生活。在到达道奇城后,凯瑟琳立刻就承担了第一长老会教堂主日学校负责人,塞缪尔成了她学校里的一位老师。他还在教堂唱诗班里唱低音。除了克拉宾家人对教堂的贡献之外,塞缪尔加入了共济兄弟会,到1892年,他通过在各个办公室的努力工作,成了当地分会的尊主,这一职务他担任了两届。他在农村的长途骑马出诊让他有充分的机会在马背上练习来记住兄弟会的讲课内容和仪式性工作。凯瑟琳成了共济姐妹组织东星会的成员,并被选为尊主母,而塞缪尔则担任当地会所的第一位尊侍父。他还被任命为堪萨斯总会的体检医生,以及在19世纪为堪萨斯州一个非常受欢迎的团体——古工人联合会的保险申请人做检查,还有前文提到的，他还担任福特县的验尸官。

克拉宾随时准备为自己的原则而斗争。1881年，堪萨斯州修改了宪法，发布了禁酒令，这在全国还是第一次。但是事实证明执行起来非常困难。这一变化对镇前街的生意不利，但酒吧仍在营业，老板们每个月都会到市政厅缴纳50美元的罚款。一些居民去找地区法官，获得了关闭酒吧的禁令。市政府官员召开了一次城镇会议来讨论这个问题。三位市民——牧师 J. M. 吉勒特（J. M. Gillette）、学校督学沃伦·贝克（Warren Baker）和克拉宾——强烈反对宽容和罚款的做法。由于相信法律是神圣不可侵犯的，因此克拉宾认为让酒吧正常营业是违反州宪法的，这种做法是虚伪的。吉勒特牧师在接下来的星期日，基于同样的原则进行布道。但是第二年，就没有让他返回教堂。贝克督学也没有重新当选，克拉宾也因为这次改革而失去了一些"朋友"。这个问题还在继续发酵，最后他的朋友，即市长，因为在他的一栋建筑里租用房屋"合办"酒吧而被弹劾。有人无意中听到克拉宾说，市长是有罪的，因为在克拉宾被要求搬离并为酒吧腾出空间之前，这片区域曾是他的办公室。克拉宾医生立即作为证人被传唤，由于他的证词，市长被撤职了。此后，市长多次重新当选，但他拒绝与克拉宾说话，直到同情战胜了他的反感。有一天，他听说克拉宾医生病了，吃不下任何东西。他敲开门，给了凯瑟琳一瓶香槟，祝愿克拉宾早日康复，之后两人很快就和解了。最终，小镇正式关闭了酒吧（因为这些酒吧仍然像以前一样非法经营），塞缪尔·克拉宾保持了自己的自尊，尽管这让他暂时失去了一些"友谊"。

催眠术的新风潮在19世纪90年代引起了人们的兴趣。当时，巴黎的弗兰兹·梅斯梅尔（Franz Mesmer）医生称，他可以用魔杖和磁铁来解决医学问题。在他的实验过程中，他在我们的词汇表中加入了一个词，在他试图治疗一个失明的女孩时，他不经意间发现了催眠术的基本原理。催眠术很快在美国风靡一时。1900年，密苏里州和内华达州使用这一"暗示疗法"过程的磁疗医生名单占据城市通信录中的半页纸。这种狂热最终渐渐褪去了，但在此之前，克拉宾对催眠术进行了实验，因为他认为他从中发现了一种新的治疗方法。在自传中他指出，巡回表演者和庸医们通过各种类型的表演来不道德地利用公众的兴趣，但这位道奇城的医生自己满意地证明了：与"一个人之所以会犯罪，是因为他被催眠并被告知要这样做"的法律辩护意见相反，如果一项行动与一个人先天的道德意识相反,那么你就不能通过催眠让他执行这项行动。在催眠病人并通过暗示来治疗便秘和以同样方式缓解头痛和神经痛后,他对一个女人做实验,尝试让她拿走一枚银质硬币,因为没人能看到她这样做。被催眠的女孩犹豫地拾起硬币,然后又突然把它放回原处。当然,当她醒来的时候,她对这次实验没有任何记忆。对他来说,他证明了一个诚实的人是不能被催眠并被说服去犯罪的。然而,"巡回表演者的滑稽动作使得催眠术不受欢迎",他最终也对催眠术用于医学治疗的可能性失去了兴趣。

然而,他从来没有彻底忘记自己对催眠术的兴趣,过了一段时间后,出于个人原因而不是医学上的原因,他开始全神贯注于心灵感应。他一直患有十二指肠溃疡,他在东部出差时,病情恶化,以致被迫进入克利夫兰的克赖尔诊所做了手术。凯瑟琳以为他还在新泽西的特伦顿出差,他出于担心没有告诉她这一痛苦的经历。她却感觉到在几百英里之外有什么地方不对劲,"突然有一种强烈的不祥预感,并且坚持认为塞缪尔正处于极度危险之中"。她迫切需要陪伴,于是打电话给她的朋友 C. F. 门宁格(C. F. Menninger)女士——当地一名医生的妻子,也是托皮卡的门宁格诊所的创始人之一。她们在乡下赶着车兜风,但她依然很担心。当她们回到城里时,她收到了一份来自克赖尔医生的电报,电报上说手术很成功。当塞缪尔回到家时,她知道他是好意,不让她为手术担忧,但是她"仍然知道发生了一些可怕的事情"。他想知道:"除了心灵感应之外,还有其他答案可以解释这种令人困惑的经历吗?"

这是一个危险的手术,需要一些时间来恢复。克赖尔切除了克拉宾的一部分胃,并用一些管子连接起来,然后在剩下的部分上放置了一个被克拉宾称为"时间锁"的东西。他把剩下胃的大约一半缝合起来,让这部分休息一段时间。这些缝线在几个月后就溶解了,让胃在无需进一步手术的情况下完全打开。当胃打开的时候,他能感觉到"胃这台机器开始摩擦和磨碎,并注意到他的胃未被占据的一端努力地吸入以恢复正常功能,再次享受一顿美餐"。

他后来回忆起另一次奇怪的经历,是与生物有关的心灵感应。一天清晨,他在离霍伊辛顿(Hoisington)半英里的沼泽地里猎鸭子。他把许多鸟都装进了袋子,准备去镇上吃早饭,这时他听到一只加拿大黑额黑雁的叫声。他马上躲到高高的蓝茎草里,但雁群太远了,不可能射中。他开始用全部的力量默念:"过来这里……这里……这里……过来。"他说，通常情况下，"除非是在夜间飞行，否则雁群会以直线方式飞向它们的目标，领头的雄雁会偶尔发出叫声或者根本不出声"。当他默念时，雁群突然变得躁动起来，它们都开始发出叫声，领头的雄雁转身径直朝他躺着的地方飞去。鸟儿的行为让他太激动了，以至于尽管机会很好，但他却没有猎到一只雁。没有人目睹这一事件，他也从未与任何人讨论过此事。他无法解释，因为"只是刚好发生了这样的事情"，但这似乎"甚至对我自己来说都是不可思议的"，他认为这是"我全神贯注于一个活生生的生物所产生的结果"。由于表演者不道德地利用了神秘学，因此它们的受欢迎程度下降了，他的朋友们认为神秘学可能会伤害他的医务工作，因此他听从朋友的建议把神秘学从他的研究中剔除了。

克拉宾认为，如果可能的话，每个人都应该安排一次年假，他的家人就尝试了这种做法。这样的旅行可以让他好好地休息，或者像他说的那样，"它会让你的身体更健康"。在他的溃疡手术之后，他在芝加哥见到了家人，他们到威斯康星州的小双子湖旅行，在那过了两个月，以便于身体康复。他喜欢钓鱼和打猎，而他这种被迫的无所事事状态很快就他坐立不安。最后，他忍无可忍，说服他的儿子沃伦带他去划船。他偷偷带着他的钓具，很快就钓上了一条大的"好斗的北美狗鱼"。他在一个星期以前刚做完手术，当他把鱼弄上岸的时候，他已经筋疲力尽了。但他看上去神清气爽，因为这样的经历"让你的身体更健康"。在湖边待了两个月之后，他已经期盼回去工作了。

那些年对塞缪尔·克拉宾来说是多事之秋，当时，州府的政治事件开始把他推到相对较新的预防医学领域。正如他在回忆录中所说，他在边境 20 年的医务工作中，学到了 3 门课，这对他在这一新领域的工作是大有裨益的。首先，他学会了在没有受过训练的护士、实验室或医院的情况下行医，因此他发现他可以以临时拼凑的方式满足自己的需要。其次，他能认识到"秘方和祖辈建议"的危险，这使他确信绝对需要卫生预防措施。最后，他"学到了什么是迷信的人所重视的东西，以及他们神圣的禁忌和习俗"。当然，他还获得了许多其他重要的原则，他在之后的医学生涯中都遵循着这些原则，但他认为，这三个原则是最重要的。

当时，医学知识正在迅速发展，这是该行业一个令人兴奋的时刻。细菌理论被广泛接受。这把两个相关的命题结合了起来：动物和人类的疾病是由空气

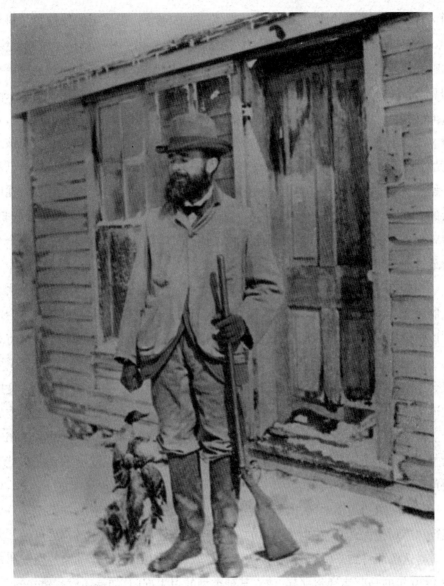

图1 猎手克拉宾（堪萨斯大学医学中心克伦德宁医学史图书馆提供）

和水中的微生物引起的,它们不是自发产生的,而是来自先前的病例。人们接连发现了各种各样的杆菌。约翰·廷德尔（John Tydall）开始意识到,他在空气中发现的"飘浮物质"实际上含有细菌。在法国,路易·巴斯德（Louis Pasteur）

因为伤寒失去了两个女儿，他正在宣传免疫的必要性，普鲁士的罗伯特·科赫（Robert Koch）发现了结核病的杆菌和霍乱的来源。另一些人则揭示了腺鼠疫、白喉和伤寒的原因，美国人爱德华·L. 特鲁多（Edward L. Trudeau）建立了萨拉纳克（Saranac）实验室来研究结核病。伟大的英国医生约瑟夫·李斯特（Joseph Lister）强调了无菌外科这个狂傲的医学概念。在修建巴拿马运河的过程中，威廉·C. 戈拉斯（William C. Gorgas）和其他人通过消灭携带病毒的蚊子，在该地区战胜了黄热病。正如堪萨斯医学界的一位权威人士所说："微生物的统治已经开始。"不过，这些发现基本上是预防措施；治愈或有效的治疗法有待未来，在以后的 20 世纪去研究。自塞缪尔·克拉宾于 1899 年在堪萨斯州卫生委员会任职，他就加入了这项探索公共卫生前沿领域的工作，堪萨斯州卫生委员会是一个当时最近加入州政府的部门。

1859 年，地方议会授权成立堪萨斯医疗协会，这个组织致力于通过立法来控制医务工作，这是在所有的边境地区都出现的新生事物。1885 年，该协会请求该州设立一个促进健康的委员会，就像其他州所做的那样。人们认为，这将有助于控制不当的医务工作，并收集正确的生命统计数据。1870 年，该协会说服议会制定医务工作标准，要求医生具有"有名望的医学院"的学位并具有"良好的道德品质"。这项法律被证明是令人失望的，该行业的合法成员希望卫生委员会能够为这个正在处理的问题给出答案。同年，州长约翰·马丁（John Martin）向州议会转达了一份来自国家卫生部的严重警告：一波席卷欧洲的亚洲霍乱浪潮预计很快将传播到美国。

在堪萨斯州边境地区，人们对疟疾、白喉、猩红热和伤寒（称为"肮脏病"）等流行病感到担忧，但天花也是可怕的，甚至比其他任何疾病如霍乱都更可怕。为了应对这场即将到来的流行病，国家卫生部敦促各州像 1855 年的路易斯安那州和 1870 年的马萨诸塞州那样，建立某种类型的卫生部门，如果还没有建立的话。当时，只有堪萨斯州和其他 4 个州还没有采取这一行动。那届议会通过了一项共同决议案，批准了堪萨斯医疗协会草拟的建立一个由 9 名成员组成的卫生委员会的法案。卫生委员会的成员由州长任命，然后他们自己选一个人当主席。对这样一个组织的主要反对意见来自折中学派和对抗疗法（普通）医生对委员会代表权的分歧。

立法法令要求任何医学分支都不能在委员会中占有多数席位,从而解决了这一分歧,因此,州长通常每年都会任命折中学派、顺势疗法和对抗疗法各三人。秘书每年将获得 2 000 美元报酬,这一数额在第二年增加了 500 美元。然而,由于笔误,这个数额后来降到了 1 200 美元,这意味着医生不得不开一个小诊所,作为副业,在经济上生存下来。委员会奉命调查疾病的原因,"特别是流行病",并就"所有公共建筑的位置、排水、供水、排泄物的处理以及供暖和通风"提供建议。最重要的是,委员会还奉命收集统计数据并监督出生、死亡和婚姻的登记。所有医生都要保存在他们工作中发生的死亡记录。为了完成所有这些任务,议会吝啬地给无薪成员每年支付限额 5 000 美元的费用。所有执业医生都必须在委员会注册,他们必须完成两门"完整课程"(年)的学习,并从"有一定名望的医学院"毕业。"那些已经从业十余年或更长时间的医生免受此类限制,那些从业 5 年的医生可以有 2 年的宽限期来参加必要的必修课程。"政府强烈敦促每个县任命一名卫生官员,但遗憾的是,过了好几年,所有 105 个县才都遵守了这项建议。

委员会在次年的报告中说,它协助了托皮卡、艾奇逊、佩奥拉(Paola)、森特勒利亚、恩波里亚(Emporia)、霍尔顿(Holton)和马里昂(Marion)等城镇,以及肖尼(Shawnee)、艾奇逊、迈阿密、尼马哈(Nemaha)、里昂(Lyon)、杰克逊和菲利普斯等县,抗击天花、猩红热和白喉等流行病。该报告提请人们注意这样的事实,该州"非常幸运地逃过了那个可怕的疾病霍乱的侵袭",但也承认,这个好消息应归功于美国和其他国家港口当局的努力。有趣的是,该报告列出了医生报告的那年死亡原因。因为没有标准的术语,所以有 11 项原因并列第一,每项原因导致 175 人死亡,包括各种类型的衰竭和呃逆。致死 174 人的第二号杀手是"未说明的意外原因"。

新委员会从一开始就陷入一大堆问题之中。在 1885 年 6 月 14 日托皮卡第一次会议上,成员们通过了若干决议案,旨在执行他们认为可以适当行使其权力的事情。但是州总检察长却做了另外的决定。他断定,他们只有咨询职能,不能主动保护公民的健康,也不能做出惩罚性的决定。他进一步裁定,他们不能要求孩子在上学前接种疫苗或对传染病实施隔离,所有这些都使委员会无能为力。

委员会不得不在最困难的情况下开展工作。包括心怀不满的医生和政客在内的批评者都在不断地猛烈批评,它必须在其创立后就开始的每两年一次欲将其废除的企图中幸存下来。例如,在1893年,霍乱的威胁再次浮现,危险情况促使议会拨款1万美元用于应对霍乱,这笔款项在当时是相当大的数目。虽然侵袭最终"绕过了中西部地区",但始终资金不足的委员会还是花费了2 200美元用于卫生工作,主要是用在艾奇逊,以抗击天花侵袭和其他社区的猩红热。很快,各种充满敌意的报纸都打出了委员会浪费剩下约8 000美元的大标题。这位身为人民党党员的委员会秘书觉得必须在他的下一份报告中拿出几页来解释和证明委员会的行动。"他[卫生秘书亨利·戴克斯(Henry Dykes)]几乎嗅到了霍乱的气息,"《州府托皮卡日报》(*Topeka Daily Capital*)(一本特别鄙视人民党党员的刊物)的一个标题这样写道,而《托皮卡州杂志》则宣称卫生委员会"对这个州的人民来说一文不值"。当1890年宣布在1870年颁布的法律为宪法,并且该委员会开始运作时,许多人认为该委员会的工作毫无价值,并寻求将其职能转移到州医学检查和登记委员会。许多医生对要求他们提供报告表示不满。但委员会坚持不懈,帮助设立了县卫生官员,收集了重要的统计数据,并进行了不受欢迎的检疫条例制定和实施工作,这样的工作在一些地方受到顽强的抵抗。一些医生甚至谴责免疫接种的概念,其中一名医生公开谴责注射"从某些动物身上得到的分解产物到我们亲人的手臂中,这些动物可能因患结节、炭疽、鼻疽或其他一些肮脏疾病而处于半腐烂状态"。委员会于1893年获得了帮助,议会批准设立检疫站来对付传染病,当时另一场霍乱流行将至。

在人民党党员更具敌意的当政时期,卫生委员会勉强维持了下来。在1898年的选举中,共和党人威廉·E.斯坦利当选州长,结束了人民党党员对州政府的控制。福特县检察官爱德华·H.麦迪逊(Edward H. Madison)参加了斯坦利政府的竞选,在获胜后,他表达了对"整顿机构"的渴望。斯坦利告诉麦迪逊,他将任命麦迪逊提名的任何一个合适的人在其政府部门任职。塞缪尔·克拉宾是一名坚定的共和党人,这对他很有帮助。不久后的一天,选举结果公布了,麦迪逊走进了克拉宾的办公室,递给他一个信封,说:"这是我对你表示的感谢。自从两年前你救了我孩子的命,这是我第一次真正能够表达我的感谢。"信封里是塞缪尔·克拉宾的任命书,他在1899年被任命为州卫生委员会的成员。他欣然接受了这份工作,尽管这意味着偶尔要离家一段时间,而且这并不是什么大的荣誉,也不是什么肥缺。那时,委员会在州政府大楼的地下室有一个小房间作为办公室,委员会秘书通常每天要花一小时来回复邮件。尽管困难重重,委员会并不怎么成功,但单靠其统计数据收集职能就是值得存在的。

虽然委员会在克拉宾出席的情况下组织并选举了官员,但是人民党党员身份的秘书 H. Z. 吉尔(H. Z. Gill)却拒绝离职。州长命令把他的私人物品搬到大厅,并在办公室的门上安装了一把新锁。这位坚定的人民党党员带来了一张桌子和一把椅子,并继续在巨大的走廊里办公。直到月底,州审计员拒绝向他支付报酬时,他才最终缴械投降。

1900 年出现了一场危机,导致塞缪尔·克拉宾在预防医学领域的生活发生了重大变化。在他到卫生委员会任职的第二年,一场天花传染病袭击了普拉特镇(Pratt)。在道奇城以东约 75 英里处,该铁路段所在地的人口主要依靠铁路来维持生计。卫生委员会秘书威廉·斯旺(William Swan)拍电报给克拉宾要他去那进行调查,并采取适当的行动。克拉宾医生发现了约 15 个天花病例以及许多未接种疫苗的铁路人员都暴露于感染的风险中。克拉宾大胆地决定不像往常那样把所有这些暴露人员都隔离在"传染病医院"中,而是尝试一种革命性的新方法。他很快就将他发现的病例隔离在各自家中,给所有暴露人员接种了疫苗,并依据他们定期向卫生官员的报告视情况解除隔离。这使得学校、企业和铁路工人都尽可能正常地工作。他对这次危机的处理得到了广泛的宣传和认可。至少有一个人表达了他对这次隔离的感激之情,并讲述了一次典型的经历。他写信给克拉宾医生说:"我的妻子忙于她的缝纫工作。由于没有人进来,也不允许她离开,所以我们一天就是吃三顿饭。最棒的是,有一个表亲和她的 4 个孩子,已经安排好来看我们,但是他们看到天花标记后,就害怕地离开了小镇,再也不会回来了。谢谢!"

1901 年,当斯旺医生意外溺水身亡时,委员会在他的葬礼后举行了会议,以选择一位继任者。因为克拉宾对天花危机的明智处理方式已经证明了他是"这一职位的最佳人选",所以他们选择了克拉宾。由于他不想离开自己的家庭和医务工作,因此他们给了他时间来重新考虑。由于第二年凯瑟琳将成为东星会的尊总主母,所以他们同意让克拉宾推迟他的决定,直到凯瑟琳完成她的任期。作为总主母,凯瑟琳的年度报告关注的是 1903 年灾难性的考河洪水。她巡视了该地区,安排会员进行调查,并呼吁该州各地方分会为受害者提供援助。这些地方分会"立即慷慨解囊"。

这一决定不是能轻易做出的。道奇城是他开始医务工作的地方,在那里他带来新娘成了家,在那里他迎来了孩子的出生,在那里有他们家人最亲密的朋友。他的医务工作是能赚钱的,他在社区中很受尊重。然而,19世纪90年代的4年干旱使该地区人口减少,他的收费也越来越多地以实物交换形式来支付。他还看到了边境地区公共卫生领域的困难,而在州府城市可以更好地克服这样的困难。最后,在1904年,沃伦准备进入高中,而维奥莉特对音乐特别感兴趣,当时克拉宾认为他与家人在托皮卡面临的机会要比在道奇城多得多,所以他同意搬到州府。

然而,收拾东西搬到新地方生活,可能是一段痛苦的经历。在这种情况下,他离开了他的医务工作、家乡和20年的朋友,在一个新的领域面对未知的未来。但他记录说,这件事结束了,"一声大笑之后……就感到不那么悲伤了"。他带着他的小女儿去州政府大楼看他的新办公室,看到大理石地板和高高的圆屋顶后,她回答说:"爸爸,我长大结婚后,要有一个这样的家。"

1904年7月,克拉宾一家人搬进了泰勒街1303号的新家。为了纪念他的人生变化,塞缪尔剃了络腮胡,留了后来成为传奇的小胡子,他的小胡子与他那浓眉让他成了漫画家的最爱。维多利亚时代的美国风格需要胡须来展现男子气概,但到了世纪之交,面部的毛发越少越时髦。此外,当时的医生剃须是为了"方便和安全",因为这里的毛发可能是细菌的天堂。

当卫生署于1904年夏天召开会议时,该州最大的报纸,曾经批判性的《州府托皮卡日报》,记述说:他们召开了"与会者认为在该州举行过的此类会议中最重要的会议"。医生们讨论了他们准备要求议会批准的条例:(1)规定对火车车厢进行熏蒸;(2)更全面地收集生命统计数据;(3)在堪萨斯州西部地势较高、相对干燥的气候条件下,建立州立疗养院,防止结核病的蔓延。即将离任的州长约西亚·贝利(Josiah Bailey)召集了会议,克拉宾在会议上宣读了一篇他准备的论文,题为《检疫和实施检疫的必要性》。随后,他正式被选为委员会秘书。

这份兼职工作需要他在这方面做一些有限的事情,在卫生委员会的工作负荷需要他全职投入之前,他在堪萨斯大街开诊所已经三年。该委员会在1904年

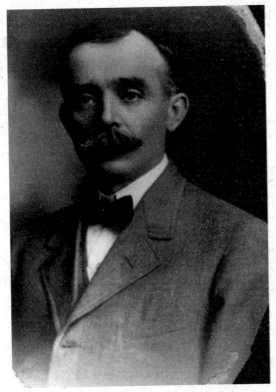

年轻时的克拉宾（堪萨斯州历史学会）

的年度拨款是 3 080 美元,而从这个微薄的金额中,他只能得到 1 200 美元的薪水。他在两年一次代表委员会向州长提交的报告中,要求把州细菌学家的薪水从 400 美元提高到 1 000 美元,以补偿他预计增加的活动,并将委员会速记员的工资提高到 900 美元,使其与其他的州书记官工资持平。他解释说:"随着委员会工作量的迅速增加以及大量的统计报表要做,需要一个准确、勤勉和称职的速记员来填补这个职位,这样的工作应该得到适当的补偿。"尽管"工作量迅速增加",但克拉宾本人并没有要求加薪。除了其他项目之外,他将把委员会的年度或两年一度的报告改为月度报告,以便更迅速地应对灾难性瘟疫的暴发。第二年他写信给新任州长爱德华·W. 霍克(Edward W. Hoch)说:

我认为这个美好的州的人民健康和生活是非常重要的事情,就像人们期待的那样,而这也是我的愿望,我的努力是为了使州卫生委员会为该州的医生和人民提供真正的价值和服务。正是沿着这些思路,我想提出一些建议。

在接下来的 20 年里,他将提出各种各样的建议,并最终赢得州长和议会的大力支持,并实施这些建议。塞缪尔·克拉宾准备开始一项伟大的事业,这将使他自己和堪萨斯州在公共卫生领域闻名世界。

第二章　促进公共卫生

在 19、20 世纪之交，当克拉宾搬到州府时，美国人支持了一场被称作"进步时代"的改革运动，在接下来的 20 年里这场运动改变了他们的许多机构。令人惊讶的是，在那个世纪剩下的时间里，尽管堪萨斯人一直具有保守倾向，但是他们却站在了这一改革运动的最前沿，并在许多领域展现了杰出的领导能力。这场运动是联邦制具体形式的缩影，因此各州承担领导责任，负责改善普通民众生活，试验社会变革。然后以 48 个州级实验室所制定的切实可行的改革方案，在国家一级推广实施。在这段时间里，堪萨斯州议会颁布了法律，以建立小额债务法庭并规定儿童和罪犯劳动限制、工人赔偿、女工保护、雇主责任，所有的立法都是为了保护工人阶级的利益。堪萨斯州在保护和改善公共卫生方面也走在了前列。

在 19、20 世纪之交，细菌理论的兴起和美国人对医疗行业的良好评价，再加上与城市贫困和苦难有直接接触的医生，促进了卫生控制和人民消费品的增加。这种兴趣很大程度上也源于困扰美国人的无处不在的流行病。天气显然是导致夏季发烧和冬季呼吸道感染的一个因素，这表明天气与公共卫生有关联。社区开始控制牲畜的自由，严禁街道上随意倾倒垃圾，清理小巷里成堆的粪便，控制人类排泄物的处理。这些问题导致了需要调整供水，改善适当的排水系统以及建设污水系统，以对抗疟疾、伤寒、霍乱、白喉和其他由脏乱环境引起的疾病。进步时代的改革者试图控制不健康的食物和饮料。当时，家蝇和蚊子被视作昆虫，其唯一的危险是叮咬，苍蝇几乎被视为可爱、友好的娱乐源泉。公共卫生工作范围覆盖细菌、化学物质和各类污染物。

　　国家监管食品的第一次努力来自农业压力，其目的是保护农业利益，这些法律将国会征税权力作为一种监管手段。换句话说，国会对农民及其组织认为"不纯净"的现有商品进行征税。例如，19世纪后期的制造商们把牛肉硬脂酸甘油酯或棉籽油混入变质的猪油中，使其质地更加坚硬，并将其作为"精制"猪油出售。不仅养猪业的生产商抗议这种行为，而且由于欧洲人对这种掺假行为的抱怨，美国猪油的出口量急剧下降。但事实证明，肉类加工者和南方人的力量太强大了，国会也没能立法反对这种做法。与此同时，立法者采取行动反对混合面粉的做法。美国生产的大量小麦粉含有明矾，明矾可以使产品变白，特别是较便宜的玉米粉与明矾混合时。人们还发现了一种更有问题的做法，北卡罗来纳州的一种白黏土矿物质被碾碎，混入劣质小麦粉中。伊利诺伊州参议员威廉·梅森明确表示："世界上没有一个文明国家……对食品和饮料的消费者保护……像这个国家这样少。"在他的领导下，1898年6月，国会强制向"混合面粉"征收一种小额税，从而终止了这种做法。美国的"添料"干酪也引起了欧洲奶酪买家的抗议，1896年6月，国会对这种产品征收了一项禁令税。不久之后，国会对乳品业的利益问题做出了回应，1902年5月，国会对翻新变质黄油的过程以及为了使人造奶油看起来像黄油而对其进行人工上色的行为征收重税。

　　然而，由于食品掺假和保存科学工艺的发展，20世纪早期的不纯净食品、饮料和药品问题，已经远远超出了乳制品的范围。食品加工商越来越善于在产品中掺假，以使产品销路更好，但有时会使产品更危险。至少从1880年开始，这一时期的改革家们就极力主张实行管制。他们得到了现在称为调查记者的极大帮助，这些记者后来被贴上了"黑幕揭发者"的标签，他们通过写文章和书对此进行记述和曝光。艾达·塔贝尔（Ida Tarbell）揭露了标准油的邪恶手段，林肯·斯蒂芬斯（Lincoln Steffens）记述了在控制大城市政府中机器政治的腐败，戴维·格雷厄姆·菲利普斯（David Graham Phillips）写的《参议院的叛国罪》（*The Treason of the Senate*），记述了参议院是如何设法战胜变革的，这本书引起公众的普遍愤慨，强烈要求提起诉讼。食品和药品也有改革的支持者，但是变革并没有很快到来。

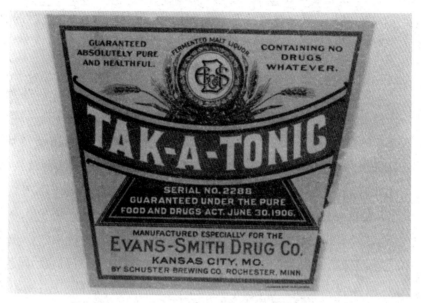

补药的标签(堪萨斯大学医学中心克伦德宁医学史图书馆提供)

记者塞缪尔·霍普金斯·亚当斯(Samuel Hopkins Adams)虽然不是医生,但他对医疗事务很熟悉,他对专利药品行业的产品感到愤怒。他系统地研究了他们的广告,收集样本供他的化学家分析,并询问专家这些成分是否有其制造商所宣称的治疗效果。1905年,揭露黑幕的杂志《高力》(Colliers)刊登了他的系列曝光文章的第一篇,题为《美国大骗局》(the Great American Fraud)。8 000万美国人每年花费7 500万美元购买专利药物,他们在努力实现健康目标的过程中消耗了大量的酒精、麻醉药和危险的鸦片制剂。亚当斯指控莉迪娅·平克汉姆的"蔬菜复合物"中含有五分之一的酒精。"佩鲁纳"在全国范围内被广泛宣传为治疗卡他性疾病的最可靠药物,并得到了50名国会议员的支持,但是他断言其中含有28%的酒精。1美元一瓶的药物生产成本约为15美分。利可舒(Liquozone)的广告刊登在威廉·詹宁斯·布赖恩(William Jennings Bryan)的《平民》(The Commoner)杂志上,这是一款有望治愈从头皮屑到痢疾等一系列问题的灵丹妙药。它含有99%的水和1%的硫酸以及微量的盐酸。亚当斯发现,适当剂量的舒缓糖浆确实能安抚婴儿,但也使其成为一个酒鬼。有些药物还含有大量的鸦片。塞缪尔·克拉宾等乡村医生花费了大量时间试图治愈那些嗜酒的婴儿，这些婴儿从其有健康意识的母亲那里无意中得到了其暂时性的习惯。黑幕揭露者亚当斯与一位公共卫生官员进行了以下对话：

> 让我们大量购买最便宜的意大利苦艾酒、劣质杜松子酒和苦味剂。我们将苦艾酒和杜松子酒按 3∶2 的比例混合，加入少量的苦味剂，稀释后装入矮夸脱瓶中，贴上"史密斯的复活剂和血液净化剂"标签，每餐前服一杯酒，宣传它们能治疗丹毒、拇趾滑囊炎、消化不良、热疹、疟疾和结核病，可以防止脱发、天花、衰老、中暑和近视，将其卖给戒酒顾客，我们就可以不断大把大把地赚钱了。

"听起来很像鸡尾酒。"亚当斯回答道。"的确如此，"卫生官员表示同意，"但它只是像'佩鲁纳'一样的一种药物，而不是像一种糟糕的饮料。"

纯净食品运动在国家农业部找到了一个有力的支持者。哈维·华盛顿·威利（Harvey Washington Wiley）曾接受医生的培训，但最终发现，他真正的兴趣和毕生的工作在于分析化学。他在年轻的普渡大学（Purdue University）教了几年化学，但在 1883 年离职，成为农业部的首席化学家，并开始了长达 20 年的争取更好食品法的斗争。一开始，他专门致力于推广高粱饴糖的生产，以使美国摆脱对外国糖源的依赖，但是国家的食品和药品问题很快引起了他的注意，尤其是在黑幕揭发者开始其调查之后。在余下的职业生涯中，威利关心的不是掺假品，而是许多食品标签没有告诉购买者关于成分应该知道些什么。他认为，消费者有自由购买的权利，但应该得到标签提供的保护，标签要诚实描述消费者消费的是什么东西。从 1902 年初，他招募了他著名的"毒物小组"，该小组由 12 名年轻人组成，他们在农业部工作并且承诺遵守威利的食品消耗特别计划的规定。首先，他们确定了自己身体维持正常健康和体重所需的食物数量，接着是一个试验期，试验他们所消耗物质的作用，然后是跟踪，以纠正试验期间发生的对身体的干扰（如果有的话）。所有这些都需要大量的实验室工作来分析和称量食物和身体排泄物。这些试验持续了五年，对防腐剂和添加剂进行了测试，并将结果发表在全国卫生官员可获得的一系列公告中。

几年来，国会一直在对他的调查结果进行冗长的，有时甚至是激烈的讨论。

辩论双方都为即将到来的斗争组织了游说力量。国家酒类批发协会、专利药品协会、国家食品制造商协会、国家泡打粉协会以及其他较小的团体,连同他们的广告出版商,在华盛顿发动了一场大攻势,游说国会听从他们的劝说。威利不遗余力地争取美国医学协会、国家零售杂货商协会、国家乳制品和食品部门协会、消费者联盟的支持,尤其是有影响力的妇女俱乐部总联合会的支持,以争取对改革工作的支持。这场斗争持续了数年,直到1906年厄普顿·辛克莱(Upton Sinclair)发表《丛林》(The Jungle)时,迎来了一个重要的转折点。这本小说最初是为宣传社会主义而写的,书中详细描写了芝加哥肉类加工业中令人难以置信的肮脏行为。这本书促使西奥多·罗斯福(Theodore Roosevelt)总统任命了一个特别调查委员会展开调查,该委员会的报告证实了辛克莱对这种状况的描述。罗斯福随后让白宫大力支持改革运动。1906年7月30日,国会颁布了肉类检查要求以及纯净食品和药品法。后者禁止在州际贸易中制造、销售或运输掺假或有欺骗性标签的食品、饮料或药品。

与以往的重大改革一样,确保法律的安全通过是一回事,实施法律则是另一回事。1906年通过的法律授权州卫生官员报告违法情况,从而为实施该法律提供了联邦与州之间合作的方法。国家为获得一部纯洁食品法所做的努力引起了公众的广泛兴趣,这有利于由堪萨斯州塞缪尔·克拉宾领导的州一级为了类似法律而进行的斗争。在世纪之交的时候,沃巴什河以西或梅森-迪克森线以南没有任何值得一提的专职公共卫生服务,这严重妨碍了这项运动。但是,克拉宾将会改变这种情况。

在成为秘书后不久,克拉宾借助他所在卫生部门的报告调查了该部门在19世纪的工作情况。在1887年的第二份年度报告中,秘书J. W. 雷丁(J. W. Reddin)医生指出,委员会和当地卫生官员在"卫生和卫生科学的广泛领域"开展工作。这位秘书警告说被污染的水井会有造成伤寒和疟疾的危险,被污染的水井含有"危险的不可见的要素"(一个古老的术语)。克拉宾发现他的报告"很有趣",因为那时还没有发现伤寒杆菌,也没有发现蚊子能传染疟疾。那年,雷丁在威奇托召开了第一次州卫生大会。威奇托的玛丽·伊丽莎白·里斯(Mary Elizabeth Lease)是著名的堪萨斯州人民党党员,她曾是一名学校教师,她在会议上就学校卫生问题进行了发言。她引用了奥利弗·温德尔·霍姆斯(Oliver Wendell

Holmes）医生的话,他说:"人类遗传而得的所有疾病都可以治愈,但其中许多疾病一定是在病人出生前两三百年就开始了。"因此,她说:"我们应从现在的孩子开始着手,因为他们将成为未来的成年人。从现在的学校体制中,我们将迎来新时代完美的身体素质。"克拉宾医生得出的结论是当她发现人类并没有意识到"虽然未来科学将会揭示奇迹,(但)毫无疑问,在 20 世纪末影响人类的恶疾将得到控制,并且其中许多疾病将被科学的医生消灭"时,她就是一位"先知"。

1889 年的第四份年度报告指出,该州所有 105 个县都做了筹备,其中 83 个县建立了某种卫生委员会或代理机构。雷丁秘书强调需要分发文献和他那些来自全州各地的年度报告。"似乎很明显,"克拉宾总结道,"雷丁医生完全意识到有必要指导人们为新成立的州和地方卫生委员会制订计划、需求和目标。"在当年的年度会议上,他还对这位秘书的论文给予了高度评价,该论文标题为《人民利益高于一切》,他认为这篇论文"非常好"。克拉宾认为,人民的权利和教育都很重要。第二年,他强调了州卫生委员会的工作和在劳伦斯会议上提交的论文。他认为,F. O. 马文（F. O. Marvin）教授的《劳伦斯的污水和排水》、F. N. 斯诺（F. N. Snow）教授的《污水》以及 L. E. 塞尔（L. E. Sayre）教授关于"掺假食品和药品"的演讲,加上 E. H. S. 贝利（E. H. S. Bailey）教授的评论,它们"对我来讲,更容易让议会采取行动,承诺纠正它们的错误"。雷丁医生在执行检疫规定和减少卫生危害方面遇到了许多的问题。由于缺乏对公共卫生必要性的了解,这些规定很难实施并且常常被简单地忽视,而"一些生活在对卫生法一无所知的环境中的恶意、无知的医生"却鼓励这种态度。

C. F. 梅宁格后来向克拉宾讲述了雷丁的一段经历。在一场猩红热疫情中,"在该州南部的"一名卫生官员采取了严厉的措施,对一个"有轻症病例的"家庭进行隔离。虽然猩红热已经夺去了社区里两个人的生命,但是那家人却抵制这个严格的规定。卫生官员随后将他告上法庭。法官支持这项法律并对他处以罚款,并威胁说,如果他再违反,就要坐牢。此人"有很大的政治影响力",关于这部不受欢迎的检疫法,他获得了有类似情况的其他人的支持。他向州议会提出了上诉,"这件事引起了相当大的骚动"。梅宁格回忆说,这导致一些医生反对雷丁,"因为这个病例比较温和而卫生官员坚持隔离则相对强硬"。

由于对卫生委员会的反对很强烈,因此议会再次考虑废除它。克拉宾总结说,由于这些来自反对执行卫生委员会规定的"某些医生和门外汉的恶毒攻击",因此委员会中"勇敢的丹尼尔"在那年辞去了秘书的职位,而不愿"被扔进狮子的巢穴"。"我想我有时会觉得,"克拉宾医生后来承认,"有一些是暗中的反对和嫉妒,特别是来自某些医生和违反食品法的人。"1891 年,卫生委员会向州长提出上诉,并向议会递交了一份请愿书,要求颁布一项强有力的法令,强制各县组建卫生委员会并且必须遵守州卫生委员会的规定和命令。克拉宾通过观察总结了卫生委员会在执行命令时遇到的挫折和他自己的公共哲学。

在公共卫生服务的管理中,有时必须侵犯"个人权利主义和神圣的个人自由在行动规则中占主导地位"这一专属领域。争论和警告都是徒劳的。每一次侵犯都将受到严厉的抵制。这一王国也必须用暴力夺取。

克拉宾医生将遵循这一原则,执行食品和药品法律,同时还将认真努力地教育公众要遵守卫生法令和委员会的规定。

基于这一背景和他自己作为一名医生的经历,他在接下来的几年里采取了四个重要的步骤,确保他的公共卫生改善运动取得成功。首先,他创立了自己的卫生委员会报告月刊,不仅让全州的医生尽可能了解最新的医学发展,而且向公众宣传,让公众支持他的改革。正如他所指出的:"我们已经超越了先前出版的油印简报。"他在 1905 年第一期中宣布,州细菌学家将向每个县提供"邮寄试管和痰液盒",并要求县卫生官员指定"一个负责的药店作为其储存库"。样本将在托皮卡的州实验室由当前州细菌学家萨拉·E. 格林菲尔德(Sara E. Greenfield)医生进行分析,他的工作报酬是每月 75 美元。如果样本检测呈阳性,就会将这一消息电告给提交这一样本的医生,以便立即采取行动。其次,克拉宾将县卫生官员作为他各项活动中的重要力量,因此使"州议会大厦成为卫生相关决策的中心而不是 105 个县的席位"。再次,他在他的试验和宣传活动中利用州大学和农业学院的科学家取得了良好的效果。最后,他让他的部门远离政治,因而确保那些赞同他的无党派方法的关键政客给他提供支持,这样他在整个州获得并维持了 20 年的政治支持。

克拉宾后来写道:"任何工作要受到支持或普遍认可必须基于三条基本原则:

第一，满足公众的需要；第二，让公众了解这一需要，以及为充分满足这种需要而使用的手段和措施；第三，对所有有关的利益方和人员应公正、明智、无畏和公平地开展工作，始终牢记要达到的目标而不是可能涉及的人。"他不仅在推行食品和药品控制措施中，而且在所有改善公共卫生的活动中都客观地遵循了这些原则。

九月的一个温暖的下午，他坐在办公室里，没有什么特别的事情要做。速记员和书记官已经处理完他们的信件和部门的季度报告。克拉宾的工作主要是编写有关出生和死亡的月度报告，他已经完成了这些报告。为了找点事打发时间，他开始翻阅一本堪萨斯法典。突然，一段文字引起了他的注意——那是未执行的 1889 年纯净食品法。这个偶然的发现把他那死气沉沉的办公室变成了一片忙碌的景象。一位编辑写道：它"将堪萨斯州从一个几乎不为人民健康做任何事情的州，变成了一个在美国死亡率可能最低的州"，"这还让他的办公室在接下来的几年里扩大到 35 名职员"。在接下来的 6 年里，这位医生"受到的嘲笑和讥讽比堪萨斯州的任何一个人都要多。但他并不介意，"报纸报道说，"因为他知道自己在做什么，因为他正在取得成果，并为他的州带来健康。"

人们已经忘记的这一法令是当时堪萨斯州唯一规定了对食品和药品进行监管的法律。虽然 19 世纪末国家纯净食品和药品法的支持者普遍感到沮丧，但最终还是说服国会在 1888 年颁布了一部内容有限的法律。该法案以 1875 年的英国法律为蓝本，试图禁止在哥伦比亚特区（DC）生产和销售掺假食品和药品，国会对掺假食品和药品实施全面控制。第二年，堪萨斯议会根据哥伦比亚特区的法律制定了一项简单的控制计划。该计划禁止生产或销售掺假食品、药品和饮料，掺假食品、药品和饮料如下：（1）与《美国药典》（the United States Pharmacopoeia）规定的强度、质量或纯度标准不一致；（2）含有会降低、折损或有害地影响其质量、强度或纯度的混合或提取的物质；（3）"完全或部分由患病、分解、腐烂、受感染或受污染的物质组成"。该法还禁止对这些产品进行染色、粉化、着色、混合或涂抹，以掩盖损坏或劣质，并对违法者处以 25～100 美元的罚款和 / 或在县监狱中监禁 30～100 天。

直到两年后，才根据法律提出"据我们所知的第一次起诉"。1891 年 7 月 31 日，托皮卡的伯纳姆 - 克鲁普克杂货店老板 C. L. 伯纳姆（C. L. Burnham）出售了一磅坏的土耳其摩卡和爪哇咖啡。该市的分析化学家 N. D. 丘奇（N. D. Church）将其描述为大约有 50% 的坏咖啡浆果和 50% 的菊苣根和干豌豆，菊苣根和干豌豆的比例是 2：1。辩方介绍了证人，证人作证说："镇上的每个杂货商都卖了大量同样掺假的咖啡。"这位杂货商毫无意义地争辩说，这种复合物"是公认的普通食品"，它的标签告知购买者"它不是纯咖啡"。这位杂货商被判有罪，并被处以至少 25 美元的罚款和诉讼费。然而，这部没有权威的法律执行起来断断续续，直至最终不复存在。

这是克拉宾在大概 15 年后发现时，希望能够执行的法令。1904 年 8 月 31 日，他首先征求了州检察长的意见，他问"谁是执行食品、饮料和药品掺假法律的合适权威？"州检察长 C. C. 科尔曼（C. C. Coleman）回答说："法令并没有规定任何特定官员有义务执行纯净食品法律。执行这些法律的义务属于州的一般执行官，这与其他法律一样。"克拉宾还问他是否可以用委员会微薄的资金购买食品进行掺假测试。他肯定地回答："不。"正如一位目前的观察者所指出的，他"温和而安静，总是和蔼可亲，面带微笑，但当他找到正确的线索，他就充满了斗志"。克拉宾大胆地认定自己是"一般执行官"之一，于是他从自己的血汗钱中拿出 20 美元购买了一些常用的杂货。他把样本送到了委员会的官方化学家堪萨斯大学化学系主席 E. H. S. 贝利教授那里进行分析。这样，克拉宾的委员会和大学科学家之间开始了伟大的合作，这种合作后来扩大到堪萨斯大学医学院和曼哈顿的堪萨斯州立农业学院。贝利发现这些食品中含有掺假物、防腐剂和色素，为此他在 1906 年 1 月发表了一篇令人震惊的报告。贝利还写了一本小册子，其中介绍了一些程序，妇女可以使用这些程序在简单的厨房测试中检测食品和饮料中常见的掺假品。

除了其他违法现象，贝利教授还发现，堪萨斯州出售的面粉，约有四分之三用一氧化二氮漂白过，变成了一种更有吸引力的亮白色，而一氧化二氮是冒牌金发女郎用来做头发的物质或者是用于麻醉的笑气。这个过程没有给产品添加任何东西，却让其外观对家庭主妇更具吸引力。但医生警告消费者，漂白会使面粉具有防腐作用，因而使其具有抗消化液的作用，这样就对健康产生威胁。用燃烧的硫黄漂白过的水果必须贴上漂白水果标签并按漂白水果出售，而克拉宾坚持认为同样的规定必须适用于这种漂白过的面粉。

克拉宾也进行了自己的测试。他关心的是阿摩尔公司的"防腐牛肉"，美西战争的士兵声称它杀死的人比西班牙的子弹杀死的人还要多。他从市收容中心借来了3只小狗，并给它们提供特殊的饮食。他给一只狗喂食掺了硼砂的肉，硼砂是当时常见的防腐剂；他用含有苯甲酸盐的肉喂另一只狗，苯甲酸盐是另一种广泛使用的防腐剂；给第三只狗喂的肉没有添加防腐剂。邻居们都抱怨狗的嚎叫和咆哮声，但他向他们保证这是一个重要的实验，这些动物很快就会消失。这样喂了6周后，吃硼砂的狗增加了1磅，吃苯甲酸盐的狗增加了3磅，吃鲜肉的狗每周增加1磅。这使他确信，防腐剂不应该再使用，或者最好也得保守使用。他注意到，制造商们认为，气候差异和长途运输需要这些掺假物，以保护产品。然而，他坚持认为，大多数使用的防腐剂是为了掩盖劣质产品，防止产品进一步变质。克拉宾允许在食品和饮料中有限地使用煤焦油染料，但与威利一样，他坚持认为要诚实地标注所使用掺假物的种类和数量。

克拉宾医生的纯净牡蛎运动尤其引起轰动。堪萨斯州距海洋很远，但由于某种原因，在19、20世纪之交的时候，牡蛎在该州非常受欢迎。正如C. 罗伯特·海伍德（C. Robert Haywood）所言："整牡蛎、烟熏牡蛎、烤牡蛎、油炸牡蛎、牡蛎汤或半壳牡蛎，都足以诱使人们设法通过派对、庆典、福利或只是外出就餐来享用。"牡蛎是威奇托市霍尔牡蛎湾的特产，但在小镇上的教堂和小木屋里，特别为募捐者提供了牡蛎晚餐。海伍德补充说："也许因为堪萨斯州离海边的牡蛎海岸比较远，所以堪萨斯人更渴望牡蛎带来的特别、奇特的快乐。"当然，边境上还有一个广为接受的神话，那就是海味是一种强烈的春药。有些牡蛎被运到堪萨斯州做成罐头，但用木桶装的新鲜牡蛎最受欢迎。牡蛎装在冰里，经过48小时的铁路运输，有大量机会遭到粗心搬运和受到污染。

正常情况下，冰在长途旅行中会融化，必须进行更换。刚从海底采来的牡蛎，呈淡灰色和薄薄的新鲜状态，此时食用是最好的。当装在冰里运输时，它们会吸收融化的水，变白变胖，在这个过程中增加重量。有一天，一个铁路职员告诉克拉宾一件发生在一辆快递车上的事，这位职员觉得这件事有必要报告。克拉宾详细地记述了这件事：

在某一站，必须给牡蛎重新加冰，一条狗拴在这些桶旁，其中一个桶翻了,里面的东西散落到狗身上和地板上。其中一个快递员说:"这真是一团糟! 我们该怎么办?"另一个回答说:"据说牡蛎是不会说话的,所以我猜如果我们把它们放回桶里,它们是不会说出来的。"

然后,两人用脏手和扫帚把牡蛎捡起来,连同地板上的一块冰一起放进桶里,接着盖好桶盖。之后,他们开怀大笑,把狗擦洗干净并把自己的手擦干净。

当我的朋友讲完这个故事时,我怒不可遏。

克拉宾很快发现,他不得不与仅有的两家快递公司打交道,这两家公司是运往该州的所有牡蛎的承运人。他立即通知它们,说它们违反了纯净食品法,所有此类运输和类似事件必须立即停止。当公司的官员们证明他们愿意听取意见时,他建议用金属容器代替木桶,把盖子牢固地固定住,在容器外面用冰来冷冻牡蛎,这一过程被称为"密封货运(seal-shipt)",这将防止融化的冰水掺假。这也会使牡蛎到达时处于它们的自然状态。当时冰的纯度令人怀疑,因为冰是在冬天从河流和池塘中切割出来的,在温暖的天气里使用之前都是包在锯末里的。这些公司同意了新的包装计划,并开始在全国范围内使用。堪萨斯州人因此开创了一种全国新鲜海味运输新过程,这不仅使他们自己受益,而且也使那些远离海洋的人们受益。

在习惯了处于自然状态的牡蛎之后,堪萨斯人开始享用牡蛎,就像东海岸的人们吃到的那样,薄薄的、灰色的。克拉宾医生估计,他的同胞们每年要消耗18万加仑的这种海味,而之前的水分含量有20%,这意味着,除了其他事项之外,光这一项就可以为他们节省5.4万美元。这些谈判需要举行几次会议,并且在谈判完成之前,克拉宾预计会有一场官司。为了做好准备,他要求堪萨斯州立农业学院的 J. T. 威拉德(J. T. Willard)教授对全州各地城镇的牡蛎样本进行分析。这位化学家在所有的样本中都发现了微量的铜,因而决定,他们需要从东海岸所有的装运点采集牡蛎样本,进行进一步的分析和比较。牡蛎季节的结束暂时终止了这项研究,但在新牡蛎季节到来的秋天,威拉德前往华盛顿,获取了一些样本,并安排了代理人从费城、纽约和巴尔的摩运送标本。在进行了广泛的研究之后,他们希望铜是作为一种防腐剂添加进来的,但是他们却发现这种金属是牡蛎的正常成分，而微量的铜对营养健康很重要。基于这项研究，堪萨斯州卫生委员会制定了新的牡蛎最低标准，该标准要求牡蛎的"总固形物含量不低于10%"。之后许多发货人把牡蛎用同样的旧程序送到奥马哈、堪萨斯市、密苏里或者圣约瑟夫，而有些牡蛎则按照堪萨斯标准重新包装并转运到堪萨斯州。像往常一样，需要花费一些时间来说服东海岸的所有发货人妥善包装牡蛎，但随着时间的推移，他们的发货都采用了堪萨斯标准。因此堪萨斯州成为美国第一个采取这一行动并建立适当运输标准来防止牡蛎被掺假的州。

正如克拉宾医生所言："我们必须开辟自己的道路。在那个时期，人们什么都相信，什么都买，什么都吃，什么都喝，结果是最悲惨的。"他和他的化学家们调查了许多食品、饮料和药品，并将他们的研究结果发表在部门的月度简报上。他们发现特纳（Turner）医生的"神经介质混合液"保证能"绝对治愈所有神经疾病"，但是它含有75.3%的酒精而且"不含对神经系统有好处的任何其他东西"。克拉宾医生与许多人讨论过该药的价值，这些人都强迫自己每天喝一瓶。库克的"黄金黏合油"声称是可以治愈18种疾病的药物，而公告称"其中有些疾病通常被认为是无法治愈的"。为了起到帮助作用，克拉宾指出，它的松节油含量很高，这可能会使它"有助于缓解疼痛"。伯克的"白松香脂"声称"是可治愈所有咽喉、肺部和胸部疾病的药物"，但由于其含有大量的氯仿，因此克拉宾质疑其疗效。芝加哥一家非常受欢迎的姜饼制造商声称，当克拉宾指责姜饼中含有扫帚秸秆、碎片和老鼠毛发时，他正处于受迫害的癫狂状态。有一种深受厨师欢迎胡椒粉被发现其中90%是磨碎的橄榄核。托皮卡的沃尔夫包装公司被指控使用硼砂来对香肠进行防腐处理。一些实验室报告指出，明矾是发酵粉中常见的成分。托皮卡的奥托和休恩公司生产的"银叶"番茄酱含有水杨酸以及苯甲酸或苯甲酸钠，将其作为防腐剂。

1908年，当克拉宾发誓要让堪萨斯市的一个啤酒酿造者被逮捕时，他甚至帮助执行了禁酒法。这个啤酒酿造者把大量啤酒运到了章克申城，啤酒标签显示的酒精含量比分析发现的值要低。一份报纸报道说："这是堪萨斯州首次因涉嫌违反纯净食品法而被没收货物。"

1907年的立法会议召开之前发生了一场悲惨的事故，这给了克拉宾一个合理的理由，要求议员让他们正在考虑的条例更严格一些。艾伦伍德的洛伊丝·克洛森(Lois Closen)是一个16个月大的孩子,在玩的时候,抓到一个药瓶,瓶里的药是家里的一位老人正在服用的,药的作用是缓解肾脏问题。这是"维西酮(Vesitone)",包装将其描述为"简单而无害的蔬菜或草药的组合,以最美妙的方式影响所需要的改变"。它被宣传为"一种治疗肾脏和膀胱虚弱的妙药"。这位父亲不确定具体数量,但他相信,在他发现事故时,孩子已经吞下了大约10片药片。他先试着给她喂一些舒缓的糖浆来缓解。因为这个孩子继续保持着"僵硬"的状态并且失去了知觉,所以他试图用盐水和芥末的混合物来催吐。但是为时已晚。洛伊丝一直昏迷不醒,直至吞下药片48分钟后死亡。克拉宾把药片送到塞尔(Sayre)教授那里,塞尔教授对它们进行了分析,发现它们含有一些生物碱物质,其中大部分是马钱子碱。塞尔是《美国药典》修订国家委员会的成员,他和他的同事们打算要求国会修改法律,以要求对药品进行诚实的标注。他和克拉宾医生聪明地呼吁州议员修改他们正在考虑的州纯净食品和药品法案,要求所有含有危险毒药的药品都要有准确的标签。他们成功地表明,他们并不是"鼓吹对这项法案的修订,而是为了保护我们的家人,因为我们是医生"。他们坚持认为,如果瓶子上贴了内容诚实的标签,婴儿洛伊丝的父母就会把瓶子放在她够不到的地方,这样"我们完全有理由相信这个孩子今天还活着"。

美国堪萨斯州制药协会的立法委员会主席弗雷德·A.斯诺(Fred A. Snow)说,他"天天"都会接到来自药剂师的电报和电话,这些人反对将"咖啡因或其他生物碱物质,或者活性有毒成分"添加到禁令清单中。他们认为,这将"产生把专利药物从该州赶出去的效果",并将"妨碍药剂师自行调配药物,即使是洗脸液、止咳药等"。为了鼓吹反对,制造商们在"整个州"传递信息,动员他们的力量。药剂师们随后给他们的议员发了如下的电报:"众议院30号法案有损我们的利益。将感激你们为反对它所做的努力。"从专利药品广告中获利的乡村报纸编辑,在电报中写道:"食品和药品法案中的标签条款应该进行修订,以便严格符合国家法律,否则会造成极大的混乱。请监督,不胜感激。"幸运的是,他们输掉了这场运动,这项措施得以通过。现在,克拉宾有了一部可以强制执行的法律。

克拉宾向批发商和零售商集团做了无数的报告,告诉他们他是在预防,而不是惩罚,想要确保他们了解法律,不至于无意间违反法律。他指示他的执法官使用技巧和克制,他的方法得到了回报。公众逐渐意识到他不是一个追求轰动效应的人,而是在试图帮助和保护他们。他与约翰·克兰汉斯(John Kleinhans)一起在1907年堪萨斯仲冬博览会(Kansas Mid-winter Exposition)上举办了一场纯净食品展,约翰·克兰汉斯"是一位食品专家,并知道行业秘诀",他为展览做了很多准备工作。他们拿来两种食品,一种是纯净的,另一种是买来时的状态,用这两种食品来说明如果遵守了法律,食品应该是怎样的。克拉宾医生在全州的妇女俱乐部里使用了戏剧性的食品微观演示技术。对抛光咖啡、有色醋、错贴标签的啤酒、柠檬水饮料进行了分析。他在托皮卡火车站遇到了玲玲马戏团,警告他们不要将他们平常的柠檬酸和水的混合物当作柠檬水出售。他威胁要对那些出售用防腐剂调味的汉堡的屠夫提起诉讼。他向母亲们发出警告说,她们的止咳糖浆实际上是在抚慰她们的孩子,因为止咳糖浆酒精含量高,孩子们喝后会变得醉醺醺的。他曾警告说,温斯洛(Winslow)夫人的舒缓糖浆中含有吗啡和硫酸盐,而莫菲特(Moffett)医生的提丝纳(Teethina)出牙粉中含有鸦片粉。随着这些曝光,堪萨斯医学协会发起了一项运动,从报纸上删除专利药品广告。编辑们对此进行了激烈的斗争,因为这是他们收入的主要来源。亚瑟·卡珀(Arthur Capper)在竞选州长之前,一直坚持要在自己的出版物中保留这些内容。该州的每个医学协会都发誓要击败他,而他29票之差的失利可以让这些医学协会宣布他们已经成功。

随着大量的关于掺假产品的科学证据的出现、公众对克拉宾净化运动的广泛支持以及对更多权威的需要,克拉宾很容易地说服了议会颁布一部有意义的纯净食品和药品法,特别是在国会于1906年通过了国家法律之后。1907年3月,州议会基本上重新制定了1889年堪萨斯法的条款,同时也为了能够充分执行而做了一些重要补充。对该法案的主要反对意见是,试图将该法案推迟到10月1日生效,但这一努力失败了,最后该法案终于通过,没有出现反对意见。州卫生委员会获得授权,负责制定、发布和执行有关掺假食品、药品和饮料的规章制度,条件是这些规则和条例要符合国家农业部的条例。分配给堪萨斯大学药学院的任务是根据《美国药典》中制定的标准来检查药品。委任给堪萨斯大学和堪萨斯州立农业学院类似的职能,进行食品和饮料的测试,同时授权这些机构雇用额外的化学家从事此类工作。法律要求州长任命4名食品检查员,其中1名是"有实践经验的奶场主",这些人会调查相关情况并将样品寄给化学家进行分析。4
人每人每月的薪水不得超过100美元,每人每月费用也不得超过100美元。委
员会秘书(即他们的主管)的薪水提高到2 500美元。参议院以32票赞成对0
票反对通过了这项法案,下议院的投票结果是77∶3。

同样是在1907年,议会颁布了一部水质管制法,因此卫生委员会要制定公
共供水系统标准,并要求市政或私营公司向委员会提交拟建供水系统的计划和
调查的核证副本,供其批准。该法令禁止向供水系统排放未经处理的污水,并授
权卫生委员会检查和强制现有的公共供水厂遵守其中的规定。该提案在参议院
以36∶1通过,在众议院以63∶1通过。另外一项法案授权卫生委员会与美国
地质调查局签订合同,研究堪萨斯水域,期限为两年,费用为1 500美元。这项
调查将确定已经存在的水系统和未来水源中的自然水、污水和工业废料以及水
传播疾病的性质和状况。

在食品法颁布几天后,卫生委员会与其秘书一起开会,一致同意仿效农业部
制定的规则和条例。为了确保在继续进入下一步工作之前这些规则和条例有坚
实的基础,克拉宾把清单交给了总检察长,让他对其合法性提出意见。C. C. 科
尔曼回答说:

> 我已对此事作了一些考虑,并仔细比较了每一条规则和你所说的你们
> 制定这些规则所依据的法令的相应部分。关于委员会的权力及其相应义
> 务,我完全同意你的意见。我发现这些规则全都是符合法律规定的。我认
> 为,委员会的这一举动就该州目前的情况来讲是完全必要的,因此执行根
> 据现有法律条款颁布的这些规则时,你将毫无困难。

这给克拉宾在堪萨斯州继续推行其纯净食品和饮料的计划开了绿灯。那时,
他因忙于公共卫生工作,不得不在1907年放弃了自己的私人诊所。

不久,一家食品公司就对这些规则提出质疑,将此案件提交给了美国最高法
院。伊利诺伊州一家公司,即玉米制品精制公司,生产了"玛丽·简"玉米糖浆,
这种玉米糖浆由80%的葡萄糖、15%的糖蜜和5%的高粱糖浆组成。该公司的
投诉基于印第安纳州的一项决定,该决定保护公司,可以不披露其产品成分,因

为如果披露，将有助于其竞争对手。印第安纳州卫生委员会有许多纯净食品的限制，这些限制不符合国家标准。在萨维奇诉琼斯案中，最高法院根据国会专门控制州际贸易的权力，废除了印第安纳州这些不符合国家规定的规则。法院认为，印第安纳州的规则中包含了一项违宪的要求，就是强制公司披露其产品成分，而这是国家条例中没有规定的条款。

　　堪萨斯州卫生委员会要求含有葡萄糖的产品必须贴上"复合物"的标签，而玉米产品公司试图基于萨维奇案的裁决让这一规定无效。然而，在玉米制品精制公司诉埃迪案中，高等法院支持堪萨斯州的规则，依据是它"几乎完全"遵循了国家指导方针。国家法典禁止强制制造商披露其配方，除非是为了确保"不存在掺假或贴假标签"。法官们裁定，堪萨斯州法典中含有关于复合物符合国家要求的语句，"或州卫生委员会关于复合物标签要求的规则和条例及其后续补充"，在要求将葡萄糖标记为复合物方面该语句是合法的。这一点剥夺了任何公司避免披露其产品成分的权利。

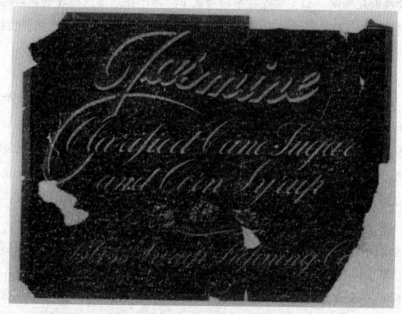

糖浆的标签（堪萨斯大学医学中心克伦德宁医学史图书馆提供）

　　州长任命了堪萨斯州堪萨斯市的哈里·贝尔（Harry Bell）、斯科特堡的

A. G. 派克(A. G. Pike)和托皮卡的约翰·克兰汉斯为州食品检查员,以及斯塔福德的 A. H. 罗比(A.H. Robey)为乳品检查员。该法令使克拉宾,现任卫生委员会秘书,成为首席调查员。该法获得批准后不久,该小组在托皮卡举行了会议,对执行策略和方法进行规划。他们决定向经销商发出通知,要求他们在 1907 年11 月之前必须处理不符合委员会规定的货物。在其他要求中,他们要求食品商不能在其店前没有玻璃罩的露天场所展示食品、水果和蔬菜,或任何不需要剥皮就可以食用的食品。1907 年 5 月,克拉宾开始周游全州,召开会议解释新的法律和条例。他的解释和说服能力很强,极大地推动了对法律的遵守以及他为堪萨斯消费者所开展的净化食品和药品的运动。

这些会议往往促使那些关心法律的人组织起来管理他们的行业。例如,作为克拉宾访问威奇托的成果,当地的奶场主组织了威奇托奶场主协会来帮助执行法律。在接受《威奇托鹰报》的采访时,克拉宾曾敦促该市任命一名当地检查员来执行该州乳制品法规。几天后,食品检查员约翰·A. 克兰汉斯(John A. Kleinhans)在他的上司来访后,对委员会的卫生规则进行了概括,接着就召开会议,成立了该协会。该组织同意尽力提高该地区牛奶的质量,使其达到法律规定的标准,即牛奶中乳脂含量为 3.25%,奶油中乳脂含量为 18%。显然,他们组织起来的主要动机是要确保乳品生产商、"奶场主或奶农"的所有奶牛和挤奶设施都按照同样的卫生标准进行检查,因为他们认为,"私人家庭"的奶牛和挤奶设施不如他们的卫生条件好,这一点往往是正确的。

另外,克拉宾对专利药物或称特许专卖药的攻击,遭到了美国专利协会的强烈反对。他们感到,如果克拉宾医生不受约束,就会给他们带来巨大的经济损失,因此"他们做出了回应,投入数千美元发起一场运动,以诋毁克拉宾的工作",这就是克拉宾医生的政治敏锐性得到回报的地方。药师们坚持认为州长可以让"这个刺头"保持沉默。当州长转而支持克拉宾医生时,药师们威胁要在即将到来的选举中资助一个会回应他们要求的州长的竞争对手。强大的利益集团不习惯得到"不"的回答。他们派了一名政客去责备州长爱德华·霍克,州长给政客上了"一堂半幽默的道德课,然后把他的帽子递给他"。然后,他们派了一名律师威胁要对克拉宾提起诉讼。"你在妨碍合法的生意。"律师对这位秘书大发雷霆。克拉宾正忙着检查一些咸泡菜,便把他带到大厅,说"你想要提起诉讼吗?

下两层楼,右边第三个门",然后他找到法院的书记帮他立案。在这场关键的决战中克拉宾得到了州长的支持,"药品骗子的时代已经结束,医学启蒙运动取代了'万灵油'"。

克拉宾和堪萨斯大学的 E. H. S. 贝利教授和 L. E. 塞尔教授与劳伦斯的商人们举行了会议,这是典型的克拉宾秘书的运动,目的是让食品零售商了解新规定。贝利首先解释了法律,然后给出了一些例子,说明检查员将会检查什么东西来确定是否违法,检查员会在下周某个时候到达该市。他们会检查"冰箱里、柜台下、地窖里以及黑暗的角落。街上的展示品最好拿进来"。贝利列举了调查人员可能会遇到的掺假食品的例子。他提到了胡椒粉,通常是"可可豆壳和饼干屑的 50% 混合物;果酱或果冻,用硫酸处理过、来自苹果榨汁机的残渣制成,用葡萄糖调味,用分析染料上色并用化学品防腐……"他提醒他们:禁止将化学物质加入牛奶中以防止其变质,枫糖浆不能用蔗糖制造并用山核桃树皮或胡桃调味;黄油和奶酪可以上色,但必须贴上相应的标签。然后,克拉宾向商人们保证,卫生委员会的本意并不是骚扰他们,而是为了帮助他们遵守法律。他要求听众做出反应,"商人们非常感兴趣,并问了很多问题"。

几天后,还是这 3 个人在独立城(Independence)举行了一次会议,当地报纸以《一次有趣的会议》为题报道了这次会议,记述了会议内容。贝利教授提醒听众,法律要求冰激淋中要含有 14% 的乳脂,如果其他产品被作为替代品出售,那么必须正确地标注为冰牛奶、冷冻牛奶,诸如此类。"用电熔炼法漂白的面粉、用靛青漂白粉漂白的糖、混了太多水的黄油、用明矾硬化的泡菜、用麦芽物质制造并用焦糖上色的纯苹果醋、用稀释酒精和柠檬残留物制造并用煤焦油染黄的柠檬香精……用棕色颜料和葡萄糖制造并用巧克力或薄荷调味的巧克力糖衣以及用铜给蔬菜上色",这些都是常见的例子,他们都会检查。药学院的院长萨伊尔谈到了掺假药品,他告诉那些有冷饮柜台的零售商,他们应该公开标注"能被吸收的、纯的"调味料。克拉宾警告说,不能将拔毛而未开膛的野味或家禽放到冷藏室中或放到出售食品的地方,商品必须保持卫生。他再次指出,"我们来这里是为了让人们正确认识纯净食品法,而不是收集不利于他们的证据。我们来这里是为了帮助而不是找碴",并提醒听众,法律"不会损害贸易,而是让它变得更好"。

他开展的运动一旦获得前进的动力,就会持续不断地发展并带动其他各地。1915年,托皮卡市环境卫生管理者组织了5名检查员,并从托皮卡公共卫生护理协会(Topeka Public Health Nursing Association)招募了另外2名护士,对州府的120家杂货店、16家面包店、13家旅馆、42家药店、22家餐馆和11家糖果店进行了一次苍蝇统计。与此同时,他们检查了这些店铺的一般卫生条件,但主要目的是估计苍蝇的数量,作为清洁度的指标,他们会宣传那些苍蝇最少的店铺并鼓励公众光顾这些店铺。

克拉宾的一位检查员发现,一个屠夫正在使用"冰片"来保存肉类。"这种做法必须停止,"这位认真的医生郑重地说,"该制剂由对健康有害的硫酸盐制成,不得使用。"他告知初犯者他们违反了法律,并且第二次违反者将被起诉。

克拉宾开始同该州的22家屠宰场作"斗争",命令县长调查他们管辖范围内的屠宰场。如果他们发现不卫生的情况,他们将给肉类加工厂5天时间来纠正这种情况,否则将面临监禁。之所以会做出这一决定,是因为惠灵顿居民对他们当地一个屠夫提出了抱怨。克拉宾医生简直不敢相信他们的描述,决定亲自去检查一下。以下是他的发现:

> 那个屠宰场的情况难以形容。我从来没有见过这么糟糕的情况。屠宰场在一个山坡上,用地桩支起离地几英尺高。屠宰是在里面进行的,所有没有穿过地板裂缝的下脚料都从山坡上向下滑到地面上的一个凹坑里,在这里聚集成一大堆。所有无用的东西都进入这个垃圾场,在那里腐烂并散发出一种让人简直无法忍受的气味。更糟糕的是,一群猪可以在屠宰场周围吃食,靠这种腐烂的物质变肥。它们在池塘里有窝,在热天就躺在窝里。然后,屠宰场的主人与城里签订合同,负责处理所有动物尸体。他把这些动物尸体拉到屠宰场给猪吃。最后,他把这些猪宰了,将肉卖给了他的顾客。

克拉宾命令他们在5天内清理干净,否则将面临起诉,尽管他认为这在"50天"内都做不完。

这一经历使克拉宾医生确信其他屠宰场可能也需要检查,他指示食品调查人员检查一些最严重的违法者。约翰·克兰汉斯很快"就在帕克西科(Paxico)

小镇上于一天之内引起了很多的麻烦，比一周内平息的麻烦还要多"。当他在阿尔玛（Alma）附近检查时，他得知帕克西科的这个屠夫卖出的肉导致一些人生病了。经过调查，他发现约翰、弗兰克和萨姆·希林（Sam Schilling）剥了一头死牛的皮，并把一半的牛肉卖给了帕克西科的这个屠夫，他们告诉他那头牛是窒息而死，死后他们马上就给牛放了血。事实上，克兰汉斯发现，这头牛生病了。一位目击者看到这头牛倒在自己的血泊中之前，它就在"咳嗽，而且有血水从鼻子里流出来"。他发誓要让这3名嫌疑人被逮捕，并预估这3人将受到最严厉的惩罚。

克拉宾在这里的经历让他断定：如果厄普顿·辛克莱调查过乡村屠宰场，他"就会为创作另一部《丛林》找到充足的素材"。他发现，在全国肉类检疫法生效后，它只涵盖大约一半全国范围内加工的牲畜，其余都是在州内进行的商业活动。拥有生病动物的托运人会将这些动物送往乡村屠宰场，因为他们知道他们永远不会通过国家检查，但是他们在当地被发现并定罪的可能性很小。这种情况意味着当地屠宰场的活动增加，而众所周知，这些屠宰场比城市里的大型屠宰场更不卫生，因为大型屠宰场的审查更加频繁。克拉宾医生在1908年华盛顿特区召开的全国的州和省卫生委员会会议上宣读了一篇论文，请求扩大肉类检疫法的适用范围，使其涵盖州内的商业活动，但这一重要变更几十年后才实现。克拉宾比他当时的时代领先了很多年，因为他在许多领域都要求洁净食品。

偶尔，州官员会发现他们在食品条例方面存在分歧，争论发生在关心健康的人和关心生产的人之间。部分这样的分歧也出现在威利对国家法律的解释上，这与农业部部长詹姆斯·威尔逊（James Wilson）和总统威尔逊（Wilson）的观点相冲突。威尔逊总统支持他的内阁成员，而不是他的化学家。防腐剂的案例就是这样的一个问题。在丹佛的州卫生委员会食品检查员和州农业委员会食品检查员早期举行的一次联合会议上，两个小组就在肉类和食品中使用苯甲酸钠的问题上僵持不下。当一些卫生官员开始离开去吃午饭时，农业代表急忙选出一位支持他们的主席。当他们庆祝胜利的时候，克拉宾医生带领卫生领域的人员进行了反击，任命他们的一个人担任重要的秘书一职。这场名为"丹佛之战"（battle of Denver）的战斗让双方关系变得紧张，直到他们在麦基诺岛（Mackinac Island）再次开会时为止，在那里所有参会者都因为吃了有毒的白鲑而得了重病。克拉宾和出席会议的其他医生必须尽力照顾这两派人员,而这一危机使双方形成了更密切的关系。从那时起,农业代表对卫生官员的目标有了更多的了解。

1908 年夏天,克拉宾被任命为美国食品和药品管理局(FDA)的检查员。这是他实现其清除堪萨斯不洁净食品的目标的重要一步,因为在此以前,他必须向美国国家检查员报告违反联邦法律的行为。现在既然他是一名国家检查员,他就可以直接采取行动。

一般来说,对于罐装食品和瓶装食品,国家或州的调查人员都不太关心。但有时肉毒中毒致死会引起公众恐慌。1916 年,出现了一些这样的病例,其原因"很明显……是来自堪萨斯一家工厂加工的菜豆和菠菜"。然后,1919 年,一系列的死亡被查明是乌榄所致,乌榄是一种当时非常流行的餐后甜点。全国罐头制造商协会已经开始调查其成员的制作过程,并立即将注意力集中在这场危机上。但在恐慌几乎摧毁了美国成熟的橄榄行业之前,情况并非如此。最重要的是,这一问题"给食品加工技术带来了其急需的发展动力",从那时起,该行业更加谨慎地进行自我监管。

塞缪尔·克拉宾一生都憎恶常见的家蝇。作为堪萨斯公共卫生项目的负责人,他有能力就害虫问题做点什么,于是他在 1905 年发起了一场声势浩大的运动,结果全世界永久地把他的名字和他的口号"拍苍蝇"联系在一起。这场运动提供了一种简单的方法,提醒公众注意细菌传播的危险。家里的昆虫,尤其是苍蝇,是明显的"生活条件不卫生的迹象",因此要强调它们与疾病之间的联系。由于克拉宾所开展的运动和其他卫生官员所做的工作,苍蝇从一种友好的家庭昆虫变成了一种对生命和健康的威胁。"它被描绘成可怕的,实际上是令人厌恶的,它的危险性是巨大的……"

他的改革运动始于他索要的一份军事研究论文的副本。在美西战争期间,军队派遣医生沃尔特·里德(Walter Reed)、爱德华·莎士比亚(Edward Shakespeare)和维克托·C. 沃恩(Victor C. Vaughn)研究了伤寒对田纳西州奇克莫加公园(Chickamauga Park)所驻扎士兵的破坏性影响。他们在混乱的帐篷里发现苍蝇在食品上吃着,而苍蝇毛茸茸的腿上带着给厕所消毒所用的石灰。如果这些无处不在的苍蝇能把石灰带到人们的食物中,那么显然它们也能从粪便中带来数百万致命的杆菌。他们通过对样本的生物测试验证了这个初步推断。克拉宾指出这个消息一点也不新鲜。在 1658 年罗马出版的一本书中，克尔彻（Kercher）说："毫无疑问，苍蝇吃了死者和垂死者的内部分泌物，然后飞离。它们将自己的分泌物留在邻近住所内的食品中，然后人吃了食品而被感染。"克拉宾医生发现了"令人遗憾的"情况——人们忽视了这个警告，而现在，两个半世纪以后，调查人员正在证实克尔彻的理论。克拉宾说，"报告给我留下了深刻的印象"，因为有了这些证据他就"可以制订一个行动计划"：第一，深入细致的公共卫生教育计划；第二，建议用刚刚开始采用的金属网消除建筑物内的苍蝇；第三，消除苍蝇的繁殖地。

首先，关于这个问题，要对公众进行充分的教育。克拉宾着手通过他最著名的宣传运动来实现这一目标。但他面临着一项艰巨的任务，即克服人们认为苍蝇烦人但"无害"这种普遍漠不关心的思想。19 世纪的一本初级读物里有一首诗这样教导孩子们：

> 忙碌、胆怯、口渴的苍蝇
> 和我一起喝，和我一样喝；
> 欢迎光临我的杯子
> 你想喝一口吗？过来喝一口吧！

在那个世纪，苍蝇"被描绘成无辜受害者，是被蜘蛛诡计多端地邀请进入我的客厅的"。被灌输了这种观点的美国人会发现，很难怀疑常见的苍蝇是他们危险的敌人。克拉宾甚至遭到了公开的反对。有一个人写道："家蝇不会咬人，所以不要用酒来消灭它，正确的方法是把它赶出去。"并且，他提出如果有人愿意给孤儿院捐 1 000 美元，他愿意吃一夸脱家蝇。首先，克拉宾写信给美国公共卫生署，为关于苍蝇生命周期及其习性的文献撰稿。然后，他在月度简报和《昆虫简报》特刊上发表了一篇文章，《昆虫简报》特刊是一份 4 页的传单，之后几年将与所有即将发出的公共卫生通讯一起发送出去。他的传单上写着这样珍贵的警告话语："这只出生在粪堆里的苍蝇，正在品尝你的咖啡，在奶油里洗澡，在糖浆里扮演'兔子兄弟'和'柏油娃娃'。"他贴出了 10 分米 ×16 分米（译者注：原书

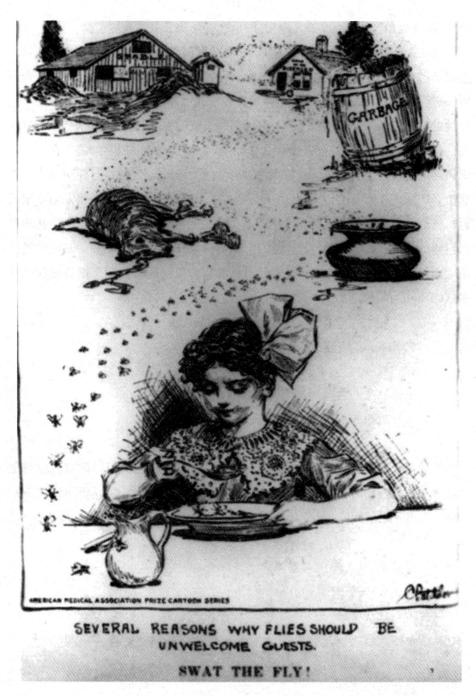

苍蝇（堪萨斯州历史学会）

缺单位，此处单位译者加）的大海报，展示在邮局和公共建筑内。

他为《简报》撰写的关于苍蝇的 10 页文章追溯了这种昆虫的起源和习性。苍蝇的孵化期为 10 天，"蛆或蠕虫"是"对牲畜运动场上家禽的主要诱惑，众所周知，这些家禽喜欢在粪堆上乱抓"。一般雌蝇可产 120 枚卵，假设其中一半是雌性的并且在一般季节可繁殖 13 次，那么后代的数量是巨大的。想想看，只杀死一只苍蝇，你能为你的社区做什么！他指出："一位著名的生物学家"在一个苍蝇斑点上就发现了 5 000 个结核病菌；而另一位生物学家则发现，杆菌从吃结核病患者痰液的苍蝇身上传下来 15 天后仍然是活的。克拉宾宣称，州细菌学家最近惊讶地发现结核病患者痰液中含有普通家蝇的活幼虫。他讲述了一位托皮卡面包师的故事，该面包师把无遮盖的柠檬馅饼放在了一个粪堆旁。面包师坚持说上面的棕色斑点是烧焦的糖，但分析显示它们是苍蝇斑点。克拉宾建议把蒂尔顿（Tilton）的诗改写成：

> 宝贝乖，这里有一只苍蝇，
> 你和我一起，让我们打他。
> 他把脏东西沾到脚趾上，
> 他把脏东西擦在宝贝的鼻子上。

普通民众可能无法理解科学家和他的显微镜的功能，但可以理解克拉宾医生在解释这种威胁时使用的语言。他的打油诗很有感染力。《凯尼新闻》（Caney News）给出了以下回应：

> 宝贝乖，这里有一只苍蝇，
> 你和我一起，让我们打他。
> 看到他爬上墙；
> 他不是很有胆量吗？
> 现在他踮起脚尖；
> 挠宝贝的鼻子。
> 宝贝乖，打苍蝇，

打那恶棍的臀部和大腿。

他就像潘多拉的盒子,

里面满是流行性腮腺炎和水痘。

看,他在他的身后撒下,

喉炎和胃痛的细菌。

拿一张捕蝇纸,

遮在窗口上。

不要让苍蝇

在乖宝宝的房间里飞。

1905 年的一天,当克拉宾收到韦尔城(Weir City)一所公立学校的老师弗兰克·H. 罗斯(Frank H. Rose)寄来的一封信时,他有了令人称奇的运气或机缘。罗斯刚刚在那里组织了一支童子军,并宣读了卫生部为城镇举行的"净化、整修"运动。他的童子军能帮上忙吗?"这就像来自天堂的甘露",克拉宾非常高兴地说,因为"我们可以使用一群在其感兴趣的领导手下做事的机警的男孩们,来测试我们的反苍蝇运动的正确性和有效性"。他把文献、计划和防蝇示范条例发给了罗斯老师。罗斯把这个城镇分成了几个区,每个区都分派一组童子军,他们拿着耙子、锄头和铲子。市参议员们提供马车,从街道和小巷里运走垃圾和成堆的粪便。夜幕降临时,韦尔城几乎变得干干净净。童子军领队罗斯还没有完成这次净化运动。他买了一卷金属网,把它切成小方块,然后钉在木棒上。木棒是用他从当地药剂师那里要来的广告尺做的。然后,他的孩子们给镇上的每户人家都送了一个这样的小网。罗斯设法说服了一些童子军的父亲做捕蝇器,放在镇上各处,他让童子军写关于苍蝇危险性的文章。他们在市议会议员面前读了其中的一些文章,市参议员们积极地颁布了推荐的反苍蝇条例。克拉宾联系了州内其他几十个童子军领队,建议他们如果有相同的想法,也可以照着做。当地报纸刊登了有关这些活动的报道,使这些活动得到了进一步的宣传。渐渐地,死去的动物,成堆的垃圾、粪便和其他废物从堪萨斯州各城镇的街道上消失了,从审美和健康的角度来看,效果是显而易见的。克拉宾医生从这一事件中总结出,如果提供有能力的领导,人民、社区或城市都会在任何合理可行的卫生项目中进行合作。1907年，当议会授权克拉宾的卫生委员会，要求"清除有害物质"，即清除私人财产和河道上的污物来源和致病原因时，他的清洁计划得到了极大的支援。

罗斯老师带着他的灭蝇发明去托皮卡给克拉宾医生看，他将其称为"苍蝇拍"。此后不久，克拉宾出席了西部联盟的首场职业棒球比赛，这是威奇托和托皮卡之间的比赛，是他喜欢的一场激烈竞争。在第九局的下半局，一个人出局，一个人在三垒，需要跑回本垒才能赢，一个家乡的击球手大步走到本垒。球迷们开始大喊"牺牲高飞球""击飞球"（hit a fly），然后一个响亮的声音吼道"用力击出飞球"（swat a fly）。"就是这样"，克拉宾医生马上想到，并把这句话草草地记在一个旧信封上，以备日后参考。这样，伟大的口号诞生了，这个口号就是"拍苍蝇"（Swat a Fly），它和克拉宾医生都成了不朽的传奇。这句话传遍了全国，传到了欧洲、亚洲和世界各地。现代苍蝇拍诞生了！不久之后，克拉宾在华盛顿特区见到了英国的伍兹·哈钦森（Woods Hutchinson）医生。这位英国人接待了他，说"你就是那个让'拍苍蝇'名声大噪的人——这真是个杰作"。克拉宾的名字永远和这个朗朗上口的口号连在了一起。克拉宾医生能够把常见的苍蝇从儿童的朋友变成公共卫生中最大的敌人之一。

受欢迎的杂志加入了反苍蝇的行列，很快使之成为全国性的运动。这些杂志说明了家庭如何用驱蝇剂、捕蝇纸和捕蝇器来对抗这种威胁。在克利夫兰（Cleveland），学校官员组织六年级到八年级的孩子们充当"初级卫生警察"，在他们的小区内巡视，报告滋生苍蝇的不卫生区域。受到这些文章的鼓舞，华盛顿特区组织了一次为期两周的活动，捕杀了700万只苍蝇。《华盛顿晚星报》（Washington Evening Star）悬赏25美元作为灭蝇奖金。一个13岁的男孩消灭了343 800只苍蝇，赢得了这笔奖金。他组织了24个朋友来帮忙，他们一起瓜分了奖金。尽管在编写这些刺激性的报道时，编者凭借丰富的想象力创造了一些新词，如苍蝇的"消灭或抑制……治疗大多数人类疾病的灵丹妙药"，但是公众还是"逐渐厌倦了这些以重复为最突出特征的哗众取宠的宣传"。

塞缪尔·克拉宾喜欢诗歌、小曲、警句和朗朗上口的打油诗，并广泛使用它们来推广他的计划。他写了一个家蝇问答集：

《拍苍蝇》

家蝇出生在哪里？在污物中，主要在马粪和屋外厕所里。

有什么东西太污而让苍蝇吃不下去吗？没有。

苍蝇也喜欢干净的食物吗？是的，用干净的食物擦脚似乎是它的乐趣。

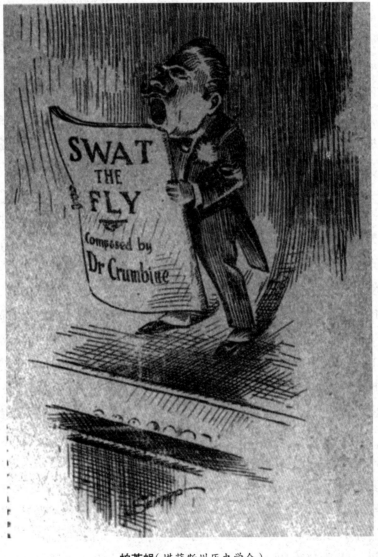

拍苍蝇（堪萨斯州历史学会）

它最喜欢吃东西的地方是哪里？粪堆、旱厕和痰盂。

它在厨房、餐厅和卧室里做什么？它在食物上擦脚，在牛奶里洗澡，骚扰睡觉的人。

它是如何传播疾病的？通过它的腿和翅膀携带传染病菌，以及通过吃了含传染病菌的物质后产生的"苍蝇斑点"。

苍蝇会传播什么疾病？它可能会传播伤寒、结核病、霍乱、痢疾和"夏季疾病"。

苍蝇曾经杀死过人吗？它在美西战争中杀死的美国士兵比西班牙人的子弹杀死的还多；它也是去年袭击堪萨斯州的大部分伤寒的直接原因。

苍蝇的存在是否表明附近有污物？绝对是，这是可耻的。

我们怎样才能成功地抗击苍蝇呢？通过破坏或除掉它的繁殖地——粪堆；让旱厕能防蝇；保持你的院子清洁；给房屋装上防蝇网，使用苍蝇拍和粘蝇纸。

克拉宾发起的运动开始流行起来，堪萨斯人开始认真地净化他们的环境。正如他发起这项运动 8 年后《萨利纳晚报》(Salina Evening Journal) 所提到的那样："勇敢的公众齐心协力拍苍蝇已经取得显著效果。"该报报道说："人们的普遍行动使消灭这种害虫的室内外伟大运动特别流行。"

克拉宾和卫生委员会在许多方面促进了反苍蝇运动。全州俱乐部的妇女都收到了各种各样的材料，包括有空格要填写的卡片："苍蝇携带不知名的污物到食品上。我数过你的店里有＿＿只苍蝇。日期＿＿＿，客户＿＿＿。"她们将卡片填好并邮寄给相关商主。直到 1923 年，埃斯克里奇(Eskridge)的一个妇女俱乐部还推出过一个关于"家蝇"的节目。讨论的主题包括"苍蝇传播的疾病""预防措施""控制措施"和"俱乐部能做什么"。县卫生官员为孩子们带来的大量苍蝇提供了奖励。在哈钦森，1 只装满苍蝇的杯子就可以赢得游乐园的入场券，100 只苍蝇就可以让一个孩子免费进入电影院。在一个星期内，这个拥有 1 万人口的城市的孩子们上交了 37 蒲式耳，即 224.25 磅的死苍蝇！迟早，堪萨斯州的孩子们都不会想和"忙碌、胆怯、口渴的苍蝇"分享他们的食品或饮料。过了一段时间，加州默塞德县(Merced County)商人协会的秘书写信给克拉宾，询问他堪萨斯州的灭蝇策略。他说:"我们已经听到了你在堪萨斯州为灭蝇所做工作的出色报道,希望你发布有关这个主题的公告,也就是你的运动计划。"全国范围内对苍蝇公告的需求让克拉宾供给的公告几乎消耗殆尽,但他转送了其中的一些公告并附上了一张他建议顾客用的卡片副本,以迫使食品杂货商采取行动对付这种危险的害虫。他认为这对"促使商家服从非常有效"。

从拍苍蝇转移到"打老鼠"是很容易的事情。1914年,克拉宾建议在全国范围内发起消灭这种啮齿动物的运动。在另一项教育计划中,他讨论了老鼠对健康的威胁,并建议消灭老鼠。媒体对他的事业提供了可贵的支援,有一篇报道标题为《克拉宾说堪萨斯州在老鼠身上花了400万》。克拉宾指出,城市里的老鼠像人一样多,而在农村地区,老鼠的数量是人类数量的10倍。它们吃掉了它们需要的粮食量,但是毁坏的粮食也一样多。更重要的是,它们作为疾病的携带者已对人类构成了威胁。老鼠身上的跳蚤或寄生虫携带着腺鼠疫或称黑死病,在中世纪,黑死病导致欧洲三分之一到二分之一的人口死亡。克拉宾担心美国会发生某类腺鼠疫,就像1919年发生在西海岸,1920年发生在墨西哥湾沿岸地区一样。然而,他的"打老鼠"运动却遭到了公众的太多漠视,正如他所承认的那样,这是他公共卫生工作的一次失败,未能像引人注目的拍苍蝇运动一样调动公众舆论。

在20世纪20年代的这10年里,作家们讽刺并揭穿了许多美国的价值观和英雄,包括公共卫生学家塞缪尔·克拉宾。一些夸张的说法和愚蠢的健康海报在全国各地出现,导致辛克莱·刘易斯(Sinclair Lewis)在1925年的小说《阿罗史密斯》(Arrowsmith)中对它们进行了讽刺。一个中西部城市卫生部门的官员阿尔穆斯·皮克鲍尔(Almus Pickerbaugh),用海报宣传了他的一些活动,海报上写着"拍苍蝇周""用罐头喂猫"和"为狗治病"。他写了一些愚蠢的歌谣,比如"把牛奶瓶用开水煮一下,否则老天爷作证,你最好去买一张天国的门票"。事实上,被刘易斯称为堪萨斯作家的沃尔特·梅森(Walt Mason)是皮克鲍尔"最喜爱的诗人"之一。刘易斯将生物化学家雅克·洛布(Jacques Loeb)虚构为马克斯·戈特利布(Max Gottlieb),马克斯·戈特利布"提出了一个关于生命的机械论概念,并预言生命过程最终都将被归结为化学和物理的解释"。

1926年,保罗·德·克里伊夫(Paul de Kriuf)在他的《微生物猎人传》(*The*

Microbe Hunters ）一书中继承了这种夸张的手法，该书从显微镜的发明到撒尔佛散（Salvarsan）滑稽地讲述了微生物理论先驱的事迹。他的介绍鼓舞了新一代的科学家，他们揭穿了"愚蠢的公共卫生学家"，并以怀疑的态度调查"真实"世界。"科学是残酷的，"克里伊夫说，"猎杀微生物是残忍的。"克拉宾无视这些冷嘲热讽，继续不懈地追求改善公共卫生条件。

克拉宾医生的检查员似乎随处可见。被派去调查铁路上的"铁路工人"生活状况的 J. 弗洛伊德·特尔福德（J. Floyd Telford）报告说，情况因人群而异。他拜访过的一群油漆工过得相当不错。工头为他们提供了每顿 20 美分的饭菜，铁路公司为他们提供了卧铺车厢，还有清洁的水。这些人自己准备了床上用品，他们的住处很干净。然而，另一群希腊人 8～10 人一起住在一节卧铺车厢里，他们的车厢里到处都是垃圾，如果他们想洗澡，只能到一英里外的一条小溪用那里的一潭死水去洗。对于一个有一定级别的施工队来说，这些车厢很脏，到处都是虫子和苍蝇，床上用品又脏又破又旧，如果有人想把它弄干净，"它就会完全变成碎片"。"肮脏油腻"的厨房车厢没有纱门，肉、面包盒和面粉上全是死苍蝇。厨师愤愤不平地向检查员保证，他"把它们都筛掉了"。检查员发现了 100 磅坏肉，并命令将其销毁，这就造成了一种紧张的局面，因为这些肉每磅要花 11 美分。克拉宾和铁路管理部门一起处理了这些问题，他们承诺进行改革。正如检查员向克拉宾医生指出的那样，这类工作的困难在于，工作人员和他们的宿舍一直在移动，几乎不可能进行后续检查。由于很难招到熟练的油漆工，所以油漆工待遇很好，而倒霉的移民劳工过得就不太好了。

人们从来都不知道塞缪尔·克拉宾会在哪里亲自进行卫生检查。在收到有关高里（Cowley）县监狱状况的投诉后，州长爱德华·霍克派克拉宾医生和助理总检察长前往温菲尔德（Winfield）进行调查。克拉宾说，他在那里发现的"肮脏、不卫生的状况"让他觉得"难以表达我的惊讶"。八九个人被关在二楼。墙壁又黑又脏，天花板上"挂满了年深日久的蜘蛛网"。后墙上覆盖着已经结了壳的烟草汁和痰液，这些应该"有些年头了"。地板上是"一堆脏东西"。抽水马桶"污秽不堪的状况，简直难以形容"。漏水的下水管使化粪池气体不断积聚，床上用品也是"污秽"的。每一两个晚上抽空化粪池时，囚犯和监狱官员都抱怨有难闻的气味。著名的劳工煽动者约翰·爱尔兰（John Ireland）被关在那里，他的身体状况非常糟糕。他的母亲和一个哥哥死于结核病,而他的一个妹妹和另一个哥哥目前正患有结核病。爱尔兰患的是"结节型"结核病,克拉宾发现他被关在这种地方,感到愤慨。克拉宾医生和当地的县卫生官员向县长提出了"抗议",他们希望能"迅速采取行动",让这座监狱适于居住。

克拉宾还在兰辛州立监狱发现了令人遗憾的情况。1890 年俄克拉何马州成立时,新政府与堪萨斯州签署了一项协议,将大量的罪犯监禁起来。地方当局对他们的待遇毫不在意,乐于让他们到其他地方去,但几年后,有报道开始追溯说,堪萨斯刑罚制度是"黑暗时代的遗产",是一种基于报复而不是基于改革的制度。1908 年 8 月,俄克拉何马州的慈善和矫正专员凯特·伯纳德(Kate Bernard)意外地造访了兰辛。尽管监狱当局不配合,她还是设法检查了煤矿、监狱工厂、惩罚、医疗和其他被报道的问题。兰辛监狱收押着来自俄克拉何马州的 562 名男囚犯和 12 名女囚犯,这个"抢先之州"(俄克拉何马州别称)为每个囚犯每天支付 40 美分。她估计食物、衣服和其他维持费用平均为 48 美分,但这些人在监狱里的矿井、工厂里和承包工程的工地上工作,每天大约可赚 50 美分,所以这对堪萨斯州来说是一个有利可图的安排。

在矿井里工作对犯人造成了可怕的伤害,尤其引起她注意的是看守们所实施的惩罚。臭名昭著的"水刑"是最恶劣的,用铁链锁住囚犯,打开花园浇水管用水冲淋他们,直到几乎窒息才把他们释放。"木笼"是一种类似棺材的结构,将顽抗者用链条拴住锁在里面,时间很长,以至于这些人出现暂时性瘫痪。她发现了"14 个漆黑的地牢,里面有小孔,可让很少的空气进入"。这些人晚上躺在那里,白天站着被拴在墙上的链轮上。这种环境,加上只有面包和水作为饮食,会使一个人筋疲力尽,直至他无法开采到他每日的煤炭定额。

伯纳德的报告震惊了这两个州的公众。在她访问后不久,一名囚犯写信告诉她,结果是,《州府托皮卡日报》揭露了这些肮脏的情况,"今天俄克拉何马州所有的报纸都被没收了——我们想知道为什么"。犯人亲切地称呼她为"我们的凯特"。州长霍克和俄克拉何马州的州长 C. N. 哈斯克尔(C. N. Haskell)都任命了调查委员会,互相配合对方的工作。堪萨斯州农业委员会秘书 F. D. 科伯恩(F. D. Coburn)是堪萨斯州调查委员会的主席,该调查委员会成员包括克拉宾、托皮卡著名的牧师查尔斯·M. 谢尔顿(Charles M. Sheldon)、州矿山检查员弗兰克·吉尔戴（Frank Gilday）和堪萨斯大学社会学和经济学教授 F. W. 布莱克默（F. W. Blackmar）。霍克州长随后在他们的要求下向该组织增派了 E. H. S. 贝利教授。他要求他们对伯纳德在卫生、食品、惩罚和监狱官员态度方面的指控进行"绝对公平、公正、彻底和完整的"调查。他还指示他们去莱文沃思的联邦监狱进行比较，因为那里的监狱长是"美国最著名的犯罪学家和刑罚学家之一"。当调查委员会到达兰辛监狱时，监狱向他们保证"木笼"和"水刑"已经废弃，不再使用。调查委员会要求销毁这两种东西，并目睹了这些邪恶的刑具被烧毁。

调查委员会报告了关于这座州监狱的"两个重大公共政策错误"：它是作为一个赚钱的机构运作的，而且它"一直服从于党派政治"。调查人员得出的结论是，俄克拉何马州送走他们的罪犯以及堪萨斯州接受这些罪犯是"一个真正的错误"。否则，除了需要特别照料普通病患者、精神病患者和结核病患者外，食物和卫生条件是令人满意的。虽然现代牢房建造时应该配备卫生间和盥洗设施，类似于为女性囚犯提供的设施，但是来自密苏里河的供水还是"优质的"并且污水处理是适当的。调查委员会认为要求犯人劳动没有什么错，但是他们敦促废除合同制度，建立 8 小时工作制。成员们还反对监狱应该盈利的思想。最后，他们建议为教育目的进行拨款，拨款数额至少要和为囚犯供应烟草的拨款一样多。

不久之后，除了温菲尔德的监狱外，还有许多县监狱都受到了相当程度的合理批评。第一次世界大战期间，世界产业工人联盟成员被联邦特工逮捕时，都被关进了县监狱，因为在审判前没有联邦机构能收押他们。这些监狱中有些口碑不佳，世界产业工人联盟成员的状况引起了一位记者的注意。他在一本国家级杂志《调查》（Survey）上发表了一篇文章，生动地描述这些成员的情况。这使堪萨斯州政府非常尴尬，因此州长亨利·J. 艾伦（Henry J. Allen）任命调查人员对威奇托（塞奇威克县）、托皮卡（肖尼县）和堪萨斯市（莱文沃思县）3 个县监狱进行调查，这 3 个是被联邦机构广泛使用的最讨厌的监狱。艾伦要求塞缪尔·克拉宾、州流行病学家 T. D. 塔特尔（T. D. Tuttle）医生和州儿童卫生专家弗洛伦斯·B. 舍尔邦（Florence B. Sherbon）医生去检查肖尼监狱。他们对发现的不卫生条件感到震惊。他们说，这座监狱建于 1886 年，是"30 年前刑罚执行机构建筑中一个相当糟糕的例子"。管道设备"非常脏"，尤其是一个未上磁漆的铁浴缸，"像锅炉一样黑"，"即使小心翼翼，也不能保证卫生或安全"。它下面的金属地板已经锈通了，"毫无疑问，大量的水和污物已经进入地板和下面的笼状结构之间"。地下室内的地牢是用来关押"顽抗"犯人的，它的双层金属门上有一个很小的孔，可以让一点点光线和空气进来。门一打开，"一群巨大的蟑螂四处逃窜"。这个关押暴力精神病患者的软壁牢房里有"肮脏的床垫"。调查小组一致认为，对于为女囚犯改建的"宽敞、通风的房间"，他们找不到任何可以批评的地方，但监狱的其余部分必须进行改建和更新。

在进行这些大量工作的同时，克拉宾医生的工作也促成了其他公共卫生法律，即"堪萨斯州饮用水净化条例"的实施，这些法律是根据纯净食品法制定的。当时对水的研究还处于起步阶段，起因通常是研究霍乱和伤寒的暴发来源。例如，1832 年的亚洲霍乱疫情促使纽约市改善了供水条件，1854 年新奥尔良的黄热病疫情使该市开始研究其排水和污水问题。直到 1893 年，劳伦斯工程实验室的海勒姆·米尔斯 (Hiram Mills) 才开发出了第一个开放式慢砂滤池，用于生产安全饮用水。到 1911 年，大约 20% 的城市人口饮用过滤水，并且开始用氯来处理水。随着城市越来越多地利用其边界以外的水库，垃圾处理的问题变得更加严重。大多数大城市简单地把污水排入邻近的溪流或河流。这个问题源于 19 世纪的两种观念：污物是引起传染病的根本原因，活水可以自己净化。

1903 年，堪萨斯河（亦称考河）及其支流淹没了堪萨斯州的东北部和中部，造成了致命的伤寒疫情，特别是对托皮卡和堪萨斯两个城市的大型社区造成了严重的打击。克拉宾根据堪萨斯州的堪萨斯市和托皮卡的伤寒死亡人数估计，仅这两个城市可能就有 1 500 例伤寒病例。第二年，当他成为委员会秘书时，他发现没有任何州法律可供卫生委员会使用，来控制堪萨斯州的供水系统和污水系统。他使自己成为该州的水资源权威，并在 1910 年发表了一篇关于这一主题的重要论文。他指出，雨水冲洗了大气，并在这个过程中收集了"大量的灰尘、烟雾和气体，所以从细菌学的角度来说，任何雨水都是绝对纯净的这一观点非常值得怀疑"。然后雨水从"充满了各种各样细菌类生命的""有生命的土壤（the living earth）"下渗，直到它成为地下水的一部分。他观察到，阿肯色河和堪萨斯河沿岸人口密集社区的水井"特别容易受到这种形式的地下水污染"。除了土壤污染，小城镇和社区还将污水排入粪池或废弃的井中。他在烟山河岸边的一个小镇上测试了一口水井，然后加入了硫酸铁溶液。在 48 小时内，用户可以品尝到铁的味道。他的测试表明,用户也在饮用稀释的污水。在花园城的一家制糖厂把果肉堆起来,腐烂了。附近的水井"持续散发着最难闻的硫化氢气体的气味,在把水输送给工厂的水沟里沉积着一层厚厚的有机物"。小镇上的许多水井,都有谷仓和厕所排出的水流进来,成了伤寒、腹泻、痢疾和霍乱的源头。此外,动物寄生虫的卵也会进入吸收者的肠道。

目前,西奥多·罗斯福总统的乡村生活考察团(Country Life Commission)正在研究农村生活。克拉宾注意到,虽然农场应该是最健康的居住场所,但考察团报告说,他们的学校和房屋"没有基本的卫生设施"。研究发现,农民们更关心的是他们缺乏经济实力、学校系统、教堂、道路和邮件递送,而不是卫生设施。这些东西是可见的,而细菌看不见。在该州的公共供水源中,89 个是地下水,4 个是泉水,85 个是水井。所有的水源都没有经过处理,结果导致堪萨斯州前一年有 355 人死于伤寒。克拉宾戏剧性地吸引了人们对以下事实的注意:从这次统计上看,医疗费用和工作工资损失分别为 300 美元,他把人生命的价值定为 5 000 美元。合计起来意味着该州损失了 273 万美元,如果再加上当年其他传染性疾病造成的死亡人数,将使总额增加到难以置信的水平。

克拉宾在他的论文中指出,城市在水卫生方面取得了进展,但农村没有。他形容旱厕和浅水井是"伤寒传播的最佳组合":

> 一个无知的户主向前走,在离他房子适当距离处挖了两个洞,一个大约 30 英尺深,另一个大约 4 英尺深。他把自己的排泄物扔到较浅的洞里,把家里的废物从后面的门廊扔到地面上。从天而降的细雨把这些不同的产物冲入土壤,逐渐渗入较深的洞里。当这个有趣的溶液积累到一定的深度时,它就会被旧的橡木桶或现代的泵抽出,并被喝掉。在这个进步而高度文明的国家,每年有 35 万个伤寒病例发生,死亡率为 10%,还有什么可奇怪的呢?

这位精力充沛的医生需要一部法律,赋予他行动的权力,他向堪萨斯大学工程学院寻求帮助。学院的院长马文(Marvin)担任卫生委员会卫生顾问,他根据要求,任命 W. C. 霍德(W. C. Hoad)教授为委员会的卫生工程师。之后马文和霍德"制定了一部出色的供水和排水法,我从议会那里获得了批准"。

州流行病学家 J. J. 西比(J. J. Sippy)展示了克拉宾和他的卫生侦探是如何追捕到他们的猎物——传染性疾病携带者的。一个小镇上暴发了一场伤寒传染病。西比使用了必需的可报告的关于发热的统计数据,将信息放在并列的栏中:疾病发作的日期、供水、污水处理、食品杂货商、纱窗等等。这些病例看起来没有关联,直到他发现,有几个人来自同一家铁路商店。然后他发现许多受害者在被感染前两周都在当地一家饭店吃过饭。然而,这些人没有一个在铁路商店工作,尽管有一个当地的病例有一个做旅行推销员的朋友也得了伤寒。西比很快得知,这个铁路工人曾带他的朋友到过他的商店,后来报告这个商店有几起病例。是这个推销员在他去过的镇上各处传播这种疾病,尽管西比并未发现他最初是在哪里感染了这种疾病。

在克拉宾净化堪萨斯州水资源的运动中,卫生委员会得到了美国地质调查局(U. S. Geological Survey)对该州所做研究的极大帮助,该项研究投入 1 500 美元,为期两年。出于好奇,克拉宾医生还想做一次个人调查。他熟悉那句古老的格言:"每隔七英里,活水就会净化自身。"他希望这是正确的,于是他试图验证这一公认的真理。污水法案通过后不久,他和当时的州细菌学家堪萨斯大学的 M. A. 巴伯(M. B. Barber)在一个炎热的夏天得到了一艘钢船,并在托皮卡的考河上启航,向下游约 28 英里的劳伦斯驶去。他们每隔半英里左右,就用小管定期采集水样,共采了 83 个水样本。烈日炎炎,空气湿热,河水太低,他们两人经常被困在沙洲上。他们必须卷起袖子和裤腿下船,把小船推到深水里去。然后,他们又遇上了一段很长的沙洲,每隔 10 ~ 15 分钟就被困一次,于是巴伯把袖子和裤子一直卷起来。克拉宾不得不警告教授,因为他已经习惯了教室里远离尘世的生活,所以他的胳膊和腿都会被晒伤的。夜幕降临时,他们已经走了好几英里,便决定在一个农舍过夜。第二天早上,两人互相搀扶着慢慢站起来,试图一起走着活动一下僵硬的身体。医生用治疗二级烧伤的药物给巴伯治疗,并问这位学者是否准备退出。他回答说:"即使需要两年半的时间,我也要坐船去劳伦斯。"接着他们又出发了。第二天的航程越走越好,但是当他们接近劳伦斯时,一阵大风把他们吹得转了一圈,差点把船弄翻。由于严重的晒伤,巴伯卧床好几天,克拉宾"看起来就像双面煎蛋一样"。但他们已经得到了证据。测试显示这条河在 28 英里内都没有净化自己来除去托皮卡的污水,更不用说 7 英里了。

克拉宾接着调查了劳伦斯水厂,该水厂由纽约的一家私营公司经营。他写信给董事长 C. F. 斯特里特(C. F. Streeter),告诉他该市的供水条件未能满足卫生委员会的要求。一位 "世界记者" 通过 "贝尔长途电话局" 给他打电话,但他拒绝发表公开声明。当被问及他是否计划参加讨论这一情况的公开会议时,他说,如果接到邀请的话,他会参加;但毫无疑问,卫生委员会的代表将是州卫生工程师霍德教授,当然还有州细菌学家马歇尔·巴伯(Marshall Barber),他也住在那里,他对这一问题尤其感兴趣。美国地质调查局的水文学家 H. N. 帕克(H. N. Parker)把他的大本营设在了劳伦斯,但他前往托皮卡,与卫生委员会就劳伦斯的供水问题举行了会议。积累的证据表明,该水厂被污水严重污染。该市特别担心,因为大学正准备秋季学期的开学,而 "水的状况" 可能会 "影响入学人数"。预计这种愤怒情绪将有助于当地为建立一座市属水厂而开展的运动。

同一家报纸报道称,克拉宾和他的代理人访问了 19 个城市,调查其供水,其中较大城市中有 9 个有污水污染问题。通过第二次访问和重新测试确认了对这 19 个城市的初步测试结果。直到克拉宾确信他的证据后,他才采取行动。其中 16 个被污染的系统是市属的,3 个是私营的。"有 2 家私营水厂的情况很糟。"所有的镇都得知要完成过滤装置配备,否则他们的系统将被关闭。克拉宾拒绝指认这些城市,"直到官员们有更多的机会使系统处于更好的状态"。劳伦斯的系统是 3 个私营系统之一,报纸正确地推断出,它是 2 个被污染系统之一。这是进步运动的时代,当时 "天然气和水的社会主义运动" 在全国范围内变得相当流行并且许多城市开始运行自己的系统,正如堪萨斯州的许多城市在发现他们的私营水厂不卫生时所做的那样。

克拉宾医生发现托皮卡的考河水不适合饮用。他在城市的总水管中发现了被污染的水,他告诉市民要把水烧开饮用,并命令官员们再钻一口井,以弥补因切断河水而造成的短缺,还安装了一台应急氯处理机,以净化系统中的水。参与此事的城市专员报告说,最近他们不得不从河里取水,因为在他们要灭火时,这是必需的。在这些紧急情况下,城市的水井不够用。"一年半以前,劳伦斯也采取了类似的行动,"一家城市报纸报道说,"据说劳伦斯现在有足够的纯净的水供应。"

1910 年 7 月,恩波里亚暴发了伤寒,严重侵袭了那里的师范学校。克拉宾和霍德急忙赶到该市进行调查。他们通知市长,供水的源头尼欧肖河(Neosho River)是罪魁祸首,城市必须安装过滤系统。威廉·艾伦·怀特(William Allen White)在社论中写道:"恩波里亚的人民信任克拉宾医生。当他说尼欧肖河的水不适合饮用时,他们认为这是事实。"到 1914 年,堪萨斯州拥有污水处理厂的城镇数量排名全国第四,因为该州与污染水的斗争起步较晚,所以这是一个令人羡慕的记录,同时这也是克拉宾可以引以为荣的记录。

在净化堪萨斯州水体的过程中,克拉宾有一个尚未实现的梦想,就是净化密苏里河。堪萨斯州堪萨斯市的情况尤其严重,因为这个城市是许多上游城市污水的接收地。水流越往下游,情况就越糟。克拉宾医生首先向美国公共卫生署求助。该机构回答说,联邦政府控制了这条河道的州际贸易,但污水不包括在商业范围内。那里的卫生控制仍然由毗邻河流并涉事的州执行。克拉宾指出,问题在于,苏城(Sioux City)和圣约瑟(St. Joseph)排放的污水和工业废料是不会停留在河的东侧的。1915 年,他召集在堪萨斯市与他会面的艾奥瓦州、内布拉斯加州和密苏里州的首席卫生官员开了一个会。他们商定了一个具体的时间,让所有密苏里河沿岸城市停止向河流排放未经处理的污水。堪萨斯州立即开始监管其位于河岸上的城市并强制其遵守规定,但其他州的卫生委员会的效率较差,当他们的城镇拒绝接受这类控制所涉及的费用时,他们是无能为力的。

克拉宾在堪萨斯州他管辖范围内的里帕布利克河(Republican River)上遇到了一个类似的问题,但是他处理得比较成功。康科迪亚(Concordia)将未经处理的污水排入河流,当河流泛滥时,它跨过一个马蹄弯开辟了一条新河道。那些仍然沉积在旧河道里的污水,现在没有被水流稀释,于是附近的居民们大声抱怨。康科迪亚城拒绝回应,声称这是"上帝的行为",它不能为此负责。最后,堪萨斯州最高法院虽然没有否认上帝的力量,但仍然相信堪萨斯人"拥有健康的权利",并迫使康科迪亚消除这种危害。

卫生委员会的秘书克拉宾享有如此的成功和声望,并且在净化该州食品和水方面受到如此高度的信任,因而 1909 年,议会赋予他额外的责任,检查理发店和执行该州关于重量和测量的法律。理发店为所有顾客使用同样的未经消毒的剪刀、剃刀和毛巾,这显然是疾病传播的一个来源。那年 6 月,卫生委员会开会,并制定了理发师规定。他们必须对每位顾客使用至少一条清洁毛巾,并对所有用具进行消毒。给男人剃须时,他们可以用明矾止血,但必须用干净的毛巾涂敷,而不是用止血棒。克拉宾还被要求监管旅馆。他再次发起了一个教育计划来铺平道路,并使用了"警告和最后强制执行"。远在纽约的报纸都报道了他对两家旅馆做出的强硬声明,这两家旅馆在仅以警告形式要求遵守的情况下拒绝遵守规定:

> 我关闭了克莱中心(Clay Center)的一家旅馆和朱厄尔城(Jewel City)的一家旅馆,原因是其未遵守法律。虽然朱厄尔城的这家旅馆是镇上唯一的一家,但是无关紧要。我不偏袒任何一家旅馆,我宁愿关闭该州所有的旅馆,也不愿让法律遭到无视。

卫生委员会还规定床上每天都要有干净的床单。克拉宾的检查员很快就发现了两种违法行为。一份报纸使用《克拉宾要求堪萨斯州旅馆床上每天都进行清洁床单的运动》的标题,报道说有人提起了投诉,有些管理者取出皱褶严重的底层床单,把顶部床单放到底部,每天重复这一过程,因此他们可以在清洗床单前使用两次。另一些人则在早上将床单在加热的滚轮间摩擦以去除皱纹,让每条床单可以使用三四个晚上。他们在这一过程中没有用清洁剂,但不清洗确实使床单在用坏前能使用更长的时间。1911年,议会命令县卫生官员进行这些方面的检查。克拉宾认为这是无效的,他在1913年说服议员建立了一个独立的旅馆检查委员会,并将这方面的工作从卫生委员会的职责中去掉。

克拉宾医生和他的检查员开始没收配药中使用的过期药品。有一天,他看到一个药剂师用过期药品在配药。他还注意到,当药剂师的天平需要一个半克砝码时,他使用了一颗砍掉头部的钉子,说是因为他的砝码丢了。进一步的检查揭露子使用类似的过期药物和金属块加重量的行为。那些涉事的药剂师"怒不可遏",但法律却得到了执行。另一方面,有一天,克拉宾医生把一配克的土豆带回家,称了一下,发现比一配克重了两磅。调查显示,许多杂货商的天平已经多年没有测试或校准了。在杂货商能够获得新的天平和测量装置并认识到他们必须校准自己的天平之前,这一发现带来了"大量的诉讼和激烈的争论"。

克拉宾在推行法定度量衡时受到了广泛的关注,有些关注来自他那一代的人。有一篇关于他如何仅在 1909 年就为堪萨斯人民省下了 100 万美元的报道,其标题是《堪萨斯商店的每一个天平都要测试》：

从牡蛎中挤出水来　　$100,000

停止重量不足面粉的销售　　$500,000

停止重量不足黄油的销售　　$150,000

强制在药品和其他食品上诚实标明重量　　$150,000

停止卖劣质土豆　　$100,000

他受到公众极大的支持,到 1910 年,卫生委员会收到的邮件比州议会大厦其他任何办公室都多。威廉·艾伦·怀特很喜欢这位有趣的秘书,他指出"克拉宾医生比勤劳的蜜蜂还忙"。

堪萨斯的桂冠诗人沃尔特·梅森写道：

当我垂死的眼睑合上时,

世界变得越来越暗淡,

当我抬起脚尖时,

我可以要求听一首赞美诗,

而我床边的人,

他们会边流泪边歌唱,

当每个人谦逊地低下头,

煮杀病菌,拍死苍蝇。

第三章 对抗结核病

结核病，无论是否得到正确诊断，有文字记录以来就一直伴随着人类。几个世纪以来，在确诊这个疾病后，病人会被安置到疗养院，或者送去农村，供给牛奶为主的特殊饮食，并保证充足的休息，直到他们死于病痛或者其他并发症。对于经济拮据的人来说，到"有益健康"的气候区或者地区去旅行始终是一种诱人的逃避方式。对于美国的肺结核患者来说，这意味着在密西西比河以西的西南部地势较高且干燥的气候区成为他们的圣地麦加。"结核性消化不良患者"乔赛亚·格雷格（Josiah Gregg）"在圣菲贸易通道上旅行两周后，得到了惊人的恢复"，之后享受了十年的草原之旅，促使他写出了两卷《大草原贸易》（*Commerce of the Prairies*）。他的报道导致了去圣菲贸易通道旅行的健康探索者人数有所增长，直到横贯大陆的铁路竣工时，肺结核患者去西部较干旱气候区的旅行量才加速增长。

塞缪尔·克拉宾医生目睹了成千上万的患者坐着火车穿过道奇城迁移到西南部他们心中的圣地。那时的主要治疗原则就是"新鲜空气"的概念；搬到西部的疗养院，或者在山脉或西南部的地势较高且干燥的气候区找份户外工作。"去西部呼吸"是19世纪后期某条公路的口号，许多人在丹佛得到了舆论的同情和支持，他们听说"在那里他们还没有像在东部那样被贴上耻辱的标签"。但是到了19、20世纪之交，"原来热情好客的态度……被广泛蔓延的传染病带来的强烈恐惧所取代"，原先热情好客的地方也不再欢迎他们。因此，患者越来越担心其他人可能会了解他们的疾病，从而躲避他们。许多旅行者在其前往西部的路上将其携带的细菌留在了堪萨斯的火车上。因为结核病当时还不是一种应该报告的疾病,所以这种危险更是真实存在的,直至对这种疾病有更多的了解之后,卫生部门才能在堪萨斯州"制定有效的针对措施"。

克拉宾一旦意识到疾病对他所在的州意味着危险,并且能够采取行动,他的第一步就是保证落实卫生委员会的要求,即报告病例,同时做好信息保密。在他管辖范围内的3 000名执业医师都收到了一份表格,要求提供一份结核病病例名单,注明来源(如果知道的话)和他们提供的治疗处方。由克拉宾领导的卫生委员会相信随着卫生保健以及隔离措施的实施,能够阻止该疾病的进一步扩散。克拉宾医生的目标包括两部分:通知医生和病人对疾病进行合理治疗;对公众宣教疾病的危害。大多数医师不知道如何应对这种疾病,公众以及病患家属也害怕疾病的扩散。卫生委员会将给报告的医生发送可用的稀缺文献、操作说明以及一包预防用品。他们还向该州的高中和大学发送了预防措施的小册子。这一公众唤醒措施充分激发了州议会的兴趣,于是州议会拨款1 000美元,以资助在全州范围开展一次关于结核病的巡展。

克拉宾发现有个情况越来越明显,即全州之内很多县长因为忽视法令的执行而给卫生部门制造问题。堪萨斯州法律规定县长负责其县内的卫生状况,并且要求他们各选择一名医生来担任其卫生官员,优先考虑"精通卫生科学"的医生。但是许多县长拒绝采取这种花费巨大的行动,仍然保留他们自己的县卫生委员会,来承担卫生状况的最终责任。这样的县长多到足够引起卫生委员会的担心,他们对这项任务太轻视了。为了省钱,他们常常以招标形式提名县卫生官员职位,然后选择最低报价的投标人。这在县里造成了一种漠不关心的气氛,有时候完全对抗卫生官员的任务和工作。问题发展到非常严重的程度,以至于在1909年晚些时候,克拉宾写了一封尖锐的批评信给全州内"尊敬的县长、县卫生委员会",提醒他们在卫生方面的法律义务,并坚持要求他们配合工作。他要他们注意,县卫生官员不仅要负责监管县卫生事务,而且他还是

当地生命统计登记员、检疫法的监管人和执行者,屠宰场和肉店、理发店和旅馆、公立和私立学校、监狱、贫民院以及其他公共建筑的检查员,尤其是他受指派执行结核病控制法,这是根据法典制定的最重要的法律之一。

对克拉宾来说，这一职位不应被轻视。他向州卫生委员会报告说，这一谴责"已经在消除合同或竞争性投标的许多方面取得了良好效果，在一定程度上增加了县卫生官员的工资，增加幅度都在 50% 到 500%"。

1908 年秋天，来自世界各地的 4 000 名代表聚集在华盛顿特区，参加国际结核病大会，这是世界范围内抗击白色瘟疫迈出的一大步。美国国务卿伊莱休·鲁特（Elihu Root）欢迎了这些官员，包括来自普鲁士的伟大的科赫（Koch）和来自法国的阿尔伯特·卡尔梅特（Albert Calmette），后者后来研究卡介苗（BCG），卡介苗也成为标准的结核病疫苗。克拉宾作为美国公共卫生署的代表出席了这次会议。

萨克森的罗伯特·科赫（Robert Koch）引领了细菌理论，并因对抗结核病（phthisis）（不知来源的希腊术语）的斗争而广为人知。当他 1882 年发现结核杆菌时，phthisis（结核病）被重新定义为 tuberculosis（结核病）。他用产生结核菌素的结核病杆菌培养液追踪了这一发现，他原本希望结核菌素能成为一种治疗方法，但是最终发现其只能用作一种诊断工具。他还发现结核病与其他疾病能通过空气传播。他在微生物学领域的伟大研究最终使他在 1905 年被授予诺贝尔生理学或医学奖。这一早期检测手段虽然已被掌握，但结核病的治疗仍然是长期待在疗养院。

在华盛顿大会讨论的过程中，卡尔梅特和科赫两人就牛结核病的危险性进行了一场激烈的辩论。科赫坚持认为这种疾病不会存在于人类身上，而卡尔梅特则反驳说这在他的地区很普遍，只是用现有可用的设备很难检测。政治在这次交流中也发挥了作用，因为他自从参加了普法战争之后就一直憎恨法国人。克拉宾医生对此进行了调解，他说他的老朋友堪萨斯大学的巴伯教授完善了一个装置，使他能够从显微镜视野中提取和移植单个细菌。普鲁士医学巨头大喊："不可能！我不相信！这是不可能实现的！"他们拍电报给巴伯教授，让他把他的装置立即带到会场来进行演示。科赫非常高兴，他请求送他 3 个。克拉宾离开会场后决定：在堪萨斯建立一家结核病疗养院，以及获得一部要求医师报告结核病病例的法律，因为 1906 年的调查是自愿而不是强制的。后一个目标又花费了他 2 年时间才得以实现。

克拉宾是参与控制结核病的众多卫生官员之一。正如一位权威人士提到的：
"抗结核协会采用新的消费社会适用的劝说方式，组织了美国历史上第一次群众
卫生教育运动。"她又补充，这些人"比其他任何单独群体都更积极地宣传基于
细菌理论的新卫生法"。科学是他们如何应付微生物的"试金石"，他们将其与
新教福音主义的用法结合起来，即出版"教义问答"，并将健康规则称为"戒律"。

在回家之后，克拉宾拜访了州长爱德华·霍克，请求由他召集一次关于结核
病的州会议，费用由自愿参加的代表支付。州长估计在这种情况下也许有 20 人
左右会参加会议。克拉宾想在哪里举行会议呢？克拉宾认为也许有 25 个感兴
趣的人会参加，所以他们预订了 1908 年 12 月 3 日州议会大厦的会议厅。事实
证明，这个房间太小了，因为出席的代表占据了这层的所有座位。该城市的报纸
报道说"旁听席挤满了感兴趣、热情并且聪明的人群"。州长以适当的情绪宣布
了会议开幕，说"这是该州有史以来最伟大的运动"。他指出，堪萨斯有理由为
当时在菲律宾群岛执勤的堪萨斯第 20 团骄傲，但他又说，如果所有这些人都在
战斗中牺牲了，"这一损失只是该州每年死于结核病的人数的一半"。他说美国
每年死于结核病的人比美国内战中牺牲的人还多，这让听众感到震惊。他说，如
果有军队入侵该州，"我们会调动人民的一切力量来抵抗"侵略，但是，"这次是
会带来更大灾难的入侵者！"他总结道："在堪萨斯州的任何会议上从未讨论过
如此重要的主题。"

该州结核病导致的死亡人数以惊人速度增长。卫生委员会统计学家 J. W.
迪肯（J. W. Deacon）向代表们展示了他在托皮卡城编制的一张图表。卫生报告
指出，去年这种疾病导致 480 人死亡。这相当于城市人口的 12.62%。如果将这
一比例应用到之前十年的州平均人口，相当于每年有 2 084 人死亡。当然，确切
的数字直到后来对强制报告做统计之后才能得到。这种疾病在州府城市尤其严
重地打击了黑人，因为他们几乎占到托皮卡统计值的 25%。迪肯指出，对"田纳
西镇"或"城内任何其他有色人种聚居地"的访问揭示了"多数人所住的小屋不
利于健康"。他还指出圣菲商业区的集中地，也是一个工人区，那里的居民太穷
困而无力净化不卫生的环境。1910 年的人口普查表明，黑人占全州人口的 3.2%，
但是当年 6.2% 的死亡是因为结核病。这一比例总体上低于全国。那时，全国
900 万黑人多数住在南方的农村，他们的结核病死亡率是白人的 3 倍。代表们

组成了堪萨斯州结核病研究和预防协会，并选举克拉宾为主席、堪萨斯大学的校长弗兰克·斯特朗（Frank Strong）为副主席。

抗击人类结核病和抗击牛结核病之间有紧密的联系，因为被感染的牛会通过奶制品和牛肉来传播给人类。1912年，威廉·H.帕克和查尔斯·克鲁穆里德（Charles Krumuride）证明了肠道结核病和一大部分的儿童结核病源于受污染的牛奶："因此迫切需要消除牛结核病，或者用巴氏灭菌法对牛奶杀菌，或者两种方法都用。"然而，直到联邦或州的计划在1917年实施，认真的消灭工作才开始。堪萨斯州的这场运动因州议会不愿为联邦资金提供配套资金而受阻。1917年，大约5%的牛仍然感染了该疾病。经过50年的消灭努力之后，这一百分比在1969年显著降低到0.08。历史学家查尔斯·伍德在1980年写道：

> 目前也许再没有其他人畜共患疾病比结核病更多地受到执业医师、公共卫生学家以及经济学家的关注了。此外，它也是最流行的疾病之一，并且和任何其他疾病相比，它导致的死亡人数更多，给养畜者造成的损失更大。

农民和牧民在他们的畜群感染后会抵制给他们造成损失的行动，但同时，结核病造成的死亡人数"比现在各类癌症总共"造成的死亡人数还多。这位历史学家报告说，消灭患病牲畜比暴露人类更重要。

作为对抗结核病的斗争的一部分，克拉宾立即在堪萨斯开始了净化牛奶的工作。1908年夏天，他发表了这份令人惊讶的声明：

> 我们愿意为以下声明承担责任：我们相信本州有10%～15%的奶牛感染了结核病。本部门最近的调查显示，市场上的许多牛奶不适合饮用，因为各种途径导致细菌含量很高，其中可能涉及的途径有：第一，肮脏的牛棚意味着肮脏的奶牛，很多细菌在挤牛奶的过程中进入牛奶中；第二，罐子和其他挤奶器皿保存不当；第三，牛奶冷却缓慢或不当；第四，牛奶上市前储存时间长。

为了消灭这种肮脏和感染结核病的牛，克拉宾提出了一个示范法律供各城市实行。每个销售者必须取得执照,每个城市指派一名牛奶检查员,检查是否有任何患传染病的人销售牛奶,检查是否有来自病牛或脏罐的牛奶。该检查员必须要抽取牛奶样品,并将样品送给堪萨斯州立农业学院的奶制品检测人员进行检测。

同时,国家也做出了重大努力,劝说个体奶场主检测自己的奶牛,因为很难找到许多养了几头奶牛而在小镇上卖牛奶给食品杂货商的小型经营者。到了1908年,奶牛的结核菌素检测已经十分简单,因此,一位兽医在一本很受欢迎的农场杂志上写道"任何聪明的奶场主,如果得到适当指导,都能成功地检测自己的奶牛",他接着给出了"适当的指导"。奶场主需要新鲜供应的结核菌素、皮下注射器、注射用空心针头以及"一支坚固的体温计"。在早上、中午和晚上测量奶牛的体温,并仔细记录结果。第二天晚上晚些时候,在颈后皮肤折痕内或肩胛后面注射2毫升结核菌素。第三天早上每两小时测量一次体温,共测4次,并做好记录。如果中午的体温比前一天晚上10点的体温高,那就在下午2点和4点再测量体温。如果升温达到2度或者2度以上,则奶牛就是受到感染了。如果升温为1.5度,那就疑似感染了,应在3个月内再次检测。如果奶牛生病、兴奋或者在产崽期,则始终让奶牛在其棚内,不要进行检测。同时,奶牛不能喝冷水,如果体重超过1 000磅,则结核菌素应多使用半毫升。这一程序能使奶场主节省邀请兽医上门的费用。

铁路承运人也给克拉宾提出了公共卫生危害的问题。在19、20世纪之交,除了普遍认为需要用烟熏法消毒,几乎没有法规涉及铁路卫生预防措施。当然,由于担心对他们员工和乘客造成伤亡,铁路系统出于需要成立了医疗组织,还兴建了医院。到19世纪90年代,车厢的卫生环境已成为一项重要的关注点。1899年的一项调查显示,"多数铁路线都在做一些努力,改善通风和卫生状况",较大的铁路线会用含甲醛的气体每六个月对车厢进行一次熏蒸消毒。但是,铁路公司反对风干的痰液可能是疾病来源的看法。直到1905年,普尔曼公司才为公共承运人建立了第一个卫生部门,这种看法才十分缓慢地传播开来。

家庭、学校、火车和公共建筑内都提供公用饮水杯,这种传统在欧美已经有好几个世纪了。这一传统让克拉宾特别愤怒。在1906年州卫生官员年会上,讨论了铁路上的不卫生状况,其间有人提出了公用饮水杯的问题。会议通过了车厢卫生清洁规定，却忽略了杯子的问题，尽管大家都认为公用杯子会带来严重的健康危害。第二年，克拉宾登上了一列火车去调查一场暴发的天花。那是一个又热又干燥的日子。在水箱边，他看见一个"消瘦、苍白"的男人正用水杯喝水。继续往前走到下一节车厢，他看到几个肺结核患者正在咳嗽，还往地板上吐痰。再往下一节车厢，有两个人靠在水箱旁边，"一个脸色惨白的男人"正在用被锁链拴在水箱上的杯子喝水，而一个小姑娘正在等着，下一个轮到她喝。克拉宾医生发现自己不再口渴了。

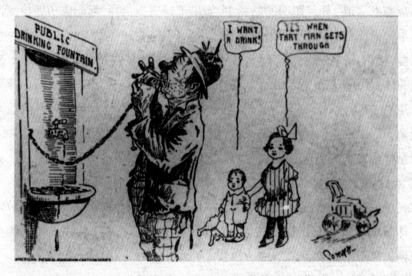

公共饮水机（堪萨斯州历史学会）

几周之后，克拉宾坐火车离开堪萨斯市，在吸烟室吸烟，并与两个刚卖了几车牛的年轻人聊天。然后，其中一个人从架子上拿了个公用饮水杯，进入厕所。当他离开时，他的朋友跟他开玩笑，并向克拉宾解释道，他需要拿这个水杯去盛治疗自己淋病的混合药物。当这个人回来不洗杯子就放回原处，然后这两个人回到自己的卧铺时，克拉宾觉得很恐怖。列车长是第一个过来喝水的。克拉宾"跳"到他面前，抓住杯子从开着的窗子扔了出去，然后向列车长解释他这么做的原因。几天后，一位托皮卡的医生偶然提到，他的一个年轻病人"一个品行优良的女人"在嘴唇上有一种"梅毒性下疳"，毫无疑问是因为在一个月前坐火车时使用了公用杯子。在接下来的卫生委员会会议上，克拉宾认真详细地讲述了他的经历。成员们倾听了他为关于反对公用水杯的规定所做的解释,但是认为他们没有权力去发布这样的规定。如果他们真的这样做了,铁路系统肯定会反对的。

细致严谨的克拉宾医生拿定主意,他需要有证据,让卫生委员会制定反对公用水杯的规定,以确信在法庭诉讼中会得到支持。他劝说巴伯教授用一周时间对进入堪萨斯市联合车站的火车上的所有水杯采集拭子样本。他则对堪萨斯州怀恩多特(Wyandotte)的公立学校的水杯采集拭子样本。此次的样本采集以及后续的检测,虽然花了一些时间,但是最终他收集到了充足的科学证据,证明其有危险性。然后他联系了在堪萨斯州运营的铁路公司的总经理们。这些总经理非常了解他关注的问题、他的活动以及他的声望,在他做了解释之后,他们同意遵守他希望推行的卫生委员会的规定,即取缔火车上、学校里以及公共建筑里的公用水杯。卫生委员会发布了他所要求的法令,法令将于1909年9月生效,但是明智地将教堂的圣餐排除在外。同时,克拉宾医生继续推行他的反对公用水杯的运动,但是遇到了一些阻力。一位作家声称他经常使用公用水杯,但"从来没有发生什么严重的事情"。另一位则相信可能会有危险,但是这种危险比不上"你坐火车旅行时渴得要死的感觉"。

新教教堂的公用圣餐杯为信徒们提出了一个特殊的问题(当时在罗马天主教堂只有牧师才喝酒)。当医生们要求废除公用杯子时,宗教激进主义者以耶稣和他的信徒在最后一次晚餐时共用一个杯子的论据进行反驳。他们认为如果耶稣提出这次重要的圣餐,他自然会保护参加者远离危险。改革者反驳道,由于公用杯子,这种仪式进行的时间太长了,所以许多大规模的会众已经打破了这种不可思议的状况。大多数教派最终遵循了这个计划,并且采用带有托盘的圣餐用具和能够在两次使用之间进行消毒的小型个人用玻璃杯。

要打破传统公用水杯的习惯需要相当多的时间和经验。在堪萨斯州行驶的火车遵循了这个规定,然后当火车穿过堪萨斯州进入邻州时,公用水杯又被放回原位了。甚至在堪萨斯州,规定的实施也不是很顺利。直到克拉宾要求负责公共教育的州教育厅厅长干预并发布遵守命令,学校才开始遵守这项规定。甚至堪萨斯州铁路委员会告知密苏里太平洋铁路公司,是他们公司而不是卫生委员会对铁路线拥有完全管辖权,对于这一对抗行为,克拉宾医生要做出裁决。当克拉宾最终确定战胜了公用水杯的威胁时,一位新闻记者幸灾乐祸地告诉他在他办公室所在的州政府大楼二楼的冷饮水箱旁仍有一个公用水杯。经问询,大楼管理员承认那里有一个公用水杯并会一直留在那里,因为这是在他的管辖范围内!对于这一说法,需要迅速到州长办公室了解情况,以便永久移除水杯。克拉宾坦承,他的运动最终会成功,因为他的教育努力使"人们普遍有了卫生意识,认识到了公用水杯的危险性"。

堪萨斯州是第一个扔掉公用杯子的州,克拉宾在这方面的工作在全国范围内得到了大力的宣传。有一天,他接待了一位堪萨斯当地的来访者——现住在波士顿的休·摩尔(Hugh Moore)。摩尔和他的姐夫劳伦斯·卢伦(Lawrence Lullen)一直在搞发明。他带着一个他们发明的简单的圆锥形打褶纸杯来到克拉宾的办公室。在接受建议并改进之后,过了很久,他又重新来拜访克拉宾并向他展示了一个机器制造的纸杯,因此诞生了广为人知的便士杯(penny cup)的雏形。摩尔和卢伦带着贩卖清凉泉水的机器在有轨电车转弯处开始小范围贩卖。在堪萨斯卫生委员会禁止使用公用水杯的 1909 年,他们组建了公用杯子供应商(Public Cup Vendor)公司来向铁路系统出售他们的机器和杯子。第二年,他们改组为纽约市个人饮水杯公司,成为第一家销售由两片纸卷成的圆锥状纸杯的公司。他们对这些纸杯进行了完善,并使用在工程师尤金·H. 泰勒(Eugene H. Taylor)帮助下开发的机器进行生产。1909 年,拉斐特学院生物学教授阿尔文·戴维森(Alvin Davison)研究了宾夕法尼亚州伊斯顿公立学校公用饮水杯的问题,并在《技术世界杂志》(*Technical World Magazine*)上发表了论文《学校饮水杯中的死亡》。那年 11 月,马萨诸塞州卫生委员会重新发布了这篇可怕的文章,它极大地推动了全国范围内禁止在学校和其他公共场所使用公用水杯的运动。

到 1912 年,这家纸杯公司拥有了半自动的售货机,开始将产品作为"健康水杯"销售给药店和冷饮柜台。1918 年的流感大流行导致其销量剧增,但是也刺激了竞争,因此两位总经理于 1919 年将他们的产品重新命名为迪克西(Dixie)纸杯,使其与竞争对手的产品区分开。1921 年,他们将生产设备迁至宾夕法尼亚的伊斯顿,在喧嚣的 20 世纪 20 年代,他们又把非常受欢迎的迪克西纸杯冰激凌加入了他们的生产线。1935 年,摩尔告知克拉宾,他的公司最初垄断了这个设计,但是现在有 15 或 20 家其他的公司也在制造"类似"的纸杯,他估计他们每年的总产量达到 3 000 000 000 个。1957 年,当休·摩尔退休的时候,他这家大获成功的公司与美国罐头公司合并了。

像人们期待的那样,克拉宾为他的改革运动写了一首诗:

　　　　仍然有少数人,

　　　　他们诅咒着,

　　　　同时撕扯自己的头发,

　　　　变得异常忧虑,

　　　　因为他们不能啜一口水,

　　　　从那没有清洗的饮水杯里。

　　　　你要知道,

　　　　这是必须要做的,

　　　　因为堪萨斯人会清洗他们的刀叉

　　　　在再次使用之前。

　　　　但是为什么不清洗杯子?

　　　　天哪!

　　　　竟然有这种荒唐的想法。

　　　　这的确会带来不便,

　　　　如果允许交换

　　　　唾液

　　　　和细菌,

　　　　还有污物和其他脏东西

　　　　在与你的伙伴之间

　　　　是一种放弃,

　　　　当你像那样咆哮时

　　　　难道你不想活久点?

　　　　更强壮点?

　　　　靠保持干净整洁来实现?

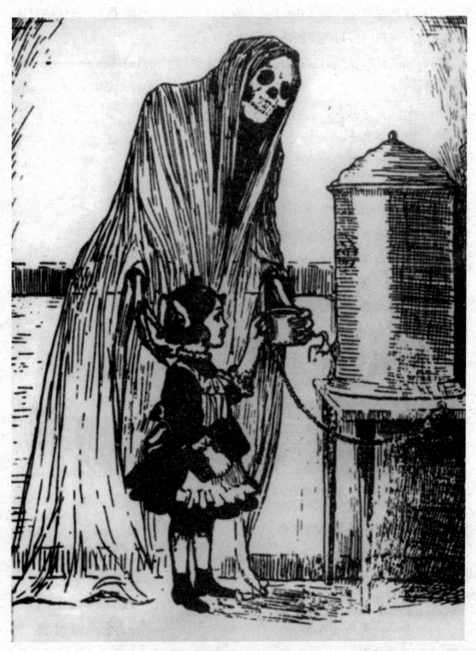

公用饮水杯（堪萨斯州历史学会）

好吧，我猜

是的。

克拉宾这里看到了另一个机会，在他的工作中使用令人喜爱而易记的言语教育公众注意清洁和卫生。他一直强烈反对随地吐痰，而且也有很多科学证据表明肺结核病患者的痰液携带结核杆菌。1909 年，他劝说州议会禁止这种普遍存在的公众习惯。这项法律禁止人们

在地板上、楼梯上，或者在任何电影院、公共大厅或建筑……任何铁路车厢或有轨电车的任何部分……或者在临近公共街道、小巷或弄堂的任何人行道上吐、咳或留下任何痰液、口水、任何形式的黏液。

这项法规还禁止在运输过程中对列车车厢进行"干扫"，并要求在吸烟车厢里安放痰盂。这项法律要求将这份禁令的复印件张贴到显眼的地方。

为了促进他的运动，克拉宾提出"请不要在人行道吐痰"的标语。他劝说托皮卡的一个制砖工厂在每 4 块砖上压印一条这个标语，契里维（Cherryville）陶瓷制砖公司很快就效仿了这一做法。这一消息很快就传遍了堪萨斯州的城镇和村庄。50 年后，结核病及卫生协会要求堪萨斯人寄一块这样的砖头给他们。他们很快发现堪萨斯州每个县都有一块，甚至临近的州也有几块。此外，胡佛总统、艾森豪威尔总统和肯尼迪总统都拥有一块，就像史密森尼和沃尔特·里德陆军医院也有一块一样。他的运动在其他许多方面都是有价值的，但对结核病的传播没有作用，然而他和医学界并不知道这一点。直到很久以后才发现，"结核病几乎完全是通过咳嗽到空气中的干燥结核杆菌传播的"。这一发现导致了现代重视对结核病患者的环境通风以及户外运动，因为杆菌很容易被紫外线杀死，尤其是在阳光下。

20 世纪中叶，克拉宾工作后的多年，调查人员发现，环境、清洗病人的床铺和衣物以及房间隔墙等因素都不能阻止这种疾病的传播。咳嗽时捂住嘴、病人房间通风良好以及用紫外线对空气杀菌才是传染病控制的关键。在欠发达的地区，由于过于拥挤，家庭成员被迫在通风不良的房间内睡在一起，这样的住宿条

件或者情况为疾病传播提供了最适宜的条件。

事实证明，在堪萨斯州的墨西哥劳动力是结核病传播的一类重要人群。他们一直是哈钦森附近铁路路段养护工人或盐矿内艰苦工种的主要劳动力资源。他们的人员数量于 1907 年在堪萨斯西部有所增长，当时他们受到鼓励移民到那里的一家制糖厂，并且在 1919 年墨西哥革命后，有更多的人来到这里。靠近这些地区的小城镇总是会在郊区出现一个"小墨西哥"区，那里的家庭生活贫穷且脏乱。

卫生委员会发现墨西哥铁路工人是该州内"最大的结核病携带群体"。州流行病学家约翰·J. 西比（John J. Sippy）指出："他们让这么多人挤在一个房间里，过着如此这种不洁的生活，使得疾病很容易在他们之中有立足之地。"他说："我们发现了一些病例，七八个墨西哥人居住在一个房间里，其中有 3 个就有结核病。"克拉宾承认铁路系统做了很多工作，努力净化这些工地宿舍，但是他们需要做得更多。他要求他们为了自身改善以及保护堪萨斯州居民为这些工人雇用上门服务护士。他郑重地说："他们把这些人带到堪萨斯州，只有他们在自己的权力范围内做好每一件事来保护州内居民不受他们雇员的疾病扩散倾向影响，才是公平的。"

西比医生发现在威奇托的圣菲和洛克岛铁路系统上的墨西哥工人中有一个更为严重的问题，威奇托是这两条大型铁路线上的重要中心城市之一。他向克拉宾报告说："只看赤裸裸的事实和数据是不公正的描述方式。"他发现有一个货车车厢里住了 11 个人，其中包括了 1 名患有结核病的妇女和她的 4 个孩子。这个货车车厢"阴暗、无窗、恶臭、不通风"，却作为做饭、吃饭和睡觉的主要场所。这位妇女在他到访后没有多久就去世了，当他再次到访时，他发现孩子们和其他居住者已经分散到不同的家庭中，因此很明显传播了疾病。他写道，整个工地的卫生条件是"无法形容的"。所有人使用 5 个厕所，"是那种常见的地上挖出的开放地窖式厕所，污秽不堪。供水是用水泵从钻管井抽出的（常见水罐式），而水井周围的场地则散发着无法形容的恶臭"。

克拉宾向圣菲铁路公司的总经理提出抗议，州卫生委员会意识到这些家庭"生活水平非常低"，但是其他居住在威奇托地区的墨西哥人"拥有体面的住宅，以及……供水和污水设施"。他相信，如果给机会，铁路工人"会做得比现在好得多"。他把这些肮脏的条件归咎于铁路系统的管理人员。他确信,如果他们"知道实际情况的话",他们能提供更好的生活设施并且会这么做。圣菲铁路公司的总经理承诺进行改善,但是洛克岛铁路公司的律师辩称:

> 有可能实质性改善生活条件的唯一办法就是迫使墨西哥人改变他们的生活方式。我想你会同意我说的,这是一项十分艰难的任务。这些人的生活水平达不到本州的水平,即使他们现在的生活水平已经远高于他们习惯的家乡生活水平。

这些暂住人员不卫生的生活条件带来的问题仍然持续存在,需要公共卫生官员一直保持警惕并执行相关的法律。

克拉宾医生在他对抗结核病的运动中听到了一些悲惨的故事,这些故事有时在农村地区广为人知。一个印第安人有一天带着他的儿子去了克拉宾的办公室。"在我儿子上学的地方哈斯克尔,他们在我儿子眼睛里放了一些东西。他们说我儿子得了结核病不能待在学校。请告诉我这是怎么回事。"克拉宾只能尝试以通俗易懂的语言向这位父亲解释他所知不多的东西,他勉强为孩子推荐了"户外生活和认真治疗"。在堪萨斯州西部,一个得了结核病的寡妇与她两个女儿一起生活,其中一个得这种病去世了,另一个女孩写道:"我的姐姐去世了,我的兄弟们害怕到这里来。母亲也濒临死亡。以上帝的名义问一下,堪萨斯州难道不能帮帮我照料我的母亲吗?"心烦意乱的克拉宾不得不答复说,在他能有一个疗养院可用之前,他和堪萨斯州对这种情况都无能为力。

他发现通过教育能帮助到很多人。他在1909年劝说州议会拨款2 000美元,用于该病的巡展。据报道,卫生委员会花费了"数周"忙于准备该展览。克拉宾收到了"全国各地的材料,还有一些甚至是从欧洲进口的"。堪萨斯大学医学院的 S. C. 艾米丽(S. C. Emley)医生负责制作,克拉宾的儿子沃伦指导了广告宣传。艾米丽医生还与医生交谈,并向他们咨询结核病病例。克拉宾的展品包括卧室模型、帐篷、睡袋,以及卫生和不卫生家庭的照片,这些照片是"从堪萨斯州实地拍摄的"。一个牛奶场模型展示出来了,另一个展品是一架立体感幻灯机,它让图画在一块大屏幕上闪现。他以电影的形式讲述了一个故事,介绍了苍蝇以及苍蝇是如何传播疾病的，包括结核病。这一巡展到了该州的每一个县，在小城镇分发资料给学校的孩子，其中讲述了结核病的故事以及如何与之斗争。他知道教育公众的价值，特别是年轻一代，告诉他们结核病意味着什么、怎样预防，以及怎样帮助患病者。他还在全州提供了用具包，用于收集疑似结核病患者的唾液样本，寄送到托皮卡做免费检测。这样的服务以前是收费的，而这种收费"阻止了非常普遍接受此类检查的机会"。这次巡展是第一次以州拨款的名义开展的，其目的是预防疾病，使该州处于那一代人最重要卫生运动的最前沿。

堪萨斯州的公共卫生护士计划是流动结核病运动的直接衍生物。作为一次实验，堪萨斯州第一位公共卫生护士劳拉·内斯温格（Laura Neiswenger）受雇陪伴以 3 个月为基础的巡展，这有点不太寻常，因为她这个身份的工作是疾病预防，而不是治疗。事实证明，这项实验是成功的，她也继续参与该项目，因此 1911 年堪萨斯州结核病研究和预防协会又雇用了 5 名刚毕业的护士和 1 名有实际经验的护士。第一次世界大战之后，卫生委员会组建了公共卫生护理局。当众多的活动迫使克拉宾因为其他原因而放弃结核病方面的工作时，在英国受训的顺势疗法医师查尔斯·H. 莱里歌（Charles H. Lerrigo）成了堪萨斯州结核病和卫生协会的主席。莱里歌著作等身，其中部分是小说，他在根除堪萨斯州结核病方面成了"结核病运动后期的强大力量"。除了其他活动之外，莱里歌开展了一种在全州进行的高效的结核病巡展。

同时，寻找结核病更好治疗方法的研究仍在进行。堪萨斯州的一项这类研究受到了关注，"引起了全美国医学界的极大兴趣"。实验者在州府以东几英里处的圣菲铁路格鲁夫车站建立了一个疗养院，即霍赫 - 瓦尔德牧场（Hoch-Wald Ranch）（德语意思为高的森林）。当生活在西部地势较高且干燥的气候区时，结核病患者的健康状况会有改善，但是其中大多数人最终还要回到家里，而在家里他们会旧病复发，疗养院院长托皮卡的托马斯·J. 布伦克（Thomas J. Brunk）医生根据这一思想提出了他的治疗方法。他指出，鼻子是这些患者的主要问题。95% 的鼻子在某种程度上是不正常的，这使得鼻子携带结核病菌的可能性增大了。在霍赫 - 瓦尔德的布伦克医生和他的同事使用了一个钢制"勒除器"从鼻子中去除障碍物，因为那些细菌可能会在鼻子里找到立足之地。他们指出，一个人必须"打开鼻道，让空气自由地流入肺部"。这必须辅以其他治疗方法，包括锻炼,以及强调牛奶、鸡蛋、肉类、面包以及每天1或2盎司葡萄酒的饮食。夏天病人们居住在一个帐篷里,帐篷侧面一部分用木板围住,病人们受到医生和护士的持续照料。布伦克医生坚持认为,必须有人"把他们带离城市的喧嚣",并确保他们获得新鲜的空气。如果疾病来得太快,"这个地方天然的宁静和普遍的悠闲"会有利于治愈。寻求治愈的方法将持续数十年。

在堪萨斯州,卫生委员会支持治疗这些疾病的各种努力,因为堪萨斯州议员倾向于以成本和税费而不是以收益来思考问题。所以当克拉宾呼吁议会支持时,如果可能的话,他总是努力将统计数据计入美元成本。到1916年,结核病患者数量又有增长,就像离开堪萨斯州去治病的患者数量也增长一样。他说,那时估计,每年大约600例患者离开堪萨斯州,"这些离开的患者在其离开的一年期间将花费500美元,这还是一个保守估计"。这表明"堪萨斯州每年有300 000美元的明显损失",如果有合适的设备,他们本来是可以在堪萨斯州治疗的。每年300 000美元够买必要的设备了。

公用环状擦手巾也引起了克拉宾的愤怒。带着他的"顽强精神……和……废除环状擦手巾以及消除导致饮用水冷却器中冰水分离的原因",他开始了"一项现在已经几乎普及的改革"。1911年6月,在流动的销售人员之间暴发了一场天花。调查显示他们都曾是某家旅馆的住客,在那里门房患了一种皮肤病。他发现,这人同时也负责洗手间和厕所。这件事提醒克拉宾和他的检查员收集了堪萨斯州6个城镇餐馆和旅店中的环状擦手巾,并将之送到堪萨斯大学的生物实验室进行分析。报告显示"所有环状擦手巾都包含了相当多的人体毛发、大量细胞和皮肤外层碎屑、大量不同种类的细菌,包括葡萄球菌和许多酵母菌。其中有一些有大量的大肠杆菌,表明可能受到了粪便污染"。有了这些证据,卫生委员会在1911年6月12日发布了一项命令,禁止在堪萨斯州的铁路车厢、旅店、餐馆、学校或者公共建筑内使用这样的毛巾。堪萨斯州又是全国第一个开展这一运动的州。

斯科特(Scotta)公司正准备随时提供一种卫生的替代品。1879年,兄弟俩在费城创办了这家企业。他们多年来的主要产品是厕纸,但是他们经常探索用纸生产其他的产品。1907年,在费城学校流行的一场流感中,毕业于斯沃斯莫尔学院(Swarthmore College)的亚瑟·霍伊特·斯科特(Arthur Hoyt Scott)注意到孩子们共用一条公用毛巾擦鼻子。这一令人不安的发现促使他开发了替代品 Scotta Sani-Towel 纸巾，这一替代品迅速在全国的洗手间得到了认可。

《圣露易斯共和报》(*St.Louis Republic*)提醒其读者"当你在堪萨斯州旅行时，你必须携带自己的毛巾、牙刷、梳子和水杯"。"从花园城到圣斯科特城，从密苏里河到科罗拉多铁路线，堪萨斯州被消毒、清洗和烟熏过了，"这篇报道写道，"世界上没有一个州比堪萨斯州更热衷于守护自己的健康。"学校的孩子带着自己的水杯去学校，现在卫生委员会也要求给孩子们准备自己的纸巾，供上洗手间时使用。这"只是与无处不在的病菌作战的另一个阶段，这些病菌以某种方式在堪萨斯平原清新宜人的空气中得以生存"。它们需要成为适者生存的光辉典范，以逃避由克拉宾医生指导的警戒战争。这篇报道补充道，当时由于其改善公众健康的有力举措，堪萨斯州卫生委员会收到了比其他任何政府部门都多的来信。

直到 1911 年，克拉宾和他的支持者才说服议会，同意拨款建一座州疗养院。参议员 J. A. 米利根(J. A. Milligan)，是安德森县的一名医生，他也在州卫生委员会任职，为这项法案奋斗了多年才取得成功。《州府托皮卡日报》1911 年报道了下议院的一些成员"几乎反对了沿新线路任何事项的一切拨款，但是这些议员这次却坚决支持这一法案"。这家报纸补充道，赞成的意见"很大程度上归因于州卫生委员会发起的教育运动"，比如说，尤其是关于结核病的巡展。该法案的拨款数额相当大，达到 50 000 美元，其中只有 15 000 美元可用于建造行政大楼，其余的用于土地、"便宜的小屋"以及 2 年维护费用。参议院以 37∶2，下议院 92∶8 批准了该法案。

州长任命了一位顾问委员会委员，开始在堪萨斯州西部某处找一个地点。他们最终同意了在堪萨斯州西北部的诺顿附近选定的 240 英亩土地，但是在购买场地时遭遇了"一些困难"。下一届议会废除了 1911 年批准的支出，然后通过了一项相同的法案，其中包含了一项附带条件，即疗养院将位于捐赠 160 英亩土地用于建造疗养院的"任何县"。诺顿的商人随后免费提供了必需的约四分之一的土地，后来又另购了 80 英亩土地来做补充。行政大楼在 1914 年 6 月奠基，次年 2 月开放了一个拥有 16 张床位的单元，C. S. 肯尼(C. S. Kenney)医生担任院长。

诺顿城为开工提供了特殊的列车服务,有大约 4 000 人听到喇叭宣布了这一历史性事件,见证了诺顿以东约 4 英里处的奠基。虽然克拉宾没有出席,但是其他演讲者包括了 W. L. 布朗(W. L. Brown),他是批准为疗养院拨款的议会的发言者,以及米利根(Milligen)医生,他是州参议员以及该法案的起草人。州长乔治·霍奇斯(George Hodges)提醒他的听众,堪萨斯州每年因这一疾病死亡的人数超过了泰坦尼克号上的死亡人数,这虽然略有夸张,但是能说明问题,因为这起最近发生的悲惨沉船事件仍在每个人的脑海里浮现。他补充道,结核病危机是"一个更大的危机……因为我们知道 90%(的患者)能经过调理恢复健康、强壮"。

肯尼医生监督 1 号帐篷居住区建设,其中包括 4 个帐篷,每个帐篷壁高 3 英尺,有一个顶、屏风和一块实心地板,每个帐篷供 10 名患者住宿,总共可供 40 名患者住宿。第二年他不得不呼吁私人捐助。在堪萨斯州有"超过 200 名男性和女性"因患结核病正濒临死亡,因为疗养院没有足够的空间,而他们"正乞求"州立疗养院接纳他们。1913 年的法律仅限制了维护费用,他们有充足的资金为更多患者提供护士、食物、床上用品以及生活用品。他们需要捐助者,以保证有帐篷可用,如果有私人组织支持,那么 175 ～ 200 美元的金额就有可能再多接待 2 名患者。在《乞讨者堪萨斯》的大标题之下,《州府托皮卡日报》哀叹道,最近在州长亚瑟·卡普尔(Arthur Capper)领导下的议会和行政机关削减了疗养院 25 000 美元紧急拨款的请求"到了伤人的地步",却提供了 310 000 美元用于对抗堪萨斯牛马的口蹄疫,导致肯尼医生不得不为病人乞求帮助。这家报纸认为,他的请求"可能"会导致"许多慈善组织"来援助州疗养院。

同时,堪萨斯州结核病协会在堪萨斯市、劳伦斯和托皮卡 3 个较大的城市开始举行 12 000 美元的筹款运动。辛辛那提市的塞缪尔·P. 威思罗(Samuel P. Withrow)在俄亥俄州一个类似活动中提供过帮助,他也来到堪萨斯州提供他的帮助和专业经验。要求商店、教堂以及个人购买 24 英寸反结核病三角旗,展示在商店内和汽车上。另外在运动的最后一天,"陪护女孩"会到场,以每面 25 美分的价格来售卖领带夹小旗。筹集的资金会平分给堪萨斯州结核病协会和公共卫生护士协会。

圣诞封口贴纸也持续为抗击结核病做出贡献。1904 年,一位名叫埃纳·霍尔贝尔(Einar Holboell)的丹麦邮政工作者为此目的提出了出售圣诞邮票的想法。这种想法向西传播到美国,通过出售带有双杠洛林十字架的圣诞封口贴纸筹集资金来帮助支持美国肺脏协会的活动。

世纪之交后不久,国家和堪萨斯州都在改善他们收集生命统计数据的方法,包括结核病统计数据。1915年,由商务部发布的国家数据显示,在之前的9年内,结核病的死亡率从每10万人的200.7降低至147.6,"逐年持续下降"。报告强调,黑人的这一比率比白人高,城市白人的死亡率比农村白人高(由于东部大型城市里拥挤、脏乱的条件),科罗拉多和加利福尼亚等州死亡率极高,这些州吸引了来自其他州的结核病患者。研究乐观地指出:"随着卫生条件的改善以及对卫生法规和纯净空气重要性的更好理解……,'结核病'迅速成为健康和快乐不太严重的威胁"。

克拉宾衷心地支持人们应该开着窗户睡觉这一观念。当凉台发明出来的时候,它似乎是促进这一观念发展的理想选择。他认可一个古老的格言,如果医生不重视自己的建议,那么别人也不会接受,所以他建造了一个凉台,"也许是托皮卡第一个凉台",然后发现这是在空调出现之前,炎热的夏天晚上一种极大的解脱。圣菲铁路上火车的汽笛声是他晚上听到的最后声音,冠蓝鸦沙哑的叫声和啄木鸟的嗡嗡声会在他安睡一晚后的次日清晨把他叫醒。

当然,也存在庸医,他们会推销他们自己的"药物",就像那时兜售治疗癌症"药物"的小贩一样。柏林一位细菌学家弗雷德里克·弗朗茨·弗里德曼(Frederick Franz Friedmann)医生和他的哥哥阿瑟·C. H. 弗里德曼(Arthur C. H. Friedmann)于1913年初来到美国,推广他的"药物"——海龟细菌血清(marine turtle germ scrum),他在纽约市人民医院一群医生面前为病人注射药物。有人告诉他,对于他的演示,"大多数医生并没有被打动"。他的哥哥回答说:"随着伴随着他们的紧张情绪的急剧增加,2个月内,我们将治疗数以百计的病人,他们会爬到我们身边,乞求我们的血清。"一个目击者提道,这个柏林医生带着用纸包起来的注射器,"几乎没有采取消毒预防措施……我认为他不知道哪里能找到血管"来注射血清。这位仁慈的医生承认需要8~9个月来确认病人是否需要再注射一次。"想想吧,"另一位医生叫喊道,"他能够判断的,不是病人是否已经痊愈或者正在痊愈的过程中,而是病人是否需要再注射一次。想想如果他们能在接下去几个月里治疗数千病人,那他们会积累多么巨大的利益。"一个月后,美国的医务总监任命了一个委员会来调查德国人细菌的培养菌,他在收到相关报告之前,不会发表对"药物"的意见。克拉宾十分厌恶此类庸医的医术。

在世纪之交,许多组织最终开始注意三州地区结核病的高发生率,但是塞缪尔·克拉宾是对这一地区"卫生问题最早发生浓厚兴趣的人之一"。当他和他的同事调研堪萨斯州东南部结核病的状况时,他们发现了"一种反常的情况"。堪萨斯州的克劳福德县(Crawford)和切罗基县(Cherokee),密苏里州的贾斯珀县(Jasper)和俄克拉何马州的渥太华县(Ottawa)被称为三州地区,这个地区的矿工经常在其他州工作,但是他们不管在哪里,对于卫生官员来说,都会出现矿工病和管辖权问题。关键问题是在芒特弗农(Mount Vernon)的密苏里州疗养院的入院限制。

最初堪萨斯州的官员尝试说服切罗基县的县长提供全日制的医疗服务,但未能成功。因此他们准备了大型图表,列出可预防疾病的病例数和死亡数,尤其是结核病、伤寒以及那个区域的婴儿的死亡率。另外的图表说明了这些疾病给堪萨斯州带来的损失,包括了疾病,承担着的服务、工资损失,以及每个失去的生命价值5 000美元。此外,他们将寡妇、孤儿、鳏夫以及破碎家庭的数量也制成了表格。所有这些都在群众性会议以及大型宣传活动中提供给该地区的人们。由于公众海啸般的支持情绪,切罗基县的县长变得温和,并且赞成公共卫生服务不仅是必需的,而且也是一项良好的经济投资。

克劳福德县的官员没有同样被感动,因此克拉宾尝试了一个想法,他承认,"也许是一种疯狂的想法",他给密苏里州和俄克拉何马州的同行写信,让他们和他一起请求美国公共卫生署,成立一个三州卫生区。在他们的信里,3位秘书指出,矿区产生了这样一种情况,其中"有持续和自由的人员和物品交换,使传染性疾病的控制和抑制成为特别困难的问题"。美国公共卫生署尊重他们的请求,并且于1917年9月17日,美国参加第一次世界大战后约5个月,任命小托马斯·帕伦(Thomas Parran Jr.)医生作为该地区医务总监(surgeon general),大本营在密苏里州乔普林(Joplin)。帕伦在三州地区变得十分积极和乐于助人,在堪萨斯州卫生官员年度培训班开设课程,同时在整个地区就卫生问题发表演讲。他后来领导了美国公共卫生署性病科(Division of Venereal Diseases),并最终成了美国医务总监。

切罗基县公共卫生服务部门自愿在煤矿工人及其家属中进行了呼吸系统疾病的研究。1913年，联邦矿业局分派了一名卫生工程师埃德温·里金斯（Edwin Riggins）和美国公共卫生署的 A. J. 兰扎（A. J. Lanza）医生，研究三州地区的硅沉着病和结核病的发病率。研究指出，大多数矿工是本地人，从阿肯色州农场或田纳西山区来的两代人。他们选择采矿工作时，通常都是刚离开密苏里农场。他们聪明、勤劳，结婚早，养一大家子人。芒特弗农的密苏里州疗养院仅仅准许早期结核病患者进入，结果很少有矿工进入，因为当他们最终寻找帮助的时候，他们已经处于晚期不可挽救了。同时，调查员认为他们比在其他矿区被研究的外国矿工更加聪明，但报告得出的结论是，他们一般居住在不卫生的条件下，没有照料好他们自己或他们的家人。在调查结束之后，专家给采矿经营者提出减少岩尘的五点建议，和其他的卫生建议，包含改善厕所系统，提供卫生的饮用水，以及对他们的住所和矿井周围进行全面清理。

事实证明经济状况是他们生活条件中至关重要的因素。矿工中的许多人在经济最好的时候每周只有 2～3 天在工作，而在夏天煤炭淡季则没有 1 天在工作。一个同时代的记者将他们贫困的生活描述为"只有城市最差的贫民窟才能与之相比"。她发现他们的房子里地板裸露，床破烂不堪，妇女和儿童都光着脚，衣衫褴褛。在住宅内：

> 煤烟熏黑了从未粉刷或者装饰过的墙壁和天花板。或者在墙壁上飘动着破碎的纸片。粗糙的松木地板上有很宽的裂缝，突出的结上磨出了很多疙瘩，即使这些矿工里最好的家庭主妇清洁起来也很困难。通过破败的屋顶和脆弱的侧面，雨水摧毁了矿工家里不多的财产，滴到他肮脏的床上。

"街道"没有人行道、绿树和草地。在洗衣日，孩子们经常不去学校，因为他们不得不光着身子，直到他们的那套衣服干了。工地住宿区孩子或成人没有任何娱乐活动，甚至 5 美分的电影也没有。他们喝着受污染的水，有时会导致五分之一居住者感染伤寒。一直到 1926 年，一项由州劳工部门的研究发现，在三州地区的堪萨斯区 5 000 座房子中的 3 500 座是"不宜居住的"。

1915 年,在俄克拉何马的皮尔彻(Pilcher),经营者开始经营铅锌矿。他们在从夸帕印度安人专用地租借来的土地上为他们的工人建造便宜的房子。因为矿工不能拥有土地或者房子,他们很少努力去改善他们的两室或者三室住宅。许多房子都没有连接到小城镇仅有的几个下水道系统。饮用水常常在敞开的箱子里拖运,然后储存在房屋边上的桶里。通过美国矿务局、三州协会和美国退伍军人协会皮尔彻分会(Pilcher post of the American Legion)的共同努力,1924 年建成了一家合作性的健康诊所。应一些公司的要求,诊所针对硅沉着病进行了研究,并很快提出了每年对工人体检和扩大诊所业务的建议。1928 年,该诊所检查了超过 9 000 人,包括一些妇女和儿童,发现有超过 21% 的男人得了不同阶段的硅沉着病,3.41% 的人得了硅沉着病合并早期结核病,1.34% 的人患有结核病。在大萧条时,随着后来对铅锌需求的减少,诊所工人警告那些在硅沉着病初期的病人去别处找工作,而地下矿井不再雇用硅沉着病二期病人。

1932 年,衰退的经济状况迫使切罗基县诊所关闭了,随着大萧条的展开,情况持续恶化。1939 年,纽约市的国家人权委员会(National Committee for People's Rights)派出了一名调查员米尔德里德·奥利弗(Mildred Oliver)和一名摄影师谢尔顿·迪克(Sheldon Dick)去三州地区搜集信息。他们调研了俄克拉何马州的 8 个镇,密苏里州的 2 个镇以及堪萨斯州的特瑞斯(Treece)、加莱纳(Galena)和艾姆派尔(Empire)。他们的报告配上了很多照片,包括大堆大堆的矿山废石、摇摇欲坠的工人宿舍、房间的内景,通常有一名生病的矿工躺在床上。在报道发表之后,全国的新闻报纸开始给三州地区贴上了"健康威胁""平原上的瘟疫区"以及"废墟"的标签。深入的研究显示,孩子们受到空气中高浓度灰尘的影响,也受到长期住在简陋房屋里的影响,和感染了结核病或硅沉着病的地下矿工十分相似。1936 年对超过 1 000 名教师和学生进行的结核病检测显示,36.34% 为阳性。这是堪萨斯州和国家政府让其居民极度失望的一个地区。

这大部分发生在塞缪尔·克拉宾离开堪萨斯州之后。在堪萨斯抗击结核病的时候,他没有忽略其纯净食品和饮品的运行。和国家层面的哈维·威利(Harvey Wiley)一样,他很快发现,广告商和出版商在他们的产品上使用了误导性或欺骗性的广告。克拉宾在缅因州对美国乳制品、食品和药品协会官员进行的一场演讲中严厉谴责了这些行径。他指出,国家和州的食品和药品法"已经无法提供而且将继续无法提供对消费者最充分的保护"，直到通过虚假广告法补充现有法令为止。他确实从部分出版商看出了"快速觉醒的道德感"，因为许多出版商都开始审查他们收费印刷的广告。他强调了两类损害公共卫生的广告：第一类是"让购买者多花钱的欺骗性陈述或者装置"的广告，第二类是声称可治愈"癌症、布赖特氏病、结核病以及其他恶性并且常常无法治愈的疾病"的广告。他在后一类中也加进了"所谓丧失男子气概的疾病"。在对误导标签采取法律行动之前，这些问题会持续不衰。

克拉宾对于 1915 年横扫堪萨斯州的"制氧机"骗局特别愤怒。伪造者以 25～35 美元的价格销售这些奇妙的装置，保证它们会给购买者带来健康。它有两组导线从圆柱形管子的每一端引出。使用者要将圆柱体放在打开的窗台上，将脚镯固定在脚踝周围，抓住扶手，坐在窗前等待。氧气将"撞击"到管子上，"绕着管子转"并"产生巨大的有益健康的氧气波"，氧气波"将穿过电线……并穿过处于巨大氧气健康波中的身体"。西红柿罐头两端合拢"效果也不错"，持怀疑态度的医生哼了一声，"至少不会更糟"。他补充道："我认为坐在一扇敞开的窗前是有益健康的。"

威奇托的 H. Samuels Co.（H. 塞缪尔斯·Co.）教授在此时卖出了一款特别成功的产品。这个"被认定为百万富翁"的男人兜售一种滴入眼睛的无色液体，他保证说，这种液体会"通过神经"到达身体的每一个部分，会治愈"几乎每一种疾病"。从 1913 年 7 月 1 日到 12 月 31 日，他的销售总额达到 9 775 美元，但是在第二年初，他和他的产品却被禁止使用美国邮政服务，因为发现他的溶液是威奇托普通水龙头里的水加上盐和糖制成的。

在结核病运动的鼎盛时期，塞缪尔·克拉宾也达到了他最受欢迎的顶点，同时在医药界获得了令人羡慕的声望。当 1913 年伊利诺伊州的州长发函给堪萨斯州的州长要求"借用"克拉宾几个月时间来建立"像堪萨斯州一样的纯净食物管理部门"时，有些支持者十分高兴，但还有许多支持者非常担心。伊利诺伊州的专家认为克拉宾是国家领导公共卫生运动的权威，有许多人希望他能在国家层面上取代哈维·威利。即使现在民主党控制的议会刚刚完成了对这位秘书的党派调查，以便将克拉宾撤职，州长乔治·霍奇斯还是拒绝了这一要求。美国医学会指派了一位普洛维登斯（Providence）的医生来调查州卫生委员会的运作。

"我在堪萨斯州做了短暂逗留,"这位调查员写道,"去学习,不是去调查。克拉宾医生的工作在东部太有名,不能去要求什么,只能效仿。"当克拉宾当选卫生委员会秘书开始第二届四年任期时,《波士顿晚报》(*Boston Evening Transcript*)发表社论祝贺了这一事件。

> 当一个人不仅履行一个重要岗位的日常职责,还为公众利益对旧制度和惯例进行彻底改革,国家希望能了解他……他有着敏锐的专业眼光寻找导致疾病的原因,他能根据他的发现迅速采取行动……如果得到合理的引导和警示,相信堪萨斯州的人民会乐于采取必要的简单措施来防止伤寒、疟疾以及其他细菌疾病。他说服了州立印刷委员会一个月印刷500份卫生简报。该简报包含了切实预防本州易发的所有传染性和危险性疾病的建议,并讨论了纯净食品法律和该部门的条例。该简报达到了每月5 000份的发行量,具有极大的指导价值。

助理医务总监 J. W. 克尔(J. W. Kerr)1914年在堪萨斯州对克拉宾的工作做了一个调研,并报告说这是"极少数在卫生工作领域真正积极行动的州之一"。

克拉宾和州卫生委员会,与美国公共卫生署一起,于1915年在他的指导下对威尔逊县做了一个饮水、污水和卫生情况的调研,耗费4 500美元。之所以选择威尔逊来进行此次研究,一是因为这是一个一般的县,二是因为在最近几个月这里出现了大量卫生环境较差导致的伤寒症病例。这项工作的风头被弗雷多尼亚(Fredonia)的一个大型卫生日盖过了,就像一家报纸称这个卫生日为"公共卫生工作里的一个新噱头"。《州府托皮卡日报》解释道,它是"一个回家周、马戏团日、农民周、野外文化讲习会的组合"。它成为一个只有塞缪尔·克拉宾才能创造的噱头。这里的学校也放假了,周围数英里以外的人们也来到这里观看这一盛会。州长、州里的两位美国参议员、许多国会议员、负责美国公共卫生署农村卫生工作的 L. L. 叙瑟奇农(L. L. Surgeon)医生以及无数公共卫生官员,鼓掌欢迎排了1英里长的铜管乐队和26辆花车。一辆花车由一名游行大礼官、骑警和州民兵连的一个排引导,载着15名漂亮姑娘,拿着写有"更好的厨师、更好的食物、更好的健康"的旗子。另一辆花车展示的是一只体型巨大的苍蝇，身上骑着一具骷髅，脚边躺着几十个代表婴儿的玩偶。后面跟着一辆殡仪馆的灵车，然后是一辆带着适合农村使用的化粪池的花车。在另一辆贴着"不干净的水井。你的怎么样？"标签的花车上，一个男孩在打水。穿着黑色长袍的男孩们脖子里系着绳子，上面写着"伤寒，大刽子手"。商人们为清洁的面包师和清洁的杂货铺等提供花车。当克拉宾医生呼吁任命一名全职的卫生官员时，万余人为他欢呼，而深受欢迎的州长亚瑟·卡珀发表了改善公共卫生条件的讲话。这位州长欢欣鼓舞地说道："我们有理由为堪萨斯州在抗击可预防疾病的斗争中所取得的地位而骄傲。"

本州卫生委员会的秘书不仅仅是一个国家重要的人物，享有国际声望，还有他所坚持的许多改革，很多由他推进的守护公共卫生的预防措施——在一段时间的反对和偶尔的嘲笑之后——已经被全国所有比较进步的州采用了。堪萨斯州引领了几项至关重要的卫生运动。

堪萨斯州走在了前面，因为克拉宾强调教育公众，他那天在弗雷多尼亚就是这样做的。

塞缪尔·克拉宾对自己的简报非常自豪，这是理所应当的。1911年的某天，当他收到来自麻省理工学院威廉·T.塞奇威克（William T. Sedgwick）教授的关于他简报的"最鼓舞人心的信件"时，他十分高兴。这位著名的教授告诉他，在最近的一份简报中，他"发现……有一段声明，里面说的都是常识，而且蕴含了非同寻常的见解，因此我感到不得不给你至少写一句话，告诉你这段声明对我来说感觉有多好"。这些文字涉及一份食品报告，是关于他的检查员在一个铁路工地发现的样本的报告。这位麻省理工学院的教授指出，在美国，与公众意见相反的是，"二级食品"并不是"有害健康的……，人们有可能会生活得舒适、便宜甚至幸福"。然而，美国人不情愿吃"打碎的米粒、豆粒"，（其实）它们"就像这些主食整粒状态一样营养丰富且有益健康"。过了一段时间，克拉宾医生到塞奇威克的办公室，注意到在桌子上有许多他的简报。"噢，你不知道，克拉宾，"塞奇威克对他说，"但我经常在你的简报（原文如此）中找到一些有用的资料，用于我的课程,尤其是你的水和污水报告。"塞奇威克利用马萨诸塞州卫生委员会劳伦斯实验站的设施,率先将细菌学应用于卫生科学,并在麻省理工学院开设了美国最早的卫生与公共卫生课程之一。如前所述,他和希兰·威尔斯(Hiram Wells)完善了开放式慢砂过滤器,以生产安全的水。

然而,克拉宾并非没有他的敌人,这些敌人随时准备向他扑去。威奇托一家报纸的编辑写了一篇社论,"极尽讽刺之能事,并将事件结果归咎于被骂得体无完肤的克拉宾"。除了其他报道之外,这位编辑对克拉宾提出的反对储存拔毛而未开膛禽体的规定表示不满。"为什么?"这位作者喊叫道,北极探险家发现海象被冻在冰里,它们在那里毫无疑问已经有好几百年了,但是看起来就像它们死的那天一样新鲜。另一位编辑回答了这一"狂妄无理"的攻击,要求注意这样的事实:规定是卫生委员制定的,而不是秘书一个人制定的。制定这项规定不是"简单地为某人制造麻烦",而是基于经验和调查得出的结果。这位作者想知道"纯净食品条例是否在塞奇威克县的某个地方被压制"。

因为进步运动,1912年共和党在全国分裂,同时在堪萨斯州共和党也产生了极大的分歧,而这对于少数派的民主党来说是个好消息。因此,民主党在那次选举中控制了州长办公室,并在州历史上第一次控制了州议会。一些胜利者认为他们的法庭审判日已经到来,而这名知名的共和党医生将成为他们的牺牲品。由新的政治领导层、持续批评卫生委员会的批评家以及食品和药品掺假者形成的一个联合体,突然袭击了这位小个子医生克拉宾,这个联合体得到了卫生部门的约翰·克兰汉斯的帮助并由来自章克申城的民主党人迈克·弗雷(Mike Frey)领导,章克申城的食品保鲜公司已经被卫生委员会贴上了"污秽"的标签。堪萨斯州瓶装商协会在萨利纳召开会议,选举了一个代表团前往托皮卡"去帮助正在开始的战斗",以便解雇克拉宾。他们强调说:"他们瓶装商协会的人声称他有太多的权力,并且实施了太多'愚蠢的'规定。"托皮卡的W. H. 黑兹尔顿(W. H. Hazelton)当选为他们的秘书,来草拟反对克拉宾的决议。

恩波里亚的威廉·艾伦·怀特发表了社论,写道:"克拉宾老医生将因多项愚蠢的指控而接受调查,而他对此却开怀大笑。"他继续写道:"不过,调查他的提案是污蔑性的,只有傻瓜才会去做。"批评家们希望找到足够多的错误,以便重组卫生委员会,并在卫生委员会里安插"明智的"商人,这些商人理解并同情批发食品与药品公司的问题。于是，他们提出了很多法案，来相应地改变卫生委员会。最主要的法案规定卫生委员会包含 7 名医生和 3 名商人，现任秘书克拉宾不能成为委员会的成员，所有这些都是为了能让克拉宾离职。幸运的是，3 名国会议员，同时也是医师，"明确地向议会成员阐述了提议立法的意义"，"议会的绝大多数人立即否决了提议的重组方案"。然而，卫生委员会的对手"有如此强势地位"，以至于众议院筹款委员会"削减"了卫生委员会下一个两年期的预算。

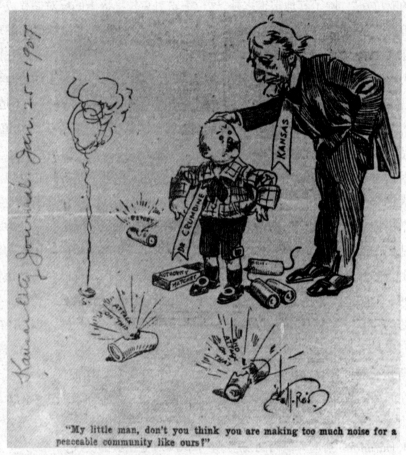

"My little man, don't you think you are making too much noise for a peaceable community like ours!"

克拉宾的卡通形象（堪萨斯大学医学中心克伦德宁医学史图书馆提供）

当这次排挤克拉宾医生的努力失败时，来自吉里县的州代表弗雷在议会提出了一项决议，要求成立一个调查委员会，并于 1913 年 2 月 27 日对该调查委员会进行了命名。弗雷是一个旅行推销员,供职于托皮卡一家药厂,在堪萨斯法律颁布之后,这家药厂给食品药品部门增添了"大量的麻烦"。同时,弗雷的哥哥经营了一家餐馆,克拉宾的一位代理人在反复警告他要求整改店铺"脏乱的环境"后逮捕了他。该决议要求调查委员会审查一系列问题,包括浪费金钱购买无用的物品、借调查之名去东海岸公费旅游以及声称克拉宾拿的工资比应得的多,因为他在当时也担任州医学院的院长。新闻界、神职人员、医药界、市民乃至"数量惊人的杂货商和药剂师"迅速对这位广受欢迎的医生提供了支持。《商人日报》(The Merchants Journal)发表社论写道,有充足的证据能证明这位医生是个"优秀的管理人员"。威廉·艾伦·怀特回应道:"这是最坏的政治。不管一个人对公共服务的效率和热情有多高,他必须预料到会有想要吸引哪怕一点点注意力的傻瓜政客的攻击。为了堪萨斯州的良好声望,克拉宾做的比州内成长起来的所有小政客做的都多。"在克拉宾医生出现在调查委员会的前一天晚上,一位报纸编辑写道:

> 调查克拉宾
> (向基普林的《丹尼·迪弗》道歉)
> "绿头苍蝇为什么嗡嗡叫,"游行队伍中的人说。
> "他们想把克拉宾排除在外,"掌旗军士说。
> "是什么让他们看起来膨胀和幸灾乐祸,"游行队伍中的人说。
> "他们认为他们得到了'妙龄的'山羊,"掌旗军士说。
> 他们正在调查克拉宾,你能听到丧礼进行曲正在演奏;
> 州议会的调查委员会,今天在调查,
> 他们想要摘下他的眼镜并抠下他的眼睛,
> 他们上午正在调查克拉宾!
> "是什么让啤酒罐喘不过气来,"游行队伍中的人说。
> "他正在接近医生老伙伴,"掌旗军士说。
> "是什么让那个瘾君子倒下的,"游行队伍中的人说。
> "他的快乐消失在他眩晕的脑袋里,"掌旗军士说。
> 他们正在调查克拉宾,把他翻出来

他们必定知道他的丑行，知道他在干什么；

我希望他们听到人们的呼喊时，能明白过来。

他们上午正在调查克拉宾！

"是什么让那只旧锡勺罢工的？"游行队伍中的人说。

"今天它又开始工作了，"掌旗军士说。

"是什么让牡蛎贩子叹息的？"游行队伍中的人说。

"牡蛎生意一直清淡，"掌旗军士说。

他们在调查克拉宾，因为他们觉得义不容辞，

他们想把他的作品拆开，看轮子转动，

送葬者被邀请，棺材就在地上

他们上午正在调查克拉宾！

"我总是听说他是正直的，"游行队伍中的人说。

"他不会让他们重量不足的，"掌旗军士说。

"他不想让我吐痰，"游行队伍中的人说。

"现在他会受够的，"掌旗军士说。

"正在调查克拉宾的人，你得把他送到他该去的地方。

他们熟悉罐装，他们想'罐装'他的脸

让我们希望他们不会什么都不做"，

那样会给这个州带来耻辱，

他们上午正在调查克拉宾！

一个西部人

克拉宾逐一反驳对他的指控。他去缅因州波特兰的公费旅游，是事先得到批准的，在那里他已经当选美国食品、药品和乳制品官员协会的主席。弗雷指控说，他购买了一大堆无用的材料乱扔在他的办公室，价值达到了3 000美元，比如锡制吐痰杯、餐巾纸，废物袋虽然可以有，但是它们要按照法律要求，装满准备邮寄给结核病患者的预防药品。对医生领取两次报酬的指控消失了。他作为医学院主任每年领取4 000美元，但这期间，他拒绝了担任卫生委员会秘书的工资2 500美元，这一部分从未领取过。在听取了很多与上述类似的证词之后，调查

委员会的成员们终于开始对他大发牢骚。"克拉宾医生，"首席检察官咆哮道，"从你办公室拿到的这个账单，我们发现有一项是录音机。先生您能解释一下吗，你怎么能用国家的钱来为你家购买一台录音机？"这个小个子男人，面无表情，平静地回答，解释了录音机的功能，以及他如何通过购买录音机为该州节省了雇用另外一个速记员每年 900 美元的支出。来自马里昂县的国会议员泰勒·里德尔（Taylor Riddle）不知羞耻地重新开始攻击。"克拉宾医生，我们调查委员会的人和议会的所有其他绅士们，必须用传统直背剃须刀刮胡子，或者自己花钱找理发师。先生你能解释，为什么你用州里的 50 美元买了个剃须刀？"证人绷直着脸丝毫不惊讶地答道，剃具是一个用来刮昂贵录音带的工具，这样可以使录音带重复使用。检察官轻轻发出了一声"噢"，这样就结束了对克拉宾不诚实和不称职的调查。

来自吉里（Geary）县的国会议员弗雷和里德尔提交了一份少数派报告，拒绝像多数派那样宣布克拉宾无罪。参众两院几乎全体一致地投票通过了多数派的报告，尽管此份报告同意医学院的主任也应该担任卫生委员会秘书，但是该官员的总工资不应超过每年 4 000 美元，而这正是现在的情况。另外，民主党派采取了支持共和党派的立场，调查闹剧应该结束了。威廉·艾伦·怀特愉快地写道，其他所有意在削弱那届卫生委员会的议案都"被否决了"，"坚强的行政官员嘲笑了关于他离职的谣言"。事实上，两年后克拉宾竞选秘书时无人反对，他再次当选，开始了又一个 4 年任期。就像一位杂志编辑指出的，早在几年前，当克拉宾因为他显著的政府工作能力被极力吹捧的那几年，他是成功的，因为"他管理自己办公室的事务，不受任何政治影响，也不受纯净食品奇想的干涉。如果把国家的最高职位给他，他的作用范围是否会扩大，这是值得怀疑的。"议会会议后，卫生委员会接受了食品检查员约翰·克兰汉斯的辞职信，指出在支持卫生委员会秘书的调查中，这种行为不应该"被解释为在最低程度原谅或者宽恕影响到委员会的荣誉和效率的不公正、讨厌的和奸诈的行为"。

第四章　改善儿童健康

　　堪萨斯人发现，在边境地区，在普通的婴儿和儿童的苦难中幸存下来是十分困难的。19世纪晚期，官方保存的记录不完整，但是现存记录表明，在1875年，大约50%的葬礼都是婴儿及儿童的；在1890年的莱文沃斯，233场葬礼中的134场都是为婴儿以及5岁以下儿童办的。两年前的一篇报道指出该市有8名儿童死于"出牙"，这也显示了该时期的医疗报告不够翔实。传染性疾病持续成为这些死亡的最大原因。猩红热(广泛传播的链球菌感染)、天花和霍乱等流行疾病尤其令人恐惧。甚至连麻疹也会造成重大损失，因为人们发现当时接种疫苗预防这些疾病很随意，尤其是在偏远地区。

　　部分死亡率是由医生造成的，因为他们倾向于用治疗成年人的相同方式来治疗患病儿童。1880年，美国医学会建立了一个"儿童疾病部门"，之后不久儿科专业就发展起来了，"但是整个19世纪，大多数的儿童医疗都发生在家里"。现代医生使用相对较新的听诊器，但是在边境的大多数医生，在仪器配备、知识和治疗方法上均不足。在父母最终带着孩子去看医生时，医生用的某些催吐剂和泻药，尤其是放血疗法，对虚弱、腹泻、脱水的病童来说是绝对有害的。天花疫苗接种数十年来已经十分普遍，白喉抗毒素也投入使用，1915年之后在堪萨斯州伤寒热疫苗也投入使用。克拉宾为了更安全的水和更好的污水系统而开展的运动显著降低了因这些疾病造成的死亡数，他为了更健康的生活而开展的教育运动也是如此。极度匮乏的卫生知识使许多前卫的母亲让其孩子暴露于传染性疾病，做尿布的设施不足和材料缺乏经常导致她们把脏尿布弄干，然后刮干净并晾干。然而，情况慢慢得到了改善。就像一位权威人士所说，任何"高度重视儿童生活的社区都不会长期忽视婴儿死亡率及其原因"。状况不断得到了改善,预期寿命增加了。随着城市地区建立污水处理厂和自来水厂并发展公共服务,人们的健康状况得到了改善。20世纪初,"公共卫生措施、更好的营养、改善的个人卫生状况和增强的医疗知识"使克拉宾和州卫生委员会推动了更好的婴儿和儿童护理。

在进步运动期间,对婴幼儿保健的关注显著增加。保护他们的工作首先集中在这样的观念上:他们不应该被他们的父母或雇主剥削,他们不应该遭受残忍对待。逐渐地,这一观念以指数级方式扩散开来,直到其包括生命权本身。进步人士最终将降低婴儿死亡率视为"与禁止童工一样,是实现先进文明水平的基本必要条件"。然而,批评者指责,美国政策相当狭隘地关注于重视医疗教育和技术来降低婴儿死亡率,而不是重视一个更全面的产妇支持系统。由于不能平等获得健康护理,穷人风险更高,因此这种方法也受到批评。

从1880年开始,消化和营养失调导致的死亡率较高,所以工作重心从关注婴儿环境转变为关注婴儿喂养方式。之后,在19、20世纪之交,改革者开始集中关注母亲身份问题以及母亲生育和养育健康婴儿的能力问题。就是在这个时刻,塞缪尔·克拉宾和他的卫生委员会开始对儿童健康改革越来越感兴趣。这些问题引起了全国范围、堪萨斯州境内和克拉宾的注意,因为他正在努力改善婴儿的条件,尤其是贫穷地区和乡村的婴儿,他们的困境是其死亡率是目前为止儿童死亡率中最高的。就是在这个领域,克拉宾凭借其名声吸引了全国的关注,使他促进更好公共卫生的职业生涯进入了最后一个伟大的阶段。

卫生委员会已经授权克拉宾定期购买和分发抗毒素,用于治疗贫困婴儿,但是在1916年,他在6月份之前就耗完他为了这一目而得到的拨款,而且白喉流行病正在堪萨斯州东南部蔓延。他去见了州长亚瑟·卡珀,要求从他的紧急资金中提取250美元。州长对他说,对不起,这笔资金已经用完了。当他从州长办公室出来的时候,《堪萨斯市明星报》(Kansas City Star)的一位记者遇到了他。他从克拉宾医生的脸上看出发生了一些事情,就向他询问。当天晚上,一则新闻传遍了全州:"当堪萨斯州东南部白喉肆虐时,州卫生委员会无法提供抗毒素。"报纸开始发问:"在我州等待下一笔经费的时候,是否允许贫困的孩子们死亡?"当威廉·艾伦·怀特看到这次危机的报道时,他请求10个好朋友每人寄了25

美元给卫生委员会，而他们也照做了。当克拉宾向州长报告这笔意外之财时，卡珀奇怪地回答说，克拉宾应该退回怀特的钱，他会找到"几百美元帮你渡过难关"。值得注意的是，负面宣传有时能够推动政客们寻找经济问题的解决方案，否则他们宁愿忽视这些问题。

还有一些无赖，他们利用白喉的恐怖特点来赚取经济利益。《州府托皮卡日报》提醒道，克拉宾"有一把刀子，专门针对那些声称有治疗白喉药品的所有专利药品售卖者"。除了其他措施之外，他提醒堪萨斯的批发药商注意这些骗子，因为"没有绝对有效的治疗药品，做这种广告的任何人都是骗子并且违反了食品和药品法"。他指出，卫生部门收到了"许多信件"，这些信件来自尝试了这些"药品"的父母，他们后来去找医生打抗毒素，却发现已经太晚了因而无法挽救他们的孩子。

克拉宾也遇到了来自他同行中一些人的怀疑。反接种疫苗运动当时在公众中有许多拥护者，在医药界也有少数拥护者。他们认为，强制接种违反了个人自由，文明应该遵循自然界的清洁法则。他们争论道，公共卫生学家应该消除产生疾病的污秽条件，比如应该清洁被污染的水系统。

州长乔治·霍奇斯写信给克拉宾，提到托皮卡的一个孩子死于白喉，他对主治医生的态度感到十分困扰。这位医生声称她不相信使用抗毒素能够治愈该疾病，因为"它同样糟糕，它杀死的人和治愈的人一样多"。州长要求克拉宾调查这个病例，然后"采取看起来必要的行动，以保护公众健康"。

克拉宾选派了当时的州流行病学家约翰·西比医生来进行调查，他详细询问了 M. A. 斯威夫特（M. A. Swift）医生。斯威夫特医生是一个顺势医疗论者，拥有艾奥瓦州立大学的学位，从 1882 年就开始行医。她诊断小姑娘患有扁桃体炎，并给她进行了相应的治疗。一会儿之后，这个孩子就开始出现"严重窒息"，然后她正确识别出白喉，却拒绝给孩子使用解毒剂。当西比医生就抗毒素注射入健康人体无害这一事实质疑斯威夫特医生时，她回答说，她个人对此没有经验，但是相信它会产生"麻痹作用并影响心脏，导致死亡"。西比医生推断，是"无知"导致了女孩的死亡，而不是斯威夫特医生的疏忽；并补充说，这是"可悲的事实，有太多此类医生，他们知识不足"。

还有医生因为无知造成了很多伤害。伍德森（Woodson）县的一位医生在天花暴发的时候试图帮助他的病人,但是意外给一个社区接种了一种活病毒而不是毒性较小的疫苗,随后导致了"一场非常严重的流行病"。

尽管有来自反疫苗接种者和落伍医生的反对意见,克拉宾和其卫生委员会还是决定对整个沃邦西(Waubunsee)县的在校儿童做免疫实验。他召开了会议,进行了必要的公众教育,然后在堪萨斯州完成了首个全县范围内的免疫计划。第二年记录了沃邦西县最后一例白喉病死亡病例。这里的成功促使在其他州县实施了相似的计划。

克拉宾医生写道,时间飞速靠近"每个白喉病例都将是对父母智商控诉的时代",因为他们得知了预防该疾病的行动过程,如果他们没有利用,那就是他们的错。随后他补充道:"不用多少年,每个死于白喉的病例都会提交给验尸官的审查委员会进行调查,以确定指控"。同时,他宣布了州和省卫生官员协会的计划,尝试在 1916 年的秋季学期开学时,对美国和加拿大的所有学龄前儿童和在校儿童进行免疫接种,他是 1913 年 6 月当选为州和省卫生官员协会主席的。

通过克拉宾的不懈努力,州议会通过记录他们的生活方式最终帮助到了学生。1911 年的《生命统计数据法》要求堪萨斯州所有的出生和死亡数都要由当地县卫生官员报告。克拉宾告诉公众,死亡通知将有助于确定疾病中心地区的位置,公众也很配合。堪萨斯州被添加到了联邦死亡登记区,表明死亡记录是十分重要的,如果这些记录都被需要的话,那就证明了克拉宾的要求的合理性。对于出生登记来说,州登记员威廉·J. V. 迪肯(William J. V. Deacon)指出堪萨斯人为登记他们的动物要支付 25 美分到 5 美元的费用,然而他们为什么不愿意花 25 美分来登记他们儿子或女儿呢?"谁知道可能会发生什么意外事件呢?"他问道,这会"使得她证明她自己是你的孩子这件事变得尤其困难。"例如,继承她父母的遗产可能会是个难题,而登记可以解决这个难题。每人都需要有他们的出生、婚姻和死亡的官方记录,现在这将在堪萨斯州实现。

与要求官方统计数据的工作一致,克拉宾决定研究农村死亡率。婴儿死亡率的改革一开始是作为城市地区的问题开始的,但是他所在的州主要是农村,这个问题是他非常关心的。在他的支持下,美国劳工部派遣伊丽莎白·摩尔(Elizabeth Moore)和弗朗西斯·瓦伦丁(Frances Valentine)来到堪萨斯州获取"美国政府有史以来首次统计的农村死亡率数据"。在克拉宾医生的推荐下,他们选择福特县开始他们的研究。他们计划在县里逐户调查从 1914 年 10 月 1 日以来出生的婴儿。这些专家知道不同地区比率不同，他们以前研究了 9 个城市，想要弄清楚农村人口与相应年龄段城市人口的对比情况。

在这个时代，儿童健康改革开始引起各地专家的关注。在世纪之交之后，S. 约瑟芬·贝克（S. Josephine Baker）医生成为纽约市针对婴儿高死亡率的公共卫生运动的幕后推手。到 1908 年，她成功说服了该市卫生委员会组建一个以她为首的儿童卫生处。她设计了一个针对母亲教育的计划，开发了"几种拯救婴儿的方法，这些方法被全国的卫生部门效仿"。除其他技术外，她还聘请训练有素的护士去探访妈妈们，检查他们的婴儿，指导她们合理地看护婴儿。婴儿死亡率长久以来困扰着克拉宾，他决定尽力为堪萨斯州设立一个类似的部门。首先，他需要动员他的力量。

他确信，堪萨斯州的妈妈们开始意识到贝克医生在降低纽约市婴儿死亡率中所做的伟大工作。当忧心忡忡的家长们在托皮卡成立母亲和家长教师协会堪萨斯分会时，一个儿童发展委员会在其支持下成立了。然后，这个团体决定向下一届议会请愿在州卫生部门之下设立一个类似的儿童卫生处。之后不久，借助于克拉宾的宣传，一个叫州优秀公民联盟的团体在恩波里亚举行会议，并决定加入这项运动，就像当年堪萨斯州一个十分强大的改革组织——州妇女俱乐部联合会在威奇托开会时所做的那样。

克拉宾继续起草必要的立法，议会在其 1915 年的会议上通过了这一法案。该法案指导卫生委员会创建一个儿童卫生处，儿童卫生处的职责"应该包括发布婴儿护理和儿童卫生方面的教育文献资料，研究导致婴儿死亡的原因，以及采取预防措施以预防和抑制婴幼儿期的疾病"。

众议院委员会全体委员一致建议通过该法案。米德的 H. 卢埃林·乔恩（H. Lewellen Jone）是唯一的抗议者，当时他试图将这个新的部门置于卫生委员会而不是卫生委员会秘书控制之下。《州府托皮卡日报》报道说："长期反对克拉宾的斗争，又出现了一小阵子，但是一无所获。"下议院议长、托皮卡的罗伯特·斯通（Robert Stone）向议会议员们保证："这一新的部门将会从这次议会取得充足的拨款，让克拉宾医生能够执行该法案的规定。所需的几千美元与挽救堪萨斯州每年死于可预防疾病的婴儿的生命相比不值一提。"目前来说，每人都表现得对母亲和婴儿很支持。这是继纽约之后全国第二个儿童卫生处。

克拉宾通常的公共关系教育工作不仅在儿童卫生运动之前就已展开,而且一直伴随着这一运动展开。当国际卫生和人口统计学大会召开时,他公布了他们关于婴儿卫生的公告。这次会议强调了婴儿死亡统计数据的重要性,指出瑞典和挪威是世界上婴儿死亡率最低的,因为他们的妈妈是世界上使用母乳喂养比例最高的。一些发言者强调现在美国婴儿死亡率的一半是可预防的,波士顿的威廉·H. 戴维斯(William H. Davis)医生读了一篇论文,其结论是如果都不用奶瓶喂奶,婴儿的死亡会降低60%。其他人还敦促让婴儿远离狗、猫等家养宠物,因为"这些动物的皮毛会聚集病菌,就像扫帚聚集灰尘一样"。

《克拉宾医生说,苍蝇会害死婴儿——减少堪萨斯州的大量死亡》,宣告克拉宾医生在1915年夏季的运动的报道标题这样写道。报道称,去年有3 601名两岁以下婴儿因各种原因而死亡,占该州死亡人数的20%。

克拉宾医生说,太多的婴儿因堪萨斯州而死。几乎所有这些消化疾病导致的死亡都能且应该被阻止,因此卫生委员会打算在这个夏天为婴儿开展一场运动。在炎热的天气里,孩子们通常不得不穿着太多和太热的衣服。有时候,母亲们对待食物没有像她们应该做到的那样细心,她们让苍蝇掉进了婴儿的牛奶里。苍蝇导致的婴儿死亡比任何其他原因都多。它们在食物中扩散毒素和疾病。让婴儿穿着法律允许范围内尽可能少的衣服,并设法使婴儿得到能提供的最纯净、最甜蜜、受最仔细保护的食物,不用担心水质。

夏季腹泻是当时婴儿死亡的最主要原因,尤其在城市地区。报道称,卫生委员会正在准备一期其简报的特刊,给医生提供关于婴儿着装和喂养的指导,并指出,一本喂养和照料婴儿的小册子已经发送给"堪萨斯州的每一个妈妈",但是医生们也需要关于这一重要卫生问题的指导。

德国人马克斯·冯·佩滕科费尔(Max von Pettenkofer)是计算卫生改革的成本与其节约的成本之间关系的第一人,他的观念很容易被克拉宾和他的全体工作人员所采用。"当一场葬礼的平均费用为60美元,而拯救一个婴儿的生命需要 15 美元时，救救这些婴儿吧"，这是 1916 年克拉宾设计的说法，这个形象的口号被堪萨斯俱乐部的妇女采用了，她们在努力劝说州议会每年为儿童卫生拨款 15 000 美元。有了这笔钱，克拉宾医生认为每年可拯救 1 000 名堪萨斯婴儿。他说，"直接从商业层面来看这个问题，1 000 名婴儿会让 1 000 个家庭快乐，15 000 美元的支出实际上净省了 5 000 美元"，因为死亡婴儿的葬礼成本不需要了。俱乐部妇女们热心地支持他使用经费的计划，每周而不是每月收集生命统计数据，并且派出一个护士队伍到堪萨斯的家庭去帮助妈妈们和她们的孩子。有了像这样令人震惊的统计数据和对他观念的支持，克拉宾医生劝告议会，儿童卫生处会是该州一项很好的投资。

这篇报道之后，州府最主要的报纸上登出了一篇长篇的新闻报道，标题为《照料婴儿的常识建议》。这篇报道强调了至少 6 个月大之前母乳喂养对婴儿健康的重要性。建议时间安排要有规律，使用干净的奶嘴以及每次喂食最多 20 分钟，同时妈妈需要有适当的休息和饮食，包括比平时少吃肉、喝更多的牛奶以及避免食用变质的水果。假设妈妈不必像许多贫困家庭的妈妈那样，必须工作来帮助养家，那么所有这些都是很好的建议。

为了得到更多的宣传，在 1914 年于托皮卡举行的州自由博览会上，克拉宾和卫生部门主办了一场"更好婴儿"竞赛。这是一场很受欢迎的全国性比赛，但对于现代人来说，这一噱头似乎很像就同一项机能对牲畜进行评判一样。另外，这是一个"母性崇拜"的时代，当时中产阶级的妇女"成群结队地带孩子去上早教课，组织婴儿健康展，以及购买霍尔特的《儿童护理与喂养》一书，这是一本销量很大的畅销书"。她们希望学习怎样能成为最好的妈妈。杂志《妇女家庭良友》（*Woman's Home Companion*）主办了"最佳婴儿"展，全国妇女俱乐部联合会成功举办了"全国婴儿周"。

克拉宾的团队支起了一个大帐篷作为中心，毕业的护士和专治牙科、眼科、耳科、鼻科和喉咙科疾病的执业医生都在现场帮助妈妈们来评判登记参加竞赛的 460 名婴儿。被宣传为"博览会上最吸引人的名片之一"的发言者包括克拉宾、J. J. 西比和堪萨斯大学医学中心儿童医院的院长 J. E. 亨特（J. E. Hunt）。来自托皮卡的一名护士路易斯·布伦斯（Louise Bullens），为妈妈们举办了一个圆桌会议，指导她们适当地照料婴儿。每名婴儿在比赛之前都接受了彻底的检查，以防传染性疾病的扩散。当然,妈妈们确信她们的孩子是完美的,但是有些妈妈对检查结果十分震惊。裁判们为评判进行了预演,一些妈妈要求在这次初步筛查中检查她们的孩子,来证明她们的孩子评分多少。当医生发现一个孩子"扁桃体肥大"时,孩子妈妈"惊呆"了,因为她"怎么也没有想到她的孩子并不完全健康"。

新的儿童卫生处在塞缪尔·克拉宾监督下于 1915 年 7 月 1 日正式启动,他选择来自纽约市的莉迪娅·艾伦·德维尔比斯(Lydia Allen DeVilbiss)医生来管理该处。她为全国销量巨大的杂志指导"更好婴儿"竞赛已有几年时间,被认为是全国在儿童卫生方面"最著名的和最有能力的权威之一"。目前,德维尔比斯负责纽约卫生委员会的教育和儿童卫生处,但克拉宾说服她搬到堪萨斯,并利用她的经验为他建立新的儿童卫生处。"该州俱乐部的妇女和劳工组织的联合恳求"说服了她削减工资,接受堪萨斯州的挑战。在宣布德维尔比斯接受这项工作时,克拉宾说:"大多数两岁以前死亡的婴儿,只能责怪母亲的粗心大意。"他说,德维尔比斯医生"来到堪萨斯进行教育活动,以拯救这些孩子们的生命""她的工作是确保每个婴儿都有机会。"尽管一再保证有足够的资金,但议会还是削减了克拉宾为该处提出的每年 15 000 美元的请求而降为 5 000 美元。只要有一个婴儿在堪萨斯州出生,卫生部门就会收到一份报告,德维尔比斯医生宣布,她"将确保每个婴儿都有机会"活下来,措施是让接受过儿童卫生培训的医生和护士到家里提供帮助。

1915 年 7 月 2 日,当德维尔比斯抵达堪萨斯时,报道称她对儿童卫生处"充满热情",日程安排"如此之长",她要尽可能对未来多些规划。她已经"与克拉宾医生一起调查了一些情况,发现了堪萨斯州在儿童福利方面已经拥有的东西"。这位专家"在得知最近建立的小额债务法庭时既惊喜又惊讶",这是进步运动的其中一个产物,她很高兴得知堪萨斯在这个想法上已经领先了。她说:"当这样的法律颁布时,这表明了一种先进的舆论状态。"她承诺将开始定期从该处发布一份简报,并承诺与联邦妇女俱乐部、家长教师组织和现有的儿童福利机构通力合作。

她学得很快,像她的顾问塞缪尔·克拉宾一样,莉迪娅·艾伦·德维尔比斯很快成为规划、执行和教育的能量中心。除了编辑简报,她还发表了许多公开演讲,编写了《堪萨斯州母亲用书》,这本书很受欢迎,已经印刷多次。她督导公立学校的青少年卫生官员的任命,并发出说明表格供教师用于报告其学生的健康状况。

　　一家最主要的报纸报道说,她"似乎懂得宣传的艺术",很像她的导师。然而,并不是所有的编辑都满意她的选择。《艾奇逊环球报》(*Atchison Globe*)很喜欢把她称为"试图教堪萨斯的母亲如何抚养孩子的瘦骨嶙峋的老处女"。相反,《萨利纳日报》(*Salina Journal*)则回应说她实际上"体态丰满",并说"许多堪萨斯编辑正掀起一场可怕的骚动,因为堪萨斯雇用了一名妇女来确保孩子们有更好的机会"。《州府托皮卡日报》报道说:"负责这个新机构的这位女士(作为一名儿童专家)已经合格,因为堪萨斯州震惊的男人们发出的抱怨声并没有干扰到她。"

　　像克拉宾一样,德维尔比斯给母亲们提出了合理的常识性建议,包括告诫她们由于婴儿不知道对错,所以严厉的惩罚在他们的养育中没有用。相反,她提醒说,规律和习惯在婴儿发育中很重要。婴儿生来就没有习惯,"会养成什么样的习惯,是好习惯还是坏习惯,通常取决于母亲或负责照料他们的人"。来自感官的神经冲动传递到大脑,形成一定的路径,并在相同的路径上重复,从而养成习惯。要确保这些冲动是好的,从而养成正确的习惯。婴儿应该有充足的新鲜空气和阳光,还有哭的权利,因为这是他们身体锻炼的一部分。她告诫母亲不要太用力摇晃婴儿,在膝盖上下颠动、摇动床,或不停地让婴儿动来动去。

　　她的"小母亲联盟"非常成功,这是她从纽约市带来的一个想法。S. 约瑟芬·贝克(S. Josephine Baker)在纽约市启动了这个计划,目的是用大女儿(通常自身也还是孩子)照料婴儿来解决移民家庭的问题。她的想法是教她们如何养育她们年幼的弟弟妹妹,在这个过程中,不仅可以改善照料状况,而且她还希望这些女孩在养育孩子方面给母亲留下深刻印象。这一想法后来流行起来了,到1915 年,45 个城市中有近 50 000 名年轻女性参与其中。女孩们登记注册,持有会员卡,毕业时发给证书。她们参加关于正确照料婴儿的会议和讲座,并用玩偶或有时用真的婴儿获得"实习"经验。在这一过程中,女孩们学到了很多关于个人卫生的知识,因此她们将拥有健康的身体,并且未来会成为更好的母亲。

　　德维尔比斯的目标是最终将婴儿死亡率降低 50%。堪萨斯州每年有 5 000

名两岁以下的婴儿死亡。"如果一场飓风将要摧毁像惠灵顿、加利纳、康科迪亚或章克申城这样的城市,"她在第一份简报中说,"整个州都会立刻被唤醒",但是数字是相似的。"其中最大的悲剧,"她补充说,是"这 5 000 个婴儿生下来只是为了不必要的生病和死亡。"如果他们的母亲"知道如何照料他们",他们中的大多数本该幸存。她的目标是教导正确的养育方法并挽救至少一半的婴儿。

由于 1914 年州博览会的婴儿培训班已经被证明非常受欢迎,所以德维尔比斯计划在下年秋天再办一次,但她要吸取上一年的经验教训。当博览会的规划者们担心婴儿培训班会取代克拉宾由于竞争性而举办的婴儿竞赛时,德维尔比斯开发了一个儿童卫生展品,有希望成为"博览会上最伟大的教育展品之一"。《州府托皮卡日报》给培训班加的标题为"密西西比以西第一次举办的此类展览"。托皮卡的公共卫生护理协会的负责人莉莲·戴维斯(Lillian Davis)承诺,"现场有大量的护士"为婴儿检查,同时母亲们可参观博览会上的展览。一个放置"在凉爽地方"的大帐篷,里面配备有儿童床,并且在所有安排完成后,所有带到那里的婴儿都将"得到他们所需要的一切照料"。

更重要的是,德维尔比斯制订了一项计划,根据婴儿的优势和劣势项目来给婴儿评分。随附的证书将包含有关如何纠正所发现缺陷的信息,如扁桃体肥大或牙齿不完美,这些缺陷如果及时补救,将改善他们的健康状况。她的方法是最终在堪萨斯州的每个城镇建立一个组织,该组织会举办一个"婴儿周",在那里婴儿可以在身体上和精神上免费地进行一次彻底的检查,并有一个评分卡。得到 90 分或以上的婴儿将获得甲级证书。获得 B 级证书的婴儿会有为家长列出来的缺陷和补救措施。她的目的是"消除与婴儿竞赛有关的心痛和小嫉妒"。这种婴儿竞赛在前一年举办过,可获得分数和奖品,除了父母和儿童卫生处之外,没有人知道孩子的分数。牙齿记 8 分,眼、耳、鼻、喉各 12 分,智力分高达 20 分,注意力持续时间、应激性和领悟力也计算在内。

州府城市的婴儿在那个秋季托皮卡的"婴儿周"上得到了好的分数。一份报纸的标题为《堪萨斯州婴儿评分肯定远高于平均值》。一些比较著名的公民带着他们的孩子参加检查,除了其他结果之外,这刺破了穷人的孩子比富人更健康、发育得更好的泡沫,而且"有很大的爆裂危险"。有趣的是,由于德维尔比斯医生对体罚的坚定信念,在博览会期间,托皮卡的 C. H. 范·霍恩(C. H. Van

Horn）医生成了市礼堂会议上的一个特别演讲者。他赞成"有限制和有控制的体罚儿童方法"。他支持"谨慎且适当地"使用棍棒来解决许多"家庭青少年问题"。他坚持说："孩子在家里的锻炼对保持健康有很大的作用，就像给孩子灌输正确的道德观念和勤俭节约思想一样。"

德维尔比斯很快又启动了贝克医生在纽约开始的另一个计划，妈妈便携式学校的想法，这是妈妈们可以从一个镇搬到另一个镇的东西。提供婴儿喂养和穿着课程，将取代旧的试错式学习方法。"试错是一种成本太高的方法，"她宣布说，因为在"母亲们还处于摸索阶段"的第一胎婴儿中死亡率更高。母亲们经常去布店购买一块衣料，做婴儿衣服，比如说，"有蓬松褶边、有带状物装饰和有羽毛装饰的"衣服。对此她反而赞同："每个孩子都有权穿上漂亮舒适的衣服。"她强调说：

> 我们已经读到了摩罗神的牺牲。孩子们被扔到他的肚子里，一个火炉，作为他的赎罪物。我们也熟悉孩子们被扔到恒河喂鳄鱼的故事，中国的孩子们被丢在塔里等死的故事，古代斯巴达体弱的儿童被遗弃在户外暴晒致死的故事。在富裕的堪萨斯州，人们文明、有教养，但是一年中有4 000个孩子，也就是平均每天有10个孩子，在祭坛上献祭给贪婪和无知之神。

前一年在芝加哥，哈里·J. 海塞尔登（Harry J. Haiselden）医生因拒绝对有缺陷的新生儿进行手术而成了全国性的头条新闻，并导致了激烈的辩论。当德维尔比斯就这些社会杀婴行为发表意见时，她肯定知道这场关于优生学的激烈辩论。她很快从克拉宾那里学会了控制舆论的宣传方法。

德维尔比斯根据克拉宾的建议行事，建立了一个系统，用于调查孩子的情况及其父母没有经济实力提供必要照料时的医疗需求。她向县卫生官员发送了关于需接受抚养的、残疾或有缺陷儿童的申请表，说服议会让州里为他们提供援助。因此，有一个手指端部严重烧伤并且其中两个手指长到一起的男孩，接受了手术来解决问题。另一个跛脚的男孩，由一名外科医生护理，这名医生帮助他矫直了双腿。其他例子还有，由于治疗不当而失明的婴儿后来又重新恢复了视力。德维尔比斯指出，这些结果"不能用金钱来衡量"。建立此类项目的求助纷至沓来,她远赴其他州,帮助他们建立类似的项目。作为儿童卫生的演讲者,克拉宾也一直很受欢迎。

这涉及一个巨大的邮寄计划,克拉宾正在迅速耗尽卫生部门今年的预算。他向美国公共卫生署的朋友说明了他的难题,作为回应,他们任命他为"合作流行病学家"。这项任命附带了免费邮寄的特权,可以邮寄与这项工作相关的信件。医生们会用他给的盖了免费邮寄章的信封向他报告孩子的健康问题,反过来,儿童卫生处会免费邮寄题为"婴儿照料"的简报给医生报告的妈妈们。他最初收到了 25 000 份简报和信封。有一份报纸以《克拉宾医生现在是斯托克的高级代理》为题对此事进行了报道,并指出这项免费邮寄特权每年为堪萨斯州节省 3 000 美元。实际上,这是让卫生部门将其微薄的资金用于其他有益的目的。

州生命统计登记员 J. W. V. 迪肯重提了无知这一话题,他宣布由于无知或粗心大意,"去年堪萨斯州使用了本不必要使用的 1 300 口小棺材"。1915 年,如果不是"肮脏、贫困和疾病",该州的 2 598 名死亡的婴儿中有一半是可以避免的。他高兴地指出,因不当食物而失去生命的婴儿数量在减少。该州 68 个县和登记城市死亡率有所下降,但 43 个县仍比上年有所增加。

当著名的西奥多·德莱塞(Theodore Dreiser)成为《描画者》(The Delineator)的编辑时,他参加了拯救婴儿和教育母亲的运动。他的出版商雇用护士和医生来检查婴儿和走访他们的家庭。在 1917 年,《描画者》报道了其为获得更好的统计报告和刺激公众对减少婴儿死亡数量的兴趣而发起的运动。在《拯救第七个婴儿》的标题下,从目前的统计数据中得知,每 7 个美国婴儿中有 1 个在其第一个生日之前就去世了,该杂志发表了咨询专栏,并派遣全国各地的护士到人口为 10 000～40 000 人的社区,与当地组织合作调查婴儿死亡率并提出建议,尽力提高公众的健康意识。它还提供了一名实验室化学家,分析牛奶供应品,并派出一个全国巡回展览团到全国巡展。这本杂志的医生写了一份调查结果总结,告诉人们如何挽救其婴儿的生命,方法是改善他们的饮用水和污水系统,提高婴儿奶的质量,更准确地报告生命统计数据,增加母亲的医学知识,以及建立临床服务机构。很容易证明安排一个卫生护士可以让任何一个社区省钱。塞缪尔·克拉宾写信给这位编辑,祝贺该杂志的尝试,即"迅速提高公众意识,以便更敏锐地意识到我们的婴儿高死亡率带来的浪费,我们现在知道这种婴儿高死亡率中相当大一部分是完全可以预防的"。

同年，克拉宾针对伤寒导致死亡而开展的特殊运动开始产生实际效果。事实证明，他对改善饮用水和污水系统的要求是有效的。此外，1914年在萨姆纳（Sumner）县所做的调查也起了作用。虽然这项研究"在开始时就受到一些聪明人的斥责"，但是实施的相应建议使得该县一年内伤寒死亡人数从7下降到0。几周前，克拉宾宣布，总体上，联邦人口普查表明堪萨斯州"在美国登记区的所有州中死亡率最低，并且生命统计登记部门的工作被评定为联邦政府各州中最接近完美的"。这些是他特别骄傲的成就。

德维尔比斯的儿童卫生处于1916年创办了一项新的竞赛。举办县际竞赛，以确定该州内最健康的县。在初级卫生官员数、没有童工、县卫生机构和医疗协会的有效性、教堂和社区俱乐部的卫生状况、妇女俱乐部和组织的儿童卫生活动、县长的活动以及纯净食品和药品检查方面有最佳纪录的县将获得年度最健康县卡珀奖杯（Capper Trophy）。

1915年，全国结核病协会发起了现代卫生改革者计划，德维尔比斯很快就采纳了这个想法并在堪萨斯州推广。鼓励参加者定期洗澡，饭前洗手，每天两次刷牙。当这些完成后，孩子们会把它们绘成图表，并逐渐有资格获得"侍者""乡绅"和"骑士"称号。此外，美国大都会人寿保险公司组织了一个健康与幸福联盟，在这个联盟里成员们承诺不使用公共饮水杯，不在公共场所随地吐痰，不在街道上乱扔杂物，并且尽可能"消灭每一只家蝇"。

1910年，克拉宾遇到了比例未知的小儿麻痹症或脊髓灰质炎的流行。1909年他报告了90个此类病例，但第二年数量跃升至惊人的200个，死亡率达到了24.6%。正如他对纽约的一位医生朋友所说的那样，"当时这个疾病在堪萨斯州还不太为人熟知"，医生们"对于诊断和治疗或多或少地有些困惑"。克拉宾要求堪萨斯大学医学中心派A. L. 斯库格（A. L. Skoog）教授协助他调查疾病流行地区。一年后，他报告了结果。首先，他们发现"夏天非常炎热和干燥"，尤其是在两个病情最严重的县。其次，他们发现"在疾病流行地区许多马和牛都死了"。斯库格医生认为后一种现象可能与人类流行病有着重大的联系，但他们"没有时间和资金"来进一步开展这方面的研究。这场瘟疫在存在期间继续困扰着儿童卫生处，有些年份莫名其妙地比其他时候更糟。

1916年，东北部"遭受了有记录以来最严重的脊髓灰质炎疫情之一"。在最严重的地区发病率为28.5%，是前七年全国发病率的3倍以上。在纽约市，报告了27%的病死率，一名工作人员注意到母亲不允许孩子上街，并关上窗户，以防止"疾病"进入房子。与此同时，克拉宾在堪萨斯州也面临着同样的危机。

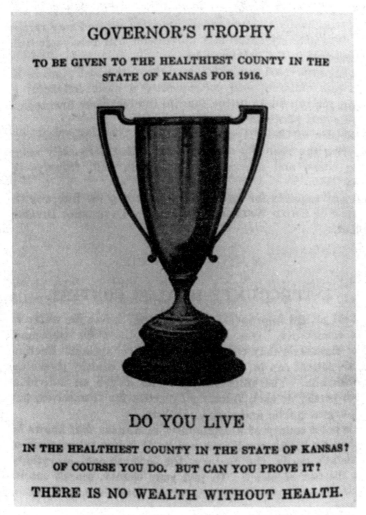

最健康县奖杯（堪萨斯州历史学会）

作为堪萨斯州卫生委员会的代表，克拉宾与密苏里州卫生委员会主席 F. H. 马修斯（F. H. Matthews）医生会面，计划统一战线来对抗"席卷全国"的潜在流行病。小孩子们的父母害怕疾病，当时克拉宾只能建议他们让他们的小孩子远离有急性疾病的家庭或最近刚从纽约市来的人。"不要给孩子们服用麻醉品，"他建议说，"但要确保他们的食物和水是纯净的，并让他们远离陌生人群。"除此以外，没有已知的药物或预防措施可以使用。直到1955年，乔纳斯·索尔克（Jonas Salk）才开发出疫苗。第一个病例一周后，克拉宾医生收到了萨利纳的一个病例报告，这也是该州的第六个病例。他还指出，结核病的死亡率是95%，虽然他不想轻视脊髓灰质炎的危险，但他希望"人们可以像对待脊髓灰质炎一样充分意识到结核病的危险"。

第一次世界大战结束后，1919年初，州议会举行了会议，州议会像往常一样由农业代表控制，但事实证明他们是特别保守和吝啬的。战争时期的通货膨胀率为100%，这在战后时代激起了全国范围内的保守分子运动。《州府托皮卡日报》断定，这一议会尤其"对懦弱的人民不满"。州政府中最杰出的两位女士面对这些议员时也面临着困难。危害劳工利益的议会建立了堪萨斯州工业法庭，以便专横地裁定劳资管理问题，几乎成功地使州劳工部处于无能状态，并撤销了工业福利委员会秘书林纳·布雷塞特（Linna Bresette）的职位。更重要的是，议会拒绝给德维尔比斯医生应得的加薪。在当时有儿童卫生处的7个州中，堪萨斯州给儿童卫生处主任的工资最低，但在1917年前的两年里，该州报告的婴儿死亡率全国最低。那些州付的工资为4 000～6 000美元，而德维尔比斯负责类似工作却只有2 500美元。没有一位议员建议为这位官员增加工资。"她一年内每个工作日都在忙着给母亲们发送信息，这些信息能帮助她们挽救她们的孩子，"一家报纸抱怨说，"或者正在编辑信息，这些信息能让卫生管理当局解决儿童福利方面的问题。"她发起了产前服务，这很快被加利福尼亚州、马萨诸塞州和威斯康星州所采用。十多个州使用了她的《堪萨斯州母亲用书》，但州政府每年支付其牲畜专员3 500美元，这远超"儿童卫生处主任的薪水"。甚至马里昂县卫生官员和曼哈顿卫生官员获得的薪水都比德维尔比斯高。一名议员请求他的同事让"为孩子而支付给儿童卫生处主任的钱（小孩子们要去找她，她掌握着孩子的福利）与准备为小猪而支付给牲畜卫生检查员的钱（小猪要去找他，他是牲畜卫生检查员）一样多"，但没有成功。猪对这些农业代表很重要。

克拉宾发起了一场运动，以寻求更多的公众支持他的工作和他的下属。在议会会议期间,他在该州最主要的报纸上发表了一篇报道,强调了儿童卫生处的成功。在过去的两年里,通过"教育母亲照料孩子的深入运动",他们成功挽救了超过 500 名婴儿的生命,"不包括流行性感冒"。该报道指出,"每周收到数百封来自母亲的亲切感谢信,感谢儿童卫生处'提供的切实服务'"。"该处用于帮助该州 60 万名儿童的每年 7 500 美元的拨款,实际上每个孩子只花费了 1/16 美分。但议会有削减成本,而不是增加成本的倾向,至少对小孩子来说是这样。"

为了节约开支,参议院筹款委员会将州畜牧委员会请求的拨款从 25 000 美元削减到 15 000 美元,将儿童卫生请求的拨款从 12 500 美元削减回目前的 7 500 美元。来自恩波里亚的参议员提出了反对削减牲畜委员会拨款的有力理由,因为担心猪霍乱疫情,并成功说服多数人撤销削减。来自托皮卡的参议员试图恢复儿童卫生请求中的经费削减,但没有成功。"这正是问题所在,"议员抱怨说,"议会只有在解决儿童问题变得合算时才开始做。"拯救猪又一次胜过了拯救孩子。

德维尔比斯医生终于受够了。所有的州雇员都应该大幅增加工资,以抵消战时 100% 的通货膨胀率,但即使在美国参战之前,她的薪水也低得惊人,而且没有增加。报纸上另一篇克拉宾的文章说:"她让联邦政府里每个州的目光都转向了堪萨斯州,看看堪萨斯人在为他们的孩子做些什么。"但她真的受够了。当 1919 年议会休会而没有好好酬谢她出色的工作时,她宣布"我不能再待下去了"。她在东部的肖托夸(Chautauqua)度过了那年夏天,1919 年秋天她加入了纽约大学从事"特殊工作"。

弗洛伦丝·B. 舍伯(Florence B. Sherbon)医生取代了德维尔比斯。在她妥协之前,她在这个职位上干了两年,然后放弃了这份工作,开始了堪萨斯大学的教学生涯。在她离任时的一次采访中,她承认离开克拉宾医生和卫生部门感到遗憾,但在州资金每年每个孩子只有平均 1.5 美分的情况下,她不能再持续干两年了。儿童卫生处成立以来每年都收到同样的 7 500 美元,但战时的通货膨胀将此金额削减了一半。虽然她并不嫉妒堪萨斯州为小牛和猪慷慨解囊,但是法律要求儿童卫生处每年访问所有的儿童家庭和产房两次,但如果没有足够的支持,这是不可能做到的。甚至这些检查许可费也进入了州财政而不是儿童卫生处。因此,堪萨斯州"在分娩过程中实际上失去了和前十年一样多的母亲和婴儿"。她总结说，克拉宾医生"在本州之外比在州内更受赞赏"，这证明了圣经中的格言：一个先知在自己的国家里是没有荣誉的。她发现自己的处境毫无希望，她承认"一个人会厌倦做无米之炊"。

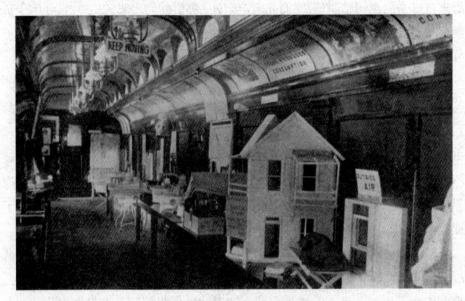

沃伦车厢（堪萨斯州历史学会）

"沃伦车厢"被证明是儿童卫生处最引人注意、最有效的活动，但它也面临议会财政支持不足的问题。1916年，普尔曼公司捐赠了一节火车车厢，克拉宾和他堪萨斯州结核病和卫生协会主席的继任者查尔斯·H. 莱里歌（Charles H. Lerrigo）将其转变为一个公共卫生展品，在全州巡回展出，以推动目前进行的对抗结核病和改善儿童健康的运动。它是以克拉宾儿子沃伦的名字命名的。沃伦于1913年毕业于沃什伯恩学院（Washburn College），两年后他与俄亥俄州杰尼瓦的比拉·瑟尔（Beulah Searle）结婚，他们是在大学认识的。这对夫妇在父母的第二十五个结婚纪念日举行了联合婚宴。凯瑟琳是托皮卡妇女联合会、晨乐俱乐部、西区读书俱乐部和森林俱乐部的成员。这些组织的女士们，加上塞缪尔的医疗同僚，使此次联合婚宴成了州府的一个重大社会事件。这对年轻夫妇不久就离开美国前往上海，在那里新郎管理着阿摩司·伯德公司（Amos Bird

Company），这是一家大型鸡蛋包装公司。1916 年 2 月，他死于双侧肺炎，这对克拉宾来讲是毁灭性的损失。比拉也感染了肺炎，但幸运的是她恢复了健康并回到了美国。

沃伦车厢成为一个成功的教育展品，铁路免费让它运行。它访问了堪萨斯州人口超过 500 人的所有城镇，并根据地区的大小，停留时间从一天到两个星期不等。在访问了联合太平洋公司铁路线上每个城镇之后，它被转移到密苏里太平洋公司铁路线上，两条铁路线及其支线共覆盖了堪萨斯州的大部分地区。它最终在全州巡回展览了 5 年，展出关于婴儿和儿童护理的内容。一位观察家将其有效性描述为像"马戏团组织的表演方法和直接性"。他们向城市官员、俱乐部妇女、学校管理人员和报社发送了先进的宣传资料。当它到达镇上时，电话接线员会给乡村居民打电话。车厢有一个部分使用木偶来传递关于新鲜空气、锻炼、正确饮食和着装重要性的信息。另一种流行的方式是以示范学校午餐为特色。这对于年轻人尤其有效。有着易接受和易受影响的大脑的孩子们，在上午以班级为单位参观了车厢，而带着婴儿和学龄前儿童的家长们下午前来参观。母亲们可以让一位公共卫生护士检查他们的婴儿，并接受关于儿童保育的建议和资料，所有这些都不用去看医生，而且这项服务是免费的。经营者按等级顺序报告了访客的以下利益：（1）饮食；（2）卫生；（3）结核病；（4）传染病；（5）女性的鞋子。所有这些让堪萨斯公民每年人均花费六分之一美分，而他们每年花费在牲畜和农业上的是 25 美分。事实证明即使这微小的数额对于吝啬的州议会来说也是过于昂贵的，这个车厢于 1921 年 7 月 1 日停止使用。同时，其他州急切地效仿了这一想法，在拒绝进一步拨款以使该车厢继续运作的议会会议期间，儿童卫生处收到了将该车厢带到得梅因（Des Moines）的邀请，后来成功地在艾奥瓦州的农场进行了类似的展览。

在 1921 年关于拨款的辩论期间，就沃伦车厢所需的 3 000 美元拨款，有一位议员表示愿意捐献 2 000 美元，但大多数人仍坚持节俭的意见。儿童卫生处的重要性及其借助车厢开展的教育工作，在当时意味着堪萨斯州一般儿童预计比其他州多活 5 年。著名公共卫生权威黑文·爱默生（Haven Emerson）医生当时写信给克拉宾说："堪萨斯州的这一记录反映了州卫生委员会的工作，是对讨论削减拨款问题的回答，对于州卫生委员会来说，削减拨款意味着减少我们的工作。"

在堪萨斯州议会决定该州儿童不需要如此大量资金的那一年，美国国会得出结论，这项工作很重要，应该得到国家的支持，并于 1921 制订了一项补助金计划，以帮助各州筹措资金。在 1906 年纯净食品和药品法通过后，国会议员们越来越多地参与了进步运动，并制定了许多措施来帮助劳动人民。1903 年，它建立了商业和劳工部，十年后把这两个部门分开，这样劳动者就有了一个为他们的利益而工作的内阁级部门。1910 年国会建立了邮政储蓄制度，为劳动人民提供了一个有利息情况下将微薄的积蓄存起来的渠道，因为银行不愿意接受小额储蓄。

1911 年，国会通过了《维克斯法案》(Weeks Act)，该法案旨在协助各州的森林防火。这项计划对联邦权力的未来增长产生了巨大的影响，促使联邦权力开始进入以前被认为是州专属的领域。随着需要政府援助的新领域的出现，以及各州不能始终为这些昂贵的新要求提供资金，美国政府从《维克斯法案》开始了其第一个美元匹配概念，即同意向各州提供资金，但是附上了使用这些资金的条件。[一些联邦机构早就采纳了这项原则来支持他们的工作，比如国家卫生局(National Bureau of Health)19 世纪晚期就采纳了。]快到进步时代结束时，国会将这类援助推广到在建设公路的州，用于农业推广项目，和援助第一次世界大战的残废退伍军人。当后者颁布时，第一次世界大战已经使进步运动结束，但是补助金概念已经非常成功，以至于美国政府在 20 世纪余下的时间里越来越多地利用它。通过这种方式，进步人士试图鼓励各州支持那些在没有经济援助的情况下无法获得资金的社会福利活动。

在 20 世纪的第二个十年里，美国劳工立法协会(AALL)通过催办劳动者医疗保险计划来协助进步人士改革，该计划包括损失工资补偿、死亡和医疗福利(包括生育援助)。贫困的职业妇女通常不得不为了维持家庭生存而工作，但是在分娩期间会失去收入并有耗尽微薄积蓄的风险，或者不得不为了对自己或其婴儿有益而早早回去工作。纽约州议会的参议院批准了这项计划，但没有一个州通过立法建立一个疾病计划。商业保险公司和雇主协会对这个想法的反对意见太多了。改革者转而采用补助金的概念来应对挑战。

来自蒙大拿州的国会女议员珍妮特·兰金(Jeanette Rankin)在第 65 和第

66 次大会上介绍了这项立法,来自阿肯色州的民主党参议员乔·罗宾逊(Joe Robinson)提出了一项类似的法案。他们的法案基于 1917 年儿童局朱莉娅·莱思罗普(Julia Lathrop)根据这项立法的需要而做的报告。但直到 1921 年,当一位来自得克萨斯州的民主党参议员和来自艾奥瓦州的共和党众议员提议时,国会才批准了《促进产妇和婴儿的福利和卫生法案》,或者叫《谢泼德 - 唐纳法案》(Sheppard-Towner Act)。诸如约瑟芬·贝克和菲利普·范·因根(Philip Van Ingen)等婴儿和母亲福利活动家声明支持这项法案。他们认为,80% 的美国妇女没有产前护理,因此美国新生儿和产妇死亡率高于其他任何工业化国家。由强大的美国医学会领导的该法案反对者认为它会让非专业人士控制医疗事务,会为社会化医疗提供一个开放的楔子,最重要的是,它侵犯了州的权力。在该计划存续期间,美国医学会反对这一概念,认为它是"毫无意义的和不合理的,因为现有的州计划没有足够的理由来证明"给他们这项工作的钱是合理的。包括美国儿童卫生协会和儿童卫生组织在内的支持者反驳说每年花费 400 万美元拯救婴儿和母亲是财政上的责任,尤其是当国家花费这一金额 20 倍的钱来改善和保护牲畜的时候。但最有力和最有效的支持来自由家长教师协会、妇女基督教禁酒联合会和全国消费者联盟充当先锋的全国的母亲们和她们的出版物。她们"参加了一个有组织的游说活动,许多华盛顿人将其形容为他们所见过的影响单个法案投票的最有力度的运动"。

年度拨款减少到 124 万美元,各州对这些资金拥有绝对的控制权。它规定每一个参与的州有 5 000 美元的直接拨款以及各州提供的配套资金 100 万美元。州长亨利·J. 艾伦表示,堪萨斯州会根据立法要求参与,表明该州在立法批准之前接受其条款的批准。该法案由联邦母婴卫生委员会管理,合作的各州倾向于将其资金集中用于农村地区,这些地区通常是最忽视这些问题。许多州用他们的钱配套县拨款,以促进公共卫生护理。无论花在何处,这些资金都为母婴护理提供了极大的推动力,这是一个亟须国家关注的领域。

这项援助使堪萨斯州卫生委员会扩大了其目前的母婴死亡率教育和研究计划。此前,该处有一名职员和一名管理护士,负责分散在全州各地的 130 名公共卫生护士的工作。额外的资金将让他们可以雇用 4 名急需的护士。在 1921 年夏天,堪萨斯州获得了 8 991.51 美元的联邦资金,这是相当可观的一个数额,州必须配套其中一部分。许多人包括许多堪萨斯州政客都抨击这项不同寻常的计划，认为这是对国家事务的违宪侵犯。堪萨斯州议会的一个议员拒绝接受这项拨款，马萨诸塞州、纽约州、罗得岛州和路易斯安那州的州议会也没有接受，堪萨斯州从未参与过超过给每个州的初始金额的拨款。马萨诸塞州对该法的合宪性提出质疑，该案传到办理马萨诸塞州诉梅隆案的最高法院。法官认为这是一个政治问题，不能在法庭裁决，所以法院对这一问题没有管辖权。此外，该意见指出，如果一个州不想参与，法律并没有强制它参与。如果堪萨斯州希望拒绝资助，议会可以这么做，而它也确实这样做了。卡尔文·柯立芝（Calvin Coolidge）总统允许该法律在 1929 年失效，但随着 1935 年《社会保障法》（Social Security Act）的颁布，它在更大范围内恢复使用。富兰克林·罗斯福的经济安全委员会要求接替朱莉娅·拉斯罗普担任儿童局局长的格雷斯·阿博特（Grace Abbott），为婴儿的健康需要作证，她的证词对该法律的通过至关重要。除了社会保障计划外，该法案的第五和第六章提供了数百万美元，用于母婴保健和公共卫生。

似乎塞缪尔·克拉宾此时还没有足够的钱让自己忙碌起来，争取纯净的食物和水，抵御伤寒、白喉、结核病和高婴儿死亡率；与此同时，堪萨斯大学的支持者在 1910 年要求他成为该校医学院的院长。这是对堪萨斯州卫生事业的未来至关重要的职位，因为该医学院处于一个重要的十字路口，它是否继续存在在很大程度上是一个政治问题。

在 19、20 世纪之交，美国的医学院数量过多，但好的很少。在 19 世纪的私有制下，学校激增，因为医生通常拥有学校并在那里教书，他们希望教书获得的学费收入，能补充他们医务工作的收入。治疗学的各种哲学或学派相互冲突，在争夺统治地位的斗争中没有裁判。通常情况下，州的控制条件只是简单地要求有"官方认可"的医学院的学位，以便获得执业许可证，却很少以标准或执法官评定的形式来确定医学培训是否合格。事实上，除了支付学费的能力证明，这些私立学校入学时通常没有读写能力要求或任何其他要求，而且支付学费的能力证明通常允许累积至毕业。当然在这一点上，这是一个支付逾期学费，或不接受学位的问题。这种混乱的制度导致了普遍存在用学费争夺学生的现象，并向充满怀疑的公众提供了无能的医生。美国医学会长期以来一直追求严格的认证和许可标准，但各种医学哲学在政治上太强大，使他们无法迅速提高专业水平。约翰斯·霍普金斯大学医学院是一个重大例外，因为它在 1893 年开学时既要求大学入学的学位，也需要毕业前四年的学习计划，这是当时美国最严格的标准。作为回应，其他学校也开始慢慢提高他们的标准。1910 年的《弗莱克斯纳报告》（*Flexner Report*）为这些学校带来了一个转折点。

卡耐基教学促进基金会选择亚伯拉罕·弗莱克斯纳（Abraham Flexner）调查美国的医学教育。他获得了约翰斯·霍普金斯大学的学士学位，并说服他的弟弟西蒙在那里获得医学学位，在那里西蒙成为威廉·韦尔奇（William Welch）的门徒，后来担任洛克菲勒医学研究所所长。1908 年从杜兰大学开始，亚伯拉罕访问了美国的每一所医学院。考虑到他可能正在为卡耐基基金会的拨款做调研，学校都向他敞开了大门，尤其是显示出他们的弱点并提出了卡耐基基金资助将有助于他们改善的愿景。1910 年，他的报告对他们中的许多人进行了严厉而令人尴尬的批评，因为他们的工作人员更关心学费而不是教学，图书馆很少或根本不存在医学书籍和资源，实验室也完全不足。例如，他将托皮卡的堪萨斯医学院的解剖室，也是沃什伯恩学院的一个系，形容为 "令人难以置信的肮脏"。房间里 "除了必要的桌子，还有一具严重砍伤的尸体，同时这个房间被用作一个养鸡场"。直到寒冷的天气到来，这个房间才被利用起来，与此同时，一位医学教授把他的办公室搬了过去，并在房间养了一窝活鸡。

弗莱克斯纳的报告和美国医学会的工作产生了几个后果。首先是许多完全不够格的医学院消失了：1906 年美国有 162 所医学院；到 1915 年这个数字已经下降到 95 所。其次，幸存下来的更好学校采用了更接近约翰斯·霍普金斯大学的标准。然而，正如罗伯特·P. 哈德逊（Robert P. Hudson）所指出的，弗莱克斯纳的报告是这些学校 "已在演变过程的催化剂"，它改善了这些学校的医学教育，并补充了洛克菲勒基金会的资助。再次，公众 "打开钱包"，来改善他们的医疗机构。除了堪萨斯州之外的所有州，农业占主导地位的议会对所有的医生都持怀疑或好战态度。根据许多农村议员的说法，医生只需要会治疗伤口和接断骨，而这一行很容易通过经验学会。最后，堪萨斯大学的评议委员会决定他们必须找一位医学院的院长来提供政治领导能力，以此建立一个有良好学术基础的学校。

当议会于 1866 年创立堪萨斯大学时，设想了未来医学院的计划，但最初只开设了化学、生物学和生理学等基础科学，1880年扩大为一年期的学习计划，当时增加了人类生理学、药物学和比较解剖学课程。与当时大平原上许多农业州一样，特别由于它们是"地区"界定的州或被人为划定了边界，所以它们的经济基础很差，很难资助昂贵的科学研究。与其邻州一样，堪萨斯州和其他州达成协议，让他们的学生在其他地方的四年制学校完成他们的医学教育。堪萨斯大学学生通常由辛辛那提市俄亥俄医学院或芝加哥的拉什医学院接收。然而，在这个早期阶段，堪萨斯州没有遇到医生短缺的问题，无论是合格的还是不合格的，因为现在的私立学校正在激增。事实上，堪萨斯州医学史上的一位权威人士认为，在1883年，该州有729个对抗疗法医生、515个折中主义医生、104个顺势疗法医生，或者比当时整个新英格兰有更多的折中主义医生。

医学思想三大流派之间的纷争持续并加深，各自形成了自己的兄弟会。到了19、20世纪之交，所有流派都准备接受州法规，如果每个流派都可以确定标准的话。州医学考试和注册委员会要求医生持有"委员会确定具有良好声誉的合法特许医学院"的学位，当然，所有的医学社团都认可自己的学校。该法要求所有三大类医生在委员会中都有代表，且没有一个分支占多数，尽管渴望互利的州长有时发现这一规定很难遵守。这些医学分歧也放大了关于公立医学院建立地点的政治分歧。托皮卡、威奇托、曼哈顿和堪萨斯市等大城市"都声称比劳伦斯更有资格拥有医学院"。

1894年，堪萨斯一位先驱医生和土地投机商西米恩·毕晓普·贝尔（Simeon Bishop Bell）医生提出将价值75 000美元的土地和金钱捐赠给该州，以便在堪萨斯市南郊罗斯代尔（Rosedale）建立一所医学院，那里有他的房产。这在当时是一笔可观的资金，但他想以此方式纪念他的妻子埃莉诺·泰勒·贝尔（Eleanor Taylor Bell）。政治和地方利益迫使堪萨斯推迟接受他赠送的礼物，直到1905年，当医疗费用增加，必须将学校地址选在一个大城市地区，以便服务充足的病人时，才说服议会接受了他的捐赠。在贝尔那年捐助了额外的25 000美元后，议会颁布法令，将罗斯代尔定为州立医学院的所在地，并授权在那建了一家医院，于1906年完工。堪萨斯大学校长弗兰克·斯特朗（Frank Strong）乐观地宣布，在罗斯代尔"建立芝加哥和旧金山之间最好的医学院"的时间已经到了，但学校从一开始就遇到了问题。

基本上,前两年的课堂课程在劳伦斯完成,然后学生在罗斯代尔花两年时间学习临床课程。除了圣路易斯的一所学校之外,密苏里州没有建起另一所医学院,斯特朗校长说服了堪萨斯市医学院、密苏里州堪萨斯市的内外科学院和堪萨斯州堪萨斯市的内外科学院三所私立学校,让其附属于罗斯代尔医院。密苏里州的内外科医师学院拥有最好的师资队伍。此外,密苏里州的堪萨斯市提供了大部分的罗斯代尔病患者。因此,堪萨斯州的其他医学院校和他们的城市怨恨新的罗斯代尔学校的大部分教师都是密苏里州居民这一事实。此外,堪萨斯州的堪萨斯市距离堪萨斯州西部边界有 400 英里,这些居民无疑觉得在该州医疗培训方面被忽视了。这是弗莱克斯纳在 1910 年报告的异常和危险的情况,即一所公立医学院分开在两个城市,来自堪萨斯州其他城市的政治压力希望通过拖欠债务的方式获得州立医学院,以及一个吝啬的、农业占主导地位的议会不情愿为该州的医学教育提供充足的资金,无论它在哪里。

在这种情况下,乔治·霍华德·霍克西(George Howard Hoxie)院长要让学校正常运转,则面临着严重的问题。100 名教职工,其中大部分是内外科学院和堪萨斯市医学院留下来的,他们在第一年为 96 名,但由于密苏里州居民所领工资中有来自堪萨斯州的钱,所以他们在许多地区都受到怨恨。校长斯特朗劝说霍克西通过让临床课程作为选修课来解决这个问题,这样通过"某种变换形式的适者生存法则"最终淘汰那些不太能干的教授。"虽然这种方法最终奏效了,但在堪萨斯市堪萨斯医学界却引起了进一步的不满,因为最能干的教授都生活在密苏里州。"

此外,还存在一些实际问题,如埃莉诺·泰勒·贝尔医院位于陡峭的山坡上,距离最近的有轨电车线有 3 个街区。该校在堪萨斯的两个地点和密苏里州的圣玛格丽特医院开设临床教学课程。由于没有直接的交通联系,在汽车广泛使用之前的日子里,学生们不得不搭乘有轨电车到密苏里州堪萨斯市的市中心(那里有最好的教员),转到堪萨斯线,然后步行 3 个街区到贝尔医院上临床课程。此外,学校药房开设在独立大道(Independence Avenue)上,位于外科学校旧址的位置,学生们从中得到了很多实践经验,但这又被堪萨斯人憎恨。医疗计划很快就超过了提供的空间,1913 年,该州建造了另一所医院,耗资 50 000 美元。到那里去的病人必须通过 100 英尺高的山羊山,这么叫的原因是有一群动物栖息在这座山陡峭的山坡上。这些缺陷会左右议会所面临的两年一次的决定，是继续在罗斯代尔投资还是将医学院搬到托皮卡，托皮卡是私立堪萨斯医学院所在地，也是弗莱克斯纳评级较差的地方。许多"矮草区的政客"想将学校建在曼哈顿，这里是堪萨斯州农学院的所在地，因为他们把医学看成是一种行业而不是一种职业，而"农业"学校所在地似乎是医学院的合适地点，但是威奇托的居民则希望医学院能建在他们的社区。许多争议都集中在霍克西的助理院长默文·T.苏德勒（Mervin T. Sudler）身上，他是约翰斯·霍普金斯大学的毕业生，坚持对学生的录取和毕业采用高标准，这引起了普遍的反感。1911年，议会甚至把医学院的预算削减到"可怜的35 000美元"。霍克西后来称他的院长任期为"一段噩梦"。

1912年，美国医学会认证委员会给斯特朗校长的一封信增加了罗斯代尔保留该学校的机会。在发布最终报告之前，认证委员会提前告知学校，称对其印象良好，但同时也告知了会报告的弱点。它批评学校的分院制，尤其批评了劳伦斯的工作人员，因为他们中只有两个人接受过医学培训，这是不符合要求的。例如，教授解剖学的刘易斯·林赛·戴奇（Lewis Lindsay Dyche）教授曾经是一位极地探险家。罗斯代尔的设施得到了更优惠的待遇。主要的批评是缺乏足够的床位，这点可以很容易得到纠正，这一缺陷不久之后就得到了改善，方法是在堪萨斯州堪萨斯市增加了圣玛格丽特医院。学校暂时保留了其认证合格状态。

这些状况表明，医学院急需议会的一些政治影响力，当霍克西在1909年辞职时，评议委员们选择了塞缪尔·克拉宾来代替他。在他担任卫生委员会秘书期间，克拉宾医生与堪萨斯大学的联系增多并且加强了。在他任职初期，他开始任用化学专家如E. H. S.贝利和卫生工程师W. C.霍德作为科学专家。在1909年，克拉宾被任命为堪萨斯大学讲师，讲授纯净食品、药品法规和卫生学。第二年，评议委员会授权医学院的卫生和公共卫生系与州卫生委员会合作。最重要的是，挣扎中的医学院需要托皮卡的政治力量，需要有人受到议会高度重视，而克拉宾比他们能选择的任何人都更加适合这个角色。

斯特朗校长首先咨询了堪萨斯医学会（Kansas Medical Society），医学会委派了一个委员会与他讨论医学院的情况。他向塞缪尔·克拉宾征求了意见。他发现了不同的观点，但一位医生在1910年堪萨斯医学会代表团会议上表达了许多人的意见："如果他们想要这个医学会的合作,他们最好摆脱密苏里人,改用堪萨斯人……必须证明这究竟是一所堪萨斯学校还是一所密苏里学校。"仔细考虑了他的选择,斯特朗校长想到:谁会比塞缪尔·克拉宾更受尊敬?谁能更好地弥合医生和大学之间的分歧?该州有谁会不支持将医学院与"受欢迎的州卫生委员会"联系起来的想法?

一天,堪萨斯大学的评议委员威廉·艾伦·怀特大步走进克拉宾的办公室,宣布他有好消息。"你们这些评议委员要给我我们需要的公共卫生实验室吗?"克拉宾医生回答说。"也许以后吧!好消息是评议委员会选举你为医学院院长,我作为代表来告诉你。"克拉宾咕哝着说他没有什么特殊的资格担任该职务,但怀特提醒他,这将使他能够"以一种比你迄今所能做到的更广泛和更有用的方式,调动医学院的专家",这一建议达到了它预期的效果。

克拉宾屈服了,接受了请求,他的任命赢得了"广泛的喝彩"。许多受欢迎的报纸社论中最典型的代表是《哈钦森新闻》(*Hutchinson News*)的社论,它宣称"堪萨斯州没有人具备克拉宾医生那样的一切必要素质"。一家密苏里州报纸《堪萨斯市明星报》(*The Kansas City Star*)毫不奇怪地断定堪萨斯医学院应该留在堪萨斯市。编辑在克拉宾当选时兴高采烈,他说道:

> 塞缪尔·克拉宾医生升任堪萨斯大学医学院的行政院长,这是一个值得赞许的举措,它将使堪萨斯大学和州卫生部门之间在工作上建立更有效的合作。克拉宾医生已经让人民彻底接受了他担任堪萨斯州卫生委员会秘书时的工作效率。他把实际的想法运用到其所在部门的方法和运作中,使该部门成为该州生活的一个要素。

随着事件的发展,克拉宾很少出现在罗斯代尔校园里。他从未打算成为医学院的实际管理者,而是医学院在托皮卡的朋友、支持者和首席说客。

在两人完全同意和支持的情况下,苏德勒(Sudler)副院长继续管理医学院,这也是霍克西于1909年辞职以来他一直做的事情。苏德勒在劳伦斯和堪萨斯市有外科诊所,但他仍然每周在罗斯代尔待四天,承担这所分院正常运转的繁重任务。事实证明,他的首批举措中有一项非常不受欢迎。他任命乔治·E.科格希尔（George E. Coghill）博士负责招生，他只是堪萨斯大学一名教员而不是医生，并且他制订了很高的标准。堪萨斯州的许多医生，"尤其是那些儿子和女儿没有达到学业要求的人"，对这一选择持批评态度。此外，支持者发起了一项没有成功的运动，希望扩大罗斯代尔医院，并获得足够的拨款以充分支付教职工工资，如果这些教职工担任重要职位并有可能被其他州挖走的话。例如，弗莱克斯纳所持的批评之一是病理学教授还必须有外部收入来维持生活。当西米恩·贝尔在他临终前得知有一场搬迁托皮卡学校的强大运动时，这位93岁的医生动情地写信给议会：

> 我知道我已经快要死了，我恳请1913年议会最终彻底解决医学院选址问题，让我可以怀着对我州人民坚定的信念安详地死去。作为我的最后一个请求，我请求今年给医学院的拨款得到批准。

这个垂死之人的恳求是徒劳无用的，因为事实证明议会对于拨款是十分吝啬的。还是在1915年，斯特朗校长问议会这个医学院是否应该继续办下去时，回复是：当然要办，但是要在不增加拨款的情况下运行。大多数人希望学校继续运行，但不想适当资助它。当他们在1915年批准了一所新医院时，亚瑟·卡珀州长否决了这项法案。他指出，这所学校前一年毕业了10名医生，"花费比所有收费和学费多出30 000美元"，"当然，堪萨斯州无法从州财政中为每个新医生支出3 000美元的教育费用"。直到罗斯代尔市为医学院的教职工、毕业生和朋友筹集的33 000美元提供了配套资金，议会才在1921年为实物产业拨款435 000美元，并最终解决了永久位置问题。新学校位于彩虹街39号，在早期罗斯代尔医学院位置南1英里处。1924年，罗斯代尔被堪萨斯州堪萨斯市吞并，这大大增强了医学院在该州最大城市中的政治地位。这发生在克拉宾辞去学院名义院长之后。

虽然他只是名义上的院长，并忙于他的各种公共卫生职责，塞缪尔·克拉宾仍在加强医学院和州卫生委员会之间的关系上发挥了重要的作用，并在议会会议期间证明了他的价值。他每周给高年级医科学生上一次课。最重要的是，他利用自己的新职位来帮助公共卫生工作这一新兴领域。

　　与公共卫生领域最具开拓性的努力一样,东海岸正在尝试为州政府官员提供培训。例如,1906 年时,宾夕法尼亚大学开设公共卫生课程,哈佛大学与麻省理工学院合作,为卫生官员提供一所专门学校。洛克菲勒基金会对促进专业学校的办学宗旨很感兴趣。在 1913 年至 1916 年间的一系列会议中,基金会的威克利夫·罗斯(Wick Cliffe Rose)、亚伯拉罕·弗莱克斯纳和约翰斯·霍普金斯大学医学院病理学教授威廉·亨利·韦尔奇(William Herry Welch),为这样一个学校提出了优先事项:它应该是完全独立的,但应该与"一家好的综合性教学医院"有密切联系。在访问了波士顿、纽约和费城的提议地点后,该团队向约翰斯·霍普金斯大学推荐了一项补助金。洛克菲勒基金会于 1916 年 6 月 12 日向该大学拨款,建立一所卫生和公共健康学院。这所学校反过来又在这一领域发挥领导作用,并激励其他州为其公共卫生官员制订课程计划。

　　克拉宾跟上了这些发展,并在 1911 年为全国的县卫生官员开设了第一个研究生课程,将他们带到堪萨斯州医学院,接受为期一周的免费教育。他成功地教育了公众关于各种卫生问题,所以为什么不告诉这些官员和公共卫生护士在他们的专业领域的最新发展? 这成了一年一度的事情,他对公共卫生的影响很快就会扩展到该州的每一个角落和其他地区。在成为院长之后,他利用这个职位以各种方式来促进卫生官员的研究生课程。他为学校增加了一个为期两周的课程,除了堪萨斯教员,美国医务总监还派出一个专家代表团来授课。1914 年,医学院任命他为预防医学教授。当时,他与强烈的支持者斯特朗校长商议扩大卫生部门的年度计划,以便医学院更全面地参与其中。斯特朗校长"不仅同意,而且热情地宣布,大学的设施将任由学院使用,无论什么地方只要他们能提供帮助,可以随便提出要求"。除了县卫生官员,接下去的计划包括吸引执业医师的专题课程,由医学院的安德鲁·L.斯库格教授和工科学校的威廉·C.霍德授课。令人难以置信的是,有 50 名医生参加了在医学院的学习,并成为努力改善其他州公共卫生条件的先锋。

　　在 1915 年,为护士开设了一个单独的公共卫生项目,克拉宾报告说,这是"我们每个人所承担的最成功和最大胆的项目之一"。他预计有 8～10 名毕业护士,希望他们完成课程后可以成为堪萨斯结核病研究和预防协会的公共卫生护士。当开学前有 45 人登记时,他说:"我们非常惊讶,非常惊讶。"他们不得不把宿舍搬到更大的地方。最终入学人数要多得多。教员没有报酬，但他"从卫生委员会的资金中支付了铁路乘车费和旅馆费"给参加者。这个课程计划没有再重复，因为最初的目的已经达到，而且他指出，这么做"需要有一栋设备齐全的建筑和一个教师队伍，这只有议会能提供"。当前节俭的议会，像往常一样，想要节约。

一年一度的公共卫生学校培训一直持续并不断扩大，直到第一次世界大战，当时许多堪萨斯医生去打仗，其他医生疲于应付那些年流感大流行导致的病例或被流感夺去了性命。克拉宾被迫为学校引进了他能召集的专家，甚至把公共卫生护士派到没有医生的社区去尝试解决医疗短缺问题。之后，他又回忆说："在制定医学院的政策以及为公共卫生学院进行人事任命时，一些雄心勃勃的堪萨斯市医生从未对苏德勒医生或我曾经做过的任何事情感到满意。"但是斯特朗校长决心继续运营并改善学校，所以克拉宾组织实施了这个计划"以便让现有教师合格并解决当时我们面临的州内任何尖锐的问题"。事实证明，这种方法并不成功，因而停止了。

1922年，克拉宾举办的最后一次公共卫生官员定期学校培训取得了巨大的成功，共有478名医生、护士和公共卫生官员参加。这个数字包括259名堪萨斯人，177人来自密苏里，其他人来自遥远的康涅狄格、纽约和华盛顿特区。1923年后，州卫生委员会断断续续地继续举办这些公共卫生学校培训，直到20世纪30年代经济状况恶化才结束。1936年后，委员会向医生提供了地区讲座、会议和进修课程，但没有得到医学院的支持或参与。有一个问题涉及罗斯代尔地区旅馆和饮食设施的匮乏。这个问题，加上第一次世界大战所引发的问题，克拉宾辞去医学院院长的职务，以及最终乔纳森·戴维斯当选州长和克拉宾决定离开堪萨斯，这些导致学校培训的终结，只是还有卫生部门和美国公共卫生署提供的有限的零星赞助。这些培训课程在托皮卡举行，直到大萧条终结了这一概念的操作。

同时，克拉宾愈加致力于他的儿童卫生计划来帮助残疾儿童，他也让医学院参与到这项工作中。一名护士发现了一个严重残疾的男孩，他不得不爬进教室。护士找到他的祖父母，他们照料他，却拒绝带他去外科医生那里就诊。当她问他们这件事时，他们说他们不想用手术伤害他，但实际上他们利用他在街上拉小提琴和乞讨来获得收入。法官下令给他做手术,外科医生把他扭曲的腿矫正拉直了。因为这起事件,1920 年残疾儿童卡珀基金会开始帮助这类不幸的人,1926 年,堪萨斯残疾儿童协会成立,继续这项工作。此外,议会制定了 3 项旨在缓解这一问题的法律。第一项是堪萨斯州任何穷人的孩子,如有身体残疾,都可以去埃莉诺·贝尔医院接受免费治疗;第二项是扩展了定义,以包括任何穷人,不管居住在哪;第三项包括接受政府救济的产科病人。

由于许多类似的事例引起了他的注意,克拉宾在 1918 年初提出了一个想法,那就是必须为那些未被发现的残疾儿童做些事情,以防止他们因为父母忽视而在成长中形成智力或身体上的缺陷。他指派莉迪娅·德维尔比斯做了一次调查来找出这些不幸的人,她把空白申请表寄到当地卫生部门,让其填好后返回卫生处。州政府会照顾这些不幸的孩子,但首先必须把他们找出来。作为医学院院长,克拉宾在罗斯代尔医院建立了一个专门的外科病房,所有的州卫生官员都需要报告有可矫正畸形的所有贫苦儿童。默文·苏德勒医生通过给这些不幸的孩子免费做手术,开始消除了其中许多孩子带来的家庭收入来源。因为当身体正常时,他们就不能再成功地乞讨了。如果需要另一位专家,州政府会支付费用。克拉宾报告说,"立即注意"这些报告,因为在很多情况下,这些孩子"必须立即治疗"。智力缺陷的问题特别棘手,因为父母担心他们的孩子不会受到善待。他说,这是"对孩子的不公平",因为在某些时候,当父母去世时,他或她会"被抛给社区","因而麻烦总会出现"。他补充说,与结果相比,"所有的麻烦都是值得的,它不能用金钱来衡量"。

当克拉宾担任医学院院长时,他继续担任卫生委员会秘书,但担任秘书没有薪水。他的对手继续在严密监视着他,在 1919 年,他试图让州流行病学家 J. J. 西比医生得到应得的加薪,但是失败了。一份报纸将西比形容为"最广为人知、最有效率的州政府官员之一"。他在超过 8 年的工作时间里"建立了传染病部门,直到堪萨斯州提高了在美国其他州的地位"。但是 1919 年的议会"提出了一个旧的论点,说有人总是准备接受一份州政府工作,并把他的工资仅提高 300 美元以弥补战争时期 100% 通货膨胀率"。就像克拉宾担心会发生的事情一样,西比立即接受了蒙大拿州流行病学家的职位,薪水增加了 1 200 美元。这次议会的节俭对堪萨斯州来说代价高昂。这导致了西比和德维尔比斯的离去以及克拉宾从医学院辞职。

那年的同一次议会将所有州雇员的工资定在一定的水平，包括克拉宾可怜的4 000美元。但他的一个对手插了一句话：卫生委员会秘书"不应在他可能获得报酬的州内任何其他部门任职"。虽然克拉宾没有从卫生委员会那里获得收入，但"可能"这个词却阻止了他继续担任院长职务。顺便说一下，他的职位是州政府中唯一在拨款法案中以这种方式挑选出来的。克拉宾辞去院长职务，虽然院长受到认可，人们"感谢塞缪尔·克拉宾医生提供的有价值服务"。在那时，堪萨斯医学院正在走向成功，他的政治服务也不再那么重要。此外，除了签订条约的手续外，当时美国参与的第一次世界大战已经结束。

第五章　在国内作战

与 20 多年后珍珠港事件的后果不同,1917 年 4 月参加第一次世界大战的美国是分裂的。美国参议院以 82∶6、众议院以 373∶50 通过了参战决议,美国参战的原因是德国潜艇没有尊重美国在公海上的中立地位,这与 100 年前 1812 年引发战争的情况非常相似。在美国中西部地区如堪萨斯州的人们心中,公海自由在其他事项中的优先地位不如在大西洋沿岸人们心中高,因此参与世界大战的分歧更大。鉴于这种意见分歧,总统伍德罗·威尔逊(Woodrow Wilson)决定,必须调动美国人的头脑及经济,支持为战争所作的努力。

为此,总统设立了公共情报委员会,由丹佛记者乔治·克里尔(George Creel)领导。克里尔的委员会随后通过在美国到处宣传,教育国民憎恨德国皇帝以及德国的一切事物,使这场战争成为一场"伟大的圣战"(让民主安存于世界)。在这样的信息轰炸下,堪萨斯人很快改变了他们反对战争的观点,甚至相信到处都有大量间谍和破坏活动的愚蠢谣言。任何不同观点均被视为危险并且应该被禁止,如世界产业工人协会(IWW)和他们的社会主义思想。为了赢得伟大圣战的胜利,必须牺牲一切,甚至是公民自由。由于征兵以及赖利堡(Fort Riley)处于靠近州中心地带的位置,这场战争与堪萨斯人的生活密切相关,赖利堡是采取军事行动打击德国佬的一个主要军事基地。1917 年 6 月,美国陆军决定建造芬斯顿营地(Camp Funston),它是赖利堡专用地上一个大型训练场地,这大大提升了堪萨斯州作为一个重要军事中心的价值。

在宣战后不久,法国人派遣了一个代表团前往美国,请求美国立即提供援助。除了战争军需品，他们说需要军事人员，第一要务是 5 000 名医务人员。因此，堪萨斯州的医生首先被动员去服兵役，很快许多社区就没有了医生的服务。这反过来又迫使堪萨斯大学医学院培养更多的毕业生。1917 年，学校历史上第一次举办暑期班，医生短缺导致堪萨斯州一座小镇以提供一年免费汽车和住房吸引医生服务。所有这些新情况很快波及医学院院长克拉宾和他的州卫生委员会。在国会颁布征兵法后不久，克拉宾被任命为堪萨斯征兵上诉委员会的医疗成员。征兵上诉委员会允许那些符合征兵年龄的男子不参军，如果他们从事对战争至关重要的工作，如农业。委员会成员很快就被关键工作岗位延迟征兵的要求搞得焦头烂额，这导致委员会的许多人认为这些要求阻碍了建立一支军队的目标——"让民主安存于世界"。克拉宾院长估计，需要 40% 有效率的医生以备"战争需求"。不但 21～31 岁之间的所有强壮男性都会被征招，而且军队可能不得不征招一些在 31～53 岁之间的医生。早期志愿者只占所需人数的四分之一。克拉宾说，这种情况意味着国家"必须比以往任何时候更多关注健康问题"，因此年长的医生，即使是那些退休的医生，也必须照顾平民，因为医生严重短缺。他同时指出，当前的问题是"培养一名具备行医能力的人需要 7 年左右的时间"。

为了帮助更多的学生接受医疗培训，美国军医总监威廉·C. 戈加斯（William C. Gorgas）宣布了一项计划，让所有大二、大三、大四学生都被征召到医疗后备队。当时，堪萨斯大学有 125 名医科学生，其中约有 40 名符合征兵条件。戈加斯强烈建议，只要这些学生通过了体检，就允许他们完成医学教育，但他们要留在后备队，在毕业时帮助缓解严重的医生短缺。这项工作和其他战时职责开始占用克拉宾的时间，他被迫从征兵上诉委员会辞职。

在医疗咨询委员会任职的医生可免于征兵。1918 年 8 月，州长亚瑟·卡珀开始收到抗议，说有太多年轻医生想尽一切办法，要在这些委员会中谋得一个职位。例如，萨利纳的 6 名年轻医生自愿服兵役，不久另外 12 名医生就从附近的小城镇搬到那里，"从这些军医的病人那里牟取暴利"，其中一位投诉者写道。而且他们中的一些人正在寻求被任命为医疗顾问。威奇托的 T. C. 科夫曼（T. C. Coffman）写信给卡珀说，塞奇威克县卫生委员会目前有 2 个空缺，他坚持让州长只任命 45 岁以上的医生进入委员会，以便年轻的医生能够"像他们应该愿意做的那样为他们的国家出力"。科夫曼认为这些年轻人是"懒汉",懒汉这个术语当时被广泛用来贬低那些合法或不合法地试图逃避兵役的人。与此同时,堪萨斯州国防委员会制订了计划,以确保全州的所有医生都被纳入医疗官员预备队或志愿医疗服务队。建立了一个州军事人员和医生(包括塞缪尔·克拉宾)执行委员会,以便向医生发放问卷,确定他们的分类,并且如有必要,则把他们分配到志愿医疗服务队。

当年轻人因患有结核病而被军队拒之门外时,堪萨斯州持续的结核病问题又重新出现了。1918 年年中,卫生委员会派了 1 名公共护士去会见这些人,试图说服他们去州疗养院进行治疗。经济问题使这项工作变得复杂了,因为虽然州行政管理委员会为患者提供帐篷住宿,但每天与这项服务有关的维持费用需要 1 美元。克拉宾请求州长卡珀召集一次县专员委员会会议,或至少是县委员会主席会议,以便在州卫生委员会的年度会议上,要求他们为其公民提供这一维护费。同往常一样,许多县同意了这一请求,而其他吝啬的县则拒绝了。

卡本代尔(Carbondale)的莱斯利·J. 福斯特(Leslie J. Foster)是一位贫穷的结核病患者,他似乎无法避免参军。当他 1917 年 6 月登记参加征兵时,他放弃了豁免并在 10 月应征入伍。他被从芬斯顿营地运送到加利福尼亚州的卡尼营地(Camp Kearney),在那里他被诊断出患有结核病并被即刻免除兵役,因为他不适合服役。1918 年 8 月,林顿征兵委员会把福斯特安排在第一梯队并再次征召他入伍。他被命令去圣路易斯的杰斐逊兵营(Jefferson Barracks),但那里的医生"急忙把他送回来了"。福斯特签署了一份书面陈述,声明林顿征兵委员会知道他经堪萨斯结核病协会秘书 J. J. 西比医生确认为结核病患者,并已申请入住牛顿的州立医院。一些征兵委员会过于热心,"继续派有疝气、坏牙和扁平足的人去兵营"。显而易见,这种做法提高了圣战期间发现不适宜服兵役的人数,这是在许多美国人心中引起极大恐慌的数字。

堪萨斯人也特别担心他们的孩子在法国巴比伦(Babylon)服役时会受到酒精的危害。不过不用担心,因为约翰·黑杰克·珀欣(John "Black Jack" Pershing)将军禁止在法国的士兵喝"烈性酒",并"考虑禁止所有含酒精饮料"。卡珀州长热情地赞扬了这一行动,向将军保证,"得知你采取了预防措施,确保你指挥下的美国军队体现出节制性和高道德标准,堪萨斯人欢欣鼓舞"。但是,军队中性病高发的情况,使克拉宾面临着战争中最大的道德和法律问题。一名权威人士说,伟大的圣战"帮助揭开了性病沉默的面纱",性病成为珀欣将军在法国的主要关注点。

许多进步人士认为,这场战争提供了一个很好的机会,可以通过打击卖淫和控制疾病来完成他们的国内事务,并改革过时的维多利亚时代的性行为准则。在进步时代,他们调查了每一个主要城市的卖淫,并往往倾向于在他们的报告里强调这种壮观的场面。例如,他们强调了带有很大神话色彩的"贩卖妇女为娼"的做法,这导致了《曼恩法案》(*Mann Act*)的颁布,该法案规定为"不道德的目的"运送 1 名妇女越过州界线是违法的。他们倾向于不但强调卖淫的道德方面,而且也强调其医疗方面。这样产生的一个结果就是成功推动了公立学校的性教育。1922 年的一项研究发现,全国 46.6% 的中学在性卫生方面给出了一定的指导,以强调性病的危险性。在这段时间里,出现了两种反对卖淫恶行的思想流派,这对性病预防有很大的贡献。第一种思想流派是国家控制和检查,或者说监管,这也是欧洲最流行的思想流派。这从未受到美国进步人士的欢迎,他们拒绝了这种方法,并强调压抑和要求医生向公共卫生当局报告性病。非常受欢迎的百老汇作品——尤金·白里欧(Eugene Brieux)的剧作《损坏了的物品》,坦率地讲述了性病的主题,被认为成功抨击了维多利亚时代的性缄默准则。

他们认为美国参与这场战争是为了提供一种"消除国内邪恶、不道德和疾病"的手段。他们随后在战争行动中的努力提供了"美国历史上最完整的社会工程项目之一"。他们面临着强大的军事传统的反对,即士兵们为了成为英勇的士兵而需要性生活;同时面临军事官僚的怀疑,即变革是否可行。在以前的战争中,士兵是志愿者,但是在伟大的圣战中,士兵是被征召的,而且征兵倾向于征召那些来自美国较低社会经济等级的男性。改革者们决心为士兵们在其训练营和在法国提供一个"有益健康的环境"。他们有最近与墨西哥的边境战争经验作为行动参考。

在 1916—1917 年珀欣率领的墨西哥远征中,军队遭遇的性病问题是通过建立一个有守卫的围栏区来解决的,妓女都关在那里。这里被亲切地称为"重装站",士兵在进入时接受检查,并在离开时得到一支预防性软膏。这种方法似乎是成功的,因为没有人报告感染了疾病。然而,这种做法对于在法国的美

国远征军(AEF)是行不通的,因为有 200 万人参与战争,而早先的战役中只有
11 000 人,同时他们是平民而不是职业士兵。有人指出,"如果有消息透露,美国
指挥官正在为他们的儿子在法国办妓院",那么家庭会引起骚乱。

到 1917 年,英国有将近 2 个师因性病住院,平均住院时间为 7 周。英国人
解决危险的办法是给他们的士兵讲课,并分发有关这一主题的小册子。另外,法
国也坦承,不管官方政策如何,他们的士兵都会去找妓女,因此,他们在所谓的
"监管"标签下许可和"控制"卖淫。这些妇女必须每周接受一次检查,如果感染
性病,则被吊销许可证,并住院接受治疗。然而,这些妓女每天要为几十个男人
服务,据观察,有个妓院里一个妓女在 24 小时内服务了 40~50 个客户,而且她
们经常在每周检查之前以同等的速度传播疾病。这种方法的结果是,从 1914 年
8 月到 1917 年夏天,法国人有 100 万淋病或梅毒病例,而当时美军开始到达前
线。德国人采取了类似的政策,甚至到了派送带私人小屋的卡车的程度。了解
到这些变化的政策及其结果,珀欣决定制订一个闻所未闻的战时计划——禁欲。

他宣布"性节制是美国远征军的明确职责,既是为了战争的有力进行,也是
为了战后美国人民的清洁卫生"。他补充说:"为了身体健康,性生活并不是必需
的,而且完全的节制是有可能的。"第一批美国士兵抵达法国后,珀欣立即发布
了第 6 号将军令。其要求对这些士兵进行"恐吓谈话",并且每两周对所有人进
行一次体检。每个指挥部都将开设一个预防站,任何接触性病的人都必须在接
触后 3 个小时内到那里报告。这个方法有一些问题:它不包括禁止喝酒,也不包
括禁止嫖妓,只要满足 3 个小时的要求。此外,预防措施还包括一种预防梅毒的
药膏和一种预防淋病的尿道注射剂,而这并不是一种令人愉快的经历,导致许多
士兵忽视这一规定,去"碰碰运气"。此外,许多士兵不介意被感染,因为他们会
被送往后方的医院,在那里他们会有干净的床铺和良好的食物。

这个计划显然不起作用,所以在 9 月,珀欣发布了第 34 号命令,即在前线
建立小型医务室提供治疗。该命令还指示指挥官"在下班时间为这些士兵提供
有益健康的娱乐"。后来,美国远征军在法国南部建立了休假区,让持一周通行
证的士兵休假。然而,在他发布 34 号命令后的一个月,港口城市圣纳泽尔(St.
Nazaire)的性病发病率上升了 500%。调查显示,码头拥堵,在航行途中已经被
困住的士兵们,"下船时就显得焦躁不安,直奔科尼亚克(Cognac)和女孩们"。

军警把醉汉们堆放在卡车上，随便地把他们甩在他们的部队里，而没有送去预防站检查，因为他们有太多的事情要处理了。

在得知情况后，珀欣立即于1917年12月发布了严厉的第77号将军令。"绝对禁止进入"妓院和酒馆。任何醉酒返回其单位的士兵都被认定有发生性关系的过错，要接受预防性治疗。在没有提前报告其乘客有性病的情况下，任何一艘船都不可以在欧洲停靠，受感染的船员也不得上岸。在港口城镇时，指挥官们必须提交性病发病率的书面报告，并将这些报告记入其人事记录，用于确定未来的效率。这是极端但有效的做法，因为指挥官们很快发现珀欣是严肃对待此事的，效果也很快就显现出来了：美国人的性病发病率是迄今为止盟军之中最低的。1918年9月，美国远征军中每千人中只有1人因性病住院，"欧洲没有其他军队接近这一记录"。约5.6%的被征兵者患有性病，国内感染者入院率为每千人中134人；在法国的感染率稳步下降，战争期间平均为每千人中35人。尽管士兵带着性病进了军队，但珀欣决心不让任何人带着性病离开。在国内方面，包括美国公共卫生署在内的军队和民间卫生官员决定实施同样强硬的政策，塞缪尔·克拉宾愿意尽可能地强制执行这一政策。

经过几年的考虑选择，国会在1912年将美国海军医院扩大为美国公共卫生署。除了向公众发布卫生信息外，它还开始调查伤寒和其他流行病，并协助洛克菲勒基金会在南部各州抗击钩虫病和糙皮病。第一次世界大战期间，该机构扩大了工作范围，特别是建立了性病处。该处收到了20万美元的拨款，另外还有200万美元用于协助各州在配套资金的基础上开展有关性病的工作。

美国在宣战11天后，训练营活动委员会（CTCA）成立了，由雷蒙德·B. 福斯迪克（Raymond B. Fosdick）担任主席。训练营活动委员会"使用提高道德水平、分散注意力、胁迫和压制等手段"，开始了对性病双管齐下的攻击。他们设立了娱乐中心，但也提供了预防服务。训练营活动委员会制作了一部名为《健康制胜》的长篇戏剧性电影，这是一个性病的图解故事，而且该委员会还支持关押通常不经正当法律程序而被捕的妇女。该组织积极鼓励各州努力控制性病，性病问题已成为诸如堪萨斯州等关键军事地区的危机。

当国会在1917年5月举行关于《义务兵役法》（Selective Service Act）的听证会时，他们听取了墨西哥边境战争中卖淫问题的证词。因此，他们在法律中增加了第 12 条和第 13 条,禁止在训练营"邻近"地区饮酒和卖淫。战争部部长牛顿·巴克(Newton Baker)随后在致各州州长的信中解释了这些规定,并于同年 12 月成立了民间防治性病委员会。该委员会积极努力地执行这些法律,并促进采用积极的办法,在"邻近"地区提供"有益健康的环境"。基督教青年会(Y. M. C. A.)是这项工作中最活跃的志愿团体,在第一次世界大战中的许多方面发挥了第二次世界大战中联合服务组织(USO)所起的作用。

州长卡珀任命克拉宾为州国防委员会成员。预防疾病的传播是委员会的主要关注点之一,成员们呼吁家长和医生报告任何传染病的信息。他们还要求所有卫生官员追踪这些疾病的源头和隔离相关的人,包括监测在潜伏期与源头接触的任何人。军队在这项工作中协助了堪萨斯人,将查尔斯·D. 谢尔顿少尉(Lt. Charles D. Shelton)安排在州卫生委员会。起初,他遭遇了市民不合作,所以少尉和卫生委员会向驻扎在芬斯顿营地的指挥官因美西战争而闻名的伦纳德·伍德(Leonard Wood)将军提出请求,这位将军随后拒绝给那些来自顽固不化的县的士兵休假。这项政策得到了"大力的宣传",并立即得到了县卫生官员的配合。

军方还让克拉宾和他的卫生委员会对莱文沃思堡和赖利堡芬斯顿营地区域周围 5 英里的营区进行卫生控制。这是一项复杂的责任,因为数以千计的人和成千上万的士兵因为他们的职业或其他合法的理由,每天居住在那里或进入这些地区。美国公共卫生署的 J. G. 威尔逊(J. G. Wilson)医生和查尔斯·E. 班克斯(Charles E. Banks)医生分别负责莱文沃思县和赖利 - 吉里县(Riley Geary county)地区。卫生委员会招募了受过训练的卫生工作人员,卫生委员会的人员用心地检查餐馆、旅馆、食品和药店、户外厕所和其他地方,看是否存在可能的不卫生状况。

由于来自该国不同地区的大量士兵突然住在一起,他们相互传染了各种疾病。据报道,在宣战后的 5 个月里,流行疾病中最令人恐惧的脑膜炎病例在芬斯顿营地"快速"下降。"迄今为止造成死亡人数最多的"肺炎也在逐渐减少。麻疹在那里流行,但没有造成死亡。传染病是一个严重的问题,需要在芬斯顿营地和赖利堡之间建造一个"隔离营"。然而,克拉宾在传染病这一范畴中的主要关注点是性病控制。

国防委员会普通医学委员会的富兰克林·马丁(Franklin Martin)医生在

给州长亚瑟·卡珀的电报中强调了这一问题的重要性。他在电报中说：在截至 1917 年 12 月 17 日的 12 周内，全国各地的 31 个营地报告了近 22 000 起新的性病病例。这不仅意味着浪费时间，而且这些人接受治疗时还需要维持费用，这笔款项超过了单独维持迪克斯堡（Fort Dix）的费用。此外，他警告说，一旦这些士兵抵达法国，就有可能复发，这将使珀欣将军感到失望，也没有人愿意这样做。马丁医生强调，需要州长卡珀和该州国防委员会"与克拉宾医生合作……以一切可能的方式消除性病的来源"。卡珀将此看作直接命令。

当州卫生委员会在 1917 年 11 月 2 日举行第二次季度会议时，克拉宾介绍了一系列针对性病的规则和条例，供成员们考虑。委员会随后采纳了这些规则和条例，"用于控制和抑制特殊营区内的淋病和梅毒"。他们授权这些军事区的副职卫生官员查明这些疾病的存在情况及其来源。他们还接受指示去检查、隔离和治疗这些感染者。隔离措施将继续生效，直到这些感染者不再具有传染性。治愈定义为在淋球菌感染后 48 小时内连续两次涂片正常，或直到梅毒引起的所有皮肤或黏膜损伤完全愈合。这些官员的档案不对公众公开，并且禁止他们签发无性病证书，因为这些证书能够而且经常被妇女用于卖淫招客目的。在这次会议上，克拉宾介绍了他制订的州社会卫生计划，州长已经批准该计划。

无论哪里，只要有大批军事人员聚集，从事世界上最古老的职业——卖淫的人很快就会出现。甚至在宣战之前，官员们就尽力为妇女不可避免地涌入军事区域做好准备。国会协助这些地方当局在军事设施周围指定 5 英里半径的区域，并授权海军和陆军官员控制基地周围平民区的卖淫。1917 年 3 月，在《受美国每个军营区影响的卖淫》标题下，训练营活动委员会主席雷蒙德·B. 福斯迪克（Raymond B. Fosdick）宣布："目前没有任何一个红灯区存在于任何军营或海军基地的有效半径内，而相当多的士兵或水手在这些军营或海军基地中训练。"他宣布，在全国范围内，有这些 5 英里地带的 25 个地区，正如国会所预期的那样，都实施了对卖淫的"绝对压制"。他承认，"公众不同程度的无知和偏见"阻碍了这一努力，因为"没有意识到"平民区卖淫对士兵和水手"军事效率的破坏性影响"。事实证明，这是一份过于乐观的报告。

这种明显高效的军事控制随着训练营的加速动员和快速发展而迅速崩溃。奥格登（Ogden）是赖利堡和曼哈顿之间的一个小社区，在两个月内迅速发展成为一个 2 500 人的帐篷城市。该地区拥有数百人的住房设施,但没有下水道服务,同时对于这些居民和每天从附近经过的 1 000 名工人来说,卫生控制措施严重不足。在接到警报并进行调查后,克拉宾与州长会面,并向他提出警告,由于缺乏卫生设施,该地区面临严重伤寒疫情,并已经报告了一例。他坚持认为一项耗资 12 000 美元的“净化”计划需要立即执行。尽管没有财政有义务这样做,但曼哈顿市同意提供三分之一的资金,而华盛顿特区红十字会同意资助三分之一。赖利县专员委员会主席乔治·奥马利(George O'Malley)坚决反对通过拨款解决剩下的三分之一资金,并公然要求赖利县卫生官员 J. C. 蒙哥马利(J. C. Montgomery)医生辞职,蒙哥马利医生最早报告了公共卫生设施的缺乏并且被克拉宾形容为“本州最高效的卫生官员之一”。克拉宾与州长的快速到访导致“使奥格登卫生”的法令的产生,以及来自卡珀的“隐晦的威胁”:如果奥马利继续顽固,将要求他辞职,奥格登也将被检疫隔离。没有哪个城市想被判死刑。事实证明,这一建议足以说服赖利县的专员委员会采取行动,但这并不能解决妓女众多的问题,她们已经蜂拥来到奥格登做生意。她们仍然存在。

因为芬斯顿营地的大型建筑工程开始成形,征募的士兵来到这里接受训练,所以女孩们也来到这里。克拉宾很快就明白,堪萨斯市是卖淫入侵赖利堡地区的主要源头。宣战两个月后,他给堪萨斯市商会的秘书写信,警告他“清理所谓的卖淫的温床”,否则该市将面临隔离。他说:

> 作为堪萨斯州卫生委员会的执行官,我认为我能够知道,当然也能够重视堪萨斯市对堪萨斯人民的生命和健康造成的威胁,因为记录会证明我们,所以不必担心成功的反驳。可以说,报告的性病感染大约 50% 出现在芬斯顿军营和莱文沃思堡,而实际上我们州东部三分之一地区的居民所报告的百分比与在堪萨斯市得到的相同……多年来,我们一直能够通过扇形辐射追踪来自堪萨斯市且将在我们全州分散传播的传染病。一座像堪萨斯市一样伟大而重要的城市,居然把它的卫生部门当作政治足球,并在 12 个月内更换其卫生官员 3 次,预计是不会对其公民的健康和安全产生极大的兴趣的,或者说无论如何,都不能指望它在疾病控制方面取得成果。

他警告说,这种荒谬的局面必须改变,否则这个城市就会被隔离检疫。

根据克拉宾的报告,美国陆军部写信给堪萨斯和密苏里的州长,要求他们派代表去托皮卡,讨论预计在秋天抵达芬斯顿营地的 3 万～4 万名年轻人面临的传染病问题。战争部部长牛顿·D. 贝克(Newton D. Baker)的助手雷蒙德·B. 福斯迪克解释说:"这不仅仅是把成千上万的年轻人聚集在营地里,在长时间的工作之外什么也不让他们做。"他宣布这次会议的目的是为"步兵"在有益健康的娱乐方面规划"适当的环境"。堪萨斯州是一个禁酒州,不会有其他州面临的酗酒问题,但也需要做一些"积极"性的工作,在营地周边社区为休假的士兵提供适当的娱乐设施,特别是那些习惯于随时饮酒的士兵。州长的代表们将获得军事计划的通知,章克申城和曼哈顿将需要与一个来自纽约市的娱乐和社会工作者 F. D. 巴恩斯(F. D. Barnes)合作,巴恩斯将担任军人娱乐的地区协调员。

章克申城是一个大约有 6 000 人的小社区。奥格登是一座"帐篷城市",而附近的曼哈顿大学城对从美国最大的营地大批涌入的休假士兵完全没有做好准备。不过,很快就报道了娱乐设施的"快速发展"。章克申城的居民筹集了 1.5 万美元,建造了一座新的社区大楼,用于举办军团管乐队和地方管弦乐队的音乐会、社区演唱会、士兵游戏和星期六晚间的舞会。社区服务委员会的一名成员在附近开了一家 50 个房间的旅馆,一个房间每晚 1 美元,以容纳临时激增的人口;为学龄儿童们开办了游乐场,为士兵修建的城市运动场设有田径场、棒球场和游泳池。帮助黑人士兵的工作集中在"帐篷市",在那里筹集资金建造了一座社区住宅。然而,尽管曼哈顿的兄弟会和教堂协会都在努力,该镇按照这些方法所取得的成就还是微乎其微。一次调查显示,一个周末有 246 人在芬斯顿营地的探访日无法获得房间。但曼哈顿正在努力。市政府投票决定发行 1.5 万美元的债券,扶轮社筹集了 2 万美元,来建造一栋永久性的社区建筑,尽管直到战争后期才得以建成。

妓女还是来了。"政府摧毁了赖利的'贩卖妇女集团'"的标题赫然出现。来自堪萨斯市的 3 名妇女和驻扎在赖利堡的一名士兵被逮捕并被控违反 1910 年的"禁止贩卖妇女为娼"法(或《曼恩法案》)。士兵约瑟夫·莫兰(Joseph Moran)与 3 名来自密苏里州堪萨斯市的妇女相伴,因此违反了《曼恩法案》中因"不道德的目的"而越过州界线。23 岁的马蒂·鲍尔斯(Mattie Powers)夫人为另外两个"不超过 19 岁"的女孩支付了门票。这些妇女正在感染军队,并且随着情况在那里和其他地方的失控,问题变成了如何处理这些妇女。除了因违反州和联邦法律而受到明显惩罚外,他们还需要在被释放前得到治疗,否则他们将继续传播性病。

克拉宾以他一贯的常识冷静面对这场危机。他反问道:"我们为什么不采用同样的程序和条例来控制严重的传染病。""有一场战争在继续,我们绝不能在处理这一古老而险恶的瘟疫时再顾虑重重了。"公共卫生官员招募警察和治安官参加他们的运动,开始围捕嫌疑人。如果他们怀疑一个女人,她就得接受检查。如果受感染了,她就会被隔离。监狱很快就挤满了"野鸡"。许多妇女被送走,但很快又回来,大约往返两三次后,最后被判刑并脱离这一环境。接着,很快就出现隔离期间在哪里治疗她们的问题。

克拉宾咨询了州控制委员会和总检察长,并获准在兰辛州立监狱附属的州立妇女工业农场对她们进行隔离。监狱长 J. K. 科丁(J. K. Codding)得到警告,要准备好处理"现在赖利堡附近的一群妇女"。来自章克申城的一个代表团告知州长,每天都有"2～15 名卖淫的妇女"在那里被捕。正如克拉宾医生指出的,这个设施很快就被证明是不够的,因为"我们收押的'卖淫的妇女'的数量增长得太快了",所以他们不得不寻找额外的设施。此外,因为没有这方面的资金,还存在解决这些妇女的吃饭问题。州议会已授权州行政管理委员会将这些妇女关押在营地,直到她们获释,并且州议会为此投票表决投入 2.5 万美元。但这些资金要到第二年才能使用,这就使得目前的问题无法解决。克拉宾在向州控制委员会寻求帮助时发现了一个解决办法。在监狱的农场里砍伐并锯断木材,以此搭建棚屋和帐篷,给她们做住房。随后受感染的妇女得到治疗,并被释放,被告远离军事营地,否则将面临牢狱之灾。那年 11 月,卫生委员会采用了更严格的规定。他们在莱文沃思堡和芬斯顿营地周围建立了一个特殊营区,每个区域都有一名副职州卫生官员,有权检查所有涉嫌从事"卖淫"的人,如果被感染,立即将她们隔离并送往妇女农场,并不允许上诉。该州的最主要报纸宣称,堪萨斯州就此成为全国第一个逮捕、拘留和治疗患有性病妇女的州。

这是狂热的伟大圣战的一部分,为了取得战争胜利,不管对公民自由是否造成伤害。在此期间,热心的官员对第一修正案中规定的公民自由造成了极大的损害，这导致了美国公民自由局的成立，后来更名为美国公民自由联盟。威尔逊总统为克里尔委员会指明了方向，国会随后制定了《1917 年间谍法》和《1918 年反叛乱法》，对非常宽泛的术语强制要求一致性，联邦地区法官积极地执行这些法案。例如，社会党人凯特·理查兹·奥哈尔（Kate Richards O'Hare）因为在北达科他州发表的一次演讲被判入狱 5 年，此前她曾多次发表演讲而"未受惩罚"。对于那些触犯法律的人来说，这不是一个很好的时机，因为容易落入对战争负有检举责任的人手上。

性病瘟疫在全国变得如此严重，以至于克拉宾被召集到华盛顿接受他的第三次重大战争任务，这项职务的职责是在解决了他对传染病管辖权问题的区域基础上，解决性病问题。数百名妓女被隔离，但没有迹象表明在控制她们方面取得了进展，克拉宾带着他的新任务前往芬斯顿营地，与伦纳德·伍德商议。伍德将军向克拉宾保证，由于他自己也是一名医生，所以明白这个问题并且同意克拉宾关于需要采取行动的看法。他说："州卫生委员会不能在黑暗中工作，必须先知道敌人的位置，才能发动成功的进攻。"伍德命令他的首席医疗官向克拉宾报告所有新性病病例的来源，正如克拉宾所预计的，线索再次指向密苏里州的堪萨斯市，而这超出了他目前的管辖范围。

克拉宾回忆道，"在沉思这一无望的局面时"，陆军部军医总监威廉·戈加斯叫他和北卡罗来纳州卫生官员沃森·S. 兰金（Watson S. Rankin）医生在华盛顿会面。戈加斯已经要求美国公共卫生署组织各州实施一项性病控制计划。由于没有得到该组织的答复，他决定自己执行计划。他命令兰金将南部 6 个州联合起来，克拉宾同样将有大规模军事设施的中西部 7 个州联合起来，进行性病控制。克拉宾表示同意，但提醒大家注意他在堪萨斯 2 个城市遇到的困境。传染病处处长维克托·C. 沃恩（Victor C. Vaughn）少校提议将密苏里州的堪萨斯市纳入克拉宾的管辖范围，并对该市进行隔离。"不，"克拉宾回答说，"让我们再给他们一次净化的机会。在回去的路上，我会中途去见一下市长。"事实证明，"这是他作为一名卫生官员所做过的最令人惊异的旅行"。

当他要求堪萨斯市的市长逮捕、隔离和治疗被感染的妇女时，得到的回答是"抱歉"，由于他们属于州长任命的大都会警察专员委员会管辖，所以克拉宾对他们无管辖权。当克拉宾医生要求警察委员会合作时，他得到了答案；当一个妓女被捕时,市法院会处以小额罚款或缓刑然后把她释放,她很快就会回到街上工作。下一个建议是"为什么不去找管理市法院的人呢?"坚定的克拉宾医生直接去找汤姆·彭德格斯特(Tom Pendergast)院长,而这位政治领袖似乎在期待克拉宾的到来。克拉宾告诉了彭德格斯特找他的目的,他回答说:"我想市法院会按照我的要求去做。"克拉宾命令道:"我只给你一个星期的时间",让市法院逮捕所有卖淫的妇女,并对她们进行检查和治疗。当这些妇女经治疗被释放时,她们将面临"牢狱之灾,并且只要法律允许,她们就不得出现在公共场合"。院长回答:"医生,你不必等一个星期。如果到明天这个时候法院还是不按照你的想法做事,请告诉我。"彭德格斯特院长愿意做任何事情来避免他的城市被隔离,他的命令得到了执行。在很短的时间内,堪萨斯营地的性病感染率就下降了。

1918年中期,陆军医疗队发布了其成功遏制性病的统计数据。调动到法国的70万士兵中,每周公布的数据是每千人才有一个新病例,相比之下,战前最低发病率是这个数字的2倍。仍在美国国内的部队中,报告的病例有六分之五是在被征召前感染的。性病的受害者比其他任何传染病都要多,并且性病导致退出现役的人数比受伤或疾病导致退出现役的人数要多。因为其他所有病例都已被治愈,所以只有大约100名士兵因身体不合格而离开了。但在1918年3月,堪萨斯州卫生委员会甚至进一步授权任何地方或县卫生官员对他们怀疑是妓女的任何人进行检查,并"尽一切可能制止交易"。

在某些人看来,这些控制性病的程序似乎是基于克拉宾职责而采用的高压策略。当3名男性检察官因被感染而在兰辛被隔离时,由于被监禁,他们以人身保护令起诉克拉宾和卫生委员会。其中一人乔治·巴克纳(George Buckner)被查出患有慢性淋病,托皮卡卫生官员命令将他送往兰辛的州立监狱接受治疗。司法意见指出,送到那里接受治疗的人"总的来说,都很糟糕"。巴克纳和其他上诉人抨击这个卫生委员把立法权力授予行政人员,并坚持认为一个人不能因为疾病而被送进州立监狱。虽然堪萨斯州最高法院在广义上支持卫生委员会为保护公众健康而进行检疫的权力,但是法官们一致认为,托皮卡的卫生官员不应该在其命令中使用监狱一词,而应该说这些人并不是被关押在监狱里,卫生委员会只是利用其设施对他们进行必要的疾病治疗,所有这些都在卫生委员会的管辖范围内。

当"妓女"与犯了贪污和其他重罪而在妇女工业农场里服刑的顽固女犯人关在一起时，发生了一种奇怪的现象：后者憎恨妓女，也害怕与患病妇女交往，强迫当局为她们提供单独的饮食、沐浴和洗衣设施。被感染的妓女，除了做她们不习惯的事自己洗衣服外，必须在农场边工作边恢复。因此克拉宾说："她们的身体和精神状况得到了改善，这在某种程度上说是个奇迹。"好的食物、艰苦的体力劳动和充足的睡眠对她们的作用简直令人惊奇。但是，当她们被释放之后，总是回到原来的职业，又重新开始这种循环。克拉宾医生解释说，了解这些妇女的过去和她们未来的愿望对努力改变这种恶性循环可能有很大帮助。

克拉宾聘请了一位经验丰富的社会工作者达琳·道布尔迪·纽比（Darlene Doubleday Newby）夫人，试图让这些妇女信任她，并让她记录从这些妇女那里获得的信息。但她该如何着手这项任务呢？克拉宾又一次灵光一闪。他说服纽比夫人接受隔离，并把她和下一组受感染的妇女一起送到农场。只有女看守朱莉娅·佩里（Julia Perry）夫人知道纽比夫人的身份，而纽比夫人被安排只从事打字的工作。两周后她被释放出来，并向克拉宾医生提交了她的报告。大多数女孩把女服务员列为她们的职业，因为这可以让她们引人注意，而且也让她们在做生意的时候不会因为流浪而被定罪，而她们几乎没有人懂得烹饪。这些女性大多来自贫困家庭，顶多只完成了六年级的学业。父亲或母亲去世或家庭破裂让她们开始了这样的职业。有些女孩上了高中，也做过正常的工作，但跟着士兵去营地，最后转向卖淫并被感染。有一些是战争新娘，当丈夫被送往海外时，她们留在了营地。如果失足女需要朋友，这些女孩很容易成为她们的朋友。佩里夫人试图为她们提供一个榜样和咨询。

年轻任性的女孩之中大概20%可以算是"正常"的人，她们可能会对一个改革计划做出回应，因此佩里夫人将她们安置在可能最有利的环境中，为她们提供工作，工作在其能力范围内并且工作性质可能有助于她们在获释后找到工作。她称自己的农场为"重新开始的土地"，这里开设了打字、速记和家政课，以帮助妇女们开始新的生活，如果她们能设法与旧生活再见的话。其中一个女孩后来报告说，在农场的三个月"让她恢复了理智"。与顽固的妓女厮混在一起让她意识到，除非她改过自新，否则她可能成为"这些可怜人"之一。她在获释后重新进入了高中，那年6月毕业后传来消息说，她打算上大学。但这样的女孩在农场里很少见。大多数人被形容为公立学校里"无精打采、呆头呆脑的"不适应环境的人,她们平时自我感觉良好,最终却成为县法院"专门寻找的穷人"。有些人被归类为"心理病态人格",就像那些任性的年轻人一样,她们可能很容易管教,并愿意接受改革。但是,大多数人都回到了其悲惨的职业。

纽比夫人与这些妇女一起继续工作了 2 年,报告过超过 400 名在州立农场被隔离的妇女。她总结自己的发现如下:

> 在家庭条件研究中,案例大致选定和分类如下:家庭条件差的占 69%,家庭条件一般的占 25%,家庭条件好的占 6%。被调查的女性中,50% 的在学校没有读到七年级,9% 的人上过高中,1% 进入过大学。已婚妇女中,16 岁前就卖淫的占到 62%,59% 的妇女生过孩子。

> 正如克拉宾所言:"一场世界大战让我们震惊,以至于我们不得不讨论这些迄今为止仍是上流社会禁忌的问题,这是多么奇怪啊!"在这个项目的前 18 个月,497 名妇女被送往农场,410 人承诺治疗性病,87 人因流浪罪或卖淫罪成为囚犯。她们中很少有人试图逃跑,因此克拉宾认为,佩里夫人的管理技巧功不可没。

军医总监戈加斯让克拉宾负责制订其他 6 个州控制性病的计划。克拉宾首先拜访了每一个州的州长,然后是每一个州的国防委员会主席,最后是州的最主要卫生官员,以确保各州领导人在制订计划时进行合作。他只在一个州遇到了阻力,州长和州其他官员警告他,他必须获得主教的支持才能成功。克拉宾发现这很复杂,因为一名当地官员是主教教堂的成员,他却拥有数家妓院。主教彬彬有礼地接待了他,但坚持说他有自己的道德教育方法。克拉宾试图解释说他关心的是士兵的健康而不是他们道德,但主教似乎认为克拉宾试图干涉教会事务。克拉宾医生最后采用了一位老律师的计策,要求主教针对以下问题回答是或者否:当"我……向美国陆军部汇报时……,我可以说你将在这个重要的国防阶段与联邦政府合作吗?"主教犹豫了一会儿回答道:"我会。我当然会。我像任何人一样希望我们的国家赢得这场战争。我当然会合作的,我会为你的计划尽我所能。"在克拉宾向州长提交报告后,该州的国防委员会通过投票为该计划拨款

5 000美元,他认为最不确定的州可能成为第一个推行性病控制和社会卫生公共教育运动的州。令人惊讶的是,在对性病的控制方面,克拉宾管辖的军事和民用地区与在法国的珀欣将军不相上下。

1918年国会颁布了《钱伯林-卡恩法案》(Chamberlin-Kahn Act),拨款100万美元帮助各州对抗性病。克拉宾能够很好地利用这些资金,直到州议会在承认性病会使许多人感到不适这一事实基础上,决定堪萨斯州在战后没有这个计划为止。

当威廉·戈加斯这位美西战争英雄在停战前退休时,梅里特·W. 爱尔兰(Merritt W. Ireland)将军接替他成为医务总监。在他上任后的第一次公开声明中,爱尔兰宣称:"美国军队在战争中的非凡成功建立在士兵良好健康状况的基础上。"他又补充说:"我们要感谢成千上万的医生和护士为美国军队优良健康状况所做的贡献,美国军队拥有世界各国军队中最好的健康记录。"2.5万名军医因为"爱国"而放弃了在各州的行医工作,"以便让我们的士兵保持健康"。

爱尔兰后来说得更加具体,他指出:"在拥有身体适合战争服役人数最多排名中,堪萨斯州是所有州中第一位。"在全国体检的400多万人中,堪萨斯州每百人中35人身体存在缺陷,而罗得岛州则是64人。他认为,堪萨斯州排名第一是因为它是一个农业州,并且土著人口比例很高。城市提供了51%身体有缺陷的男性,所有阶层中超过五分之一的人"身体不适合在国内或国外进行任何类型的军事服务"。30%可征召入伍的男性因为在他们年轻时本可以矫正的缺陷而身体不适合服役,这一陆军统计数据有助于获得对卫生部门儿童卫生处工作的支持。许多功劳必须归属州卫生部门。

1913年,美国医学会选择查尔斯·V. 蔡平(Charles V. Chapin)对州卫生委员会进行全面的研究。虽然堪萨斯州在战争开始时就处于前列,但为了使他的卫生委员会名列前茅,克拉宾当时还有很多工作要做。蔡平把纽约州、马萨诸塞州和宾夕法尼亚州排在第一等级,明尼苏达州、新泽西州、印第安纳州、堪萨斯州和佛蒙特州排在第二等级。堪萨斯州在这里因为"战斗秘策"而获得了额外的荣誉。堪萨斯州的人均公共卫生支出在48个州中排名第18位,考虑到克拉宾每两年就需要面对节俭的议会,这个排名还算不错。该州因"远离政治纠葛"以及卫生部门与州立大学之间的密切关系而获得特别表彰。报告指出"为保护供水和解决污水处理问题,正在做出色的工作。"蔡平补充道,和大多数州一样,堪萨斯州需要改进当地的卫生管理。当美国参战时,克拉宾正在研究这个问题。

塞缪尔·克拉宾利用已报告的统计数据得出结论:与其他州相比,"堪萨斯州几乎是一个疗养胜地"。他说,"多年来,堪萨斯州的伤寒死亡率确实有点丢脸",因为伤寒是一种可预防的疾病,"我们似乎无法降低其死亡率"。他认为改善卫生条件,接种伤寒疫苗,"以及对年轻母亲严格宣讲常识性卫生规则"是伤寒和肠炎死亡率下降的原因。在战后的最近 2 年里,2 岁以下儿童肠炎死亡率降低了一半。"克拉宾医生也坦然承认,堪萨斯州天然是一个有益健康的州。"1920 年的人口普查证实了这位医生有些沙文主义的说法。据报道,堪萨斯州白人男性的预期寿命为 59.73 岁,白人女性的预期寿命为 60.89 岁。威斯康星州以 58.77 岁和 60.70 岁分别位居全国第二。

就在战争结束前,克拉宾不得不应对历史上最广泛的瘟疫之一。1917 年冬天,西班牙流感袭击欧洲的报道开始传到美国。到了春天,流感到达了大西洋海岸,它横跨美国掀起了 3 次流感浪潮,前两次在 1918 年,第三次是在 1919 年到 1920 年的冬天,袭击了数百万的美国人。流感来得太不是时候了,因为有 2.5 万名医生和更多的护士在军队服役。此外,距离美国暴发流感危机已经有 25 年了,现在的医护人员对流感病因或症状并不熟悉。任何情况下几乎都无法阻止流感传播,因为正如杰拉尔德·格罗布(Gerald Grob)指出的,科学家们"还没有弄明白为什么流感显得如此致命",并且"实际上所有的预防和干涉措施都被证明是徒劳的"。成千上万的士兵聚集在堪萨斯的军营里,克拉宾的卫生委员会刚刚被吝啬的议会否决了一笔对抗传染病的紧急资金。

美国公共卫生署在这次大流行期间大大扩展了它的工作。对医生的巨大需求很快浮出水面,但太多的医生在面对这场危机时在服兵役。幸运的是,许多没有资格参军的医务人员组成了志愿医疗服务组织,近 2 000 名医生响应了此号召。该组织还帮助动员了接受过训练和未经训练的护士来应对紧急情况,国会拨款 100 万美元以帮助他们对抗流感。

1918 年 9 月,《州府托皮卡日报》报道称,流感在波士顿 6 小时内造成 16 人死亡,波士顿是美国远征部队前往法国的主要港口。死者中有 10 人是水手,那个地区有 14 个海军基地,报告了 2 331 个病例。流感瘟疫蔓延到新罕布什尔州朴次茅斯（Portsmouth）海军监狱，据报道东北部的帝文斯堡（Fort Devens）大约有 2 000 名士兵患病。流感在平民生活中并不是一种需要报告的疾病，因此当局没有正确或完整的信息来预测流感是如何传播的，但医务官员认为"他们很好地掌握了疫情"。而事实并非如此，因为第二天的报纸报道称，在过去 24 小时内，新英格兰地区有 70 人死于流感以及通常并发的或继发的肺炎。在帝文斯营地有 3 500 个病例，"主要是黑人士兵"。未经证实的谣言很快传开了，这些细菌是由通过德国潜艇登陆美国海岸的敌方特工传入美国的。

一周后的新闻标题《西班牙流感疫情蔓延全国》。预计到这一事态发展，美国公共卫生署的医务总监鲁珀特·布鲁（Rupert Blue）在疫情开始蔓延时就立即给克拉宾拍了电报，告知疫情将对军工生产产生重大影响，并请求克拉宾随时向他报告堪萨斯的疫情。克拉宾回答说他很乐意遵从这项要求，但是这很困难。他指出，普通医生和外行都"倾向于把任何急性感冒称为'流感'或'流行性感冒'"，他的报告"很可能非常不准确"。如果布鲁能提供波士顿疾病的"症状学真实信息"及其细菌学真实信息，将会有所助益。

该病在某些地区已达到流行程度，并迅速蔓延到太平洋沿岸。卫生官员在华盛顿特区召开紧急会议，医务总监布鲁在会上报告了 26 个州出现的病例。它在新英格兰流行，在大多数东部州以及明尼苏达州和艾奥瓦州有报告病例，每天都蔓延到新的军队营地。这是第一次帝文斯营地不再领先，霍博肯（Hoboken）营地情况最严重。芬斯顿营地报告了 135 个病例，一些社区正在考虑是否采取严厉措施来禁止公众集会。

瘟疫一出现在芬斯顿营地，就迅速蔓延至整个堪萨斯州。克拉宾很快就被呼救声淹没了，但他几乎没有或根本没有东西可送出。人口稀少的堪萨斯州西部受到的打击尤为严重，一些县甚至没有医生。幸运的是，国会又批准了一项紧急资金，从堪萨斯州的份额拿出一些，克拉宾能够从堪萨斯州东部和密苏里州西部派遣 8 名医生前往救援。有些情况是可怕的，一位护士向他报告说，她接到一个生病的大牧场主为一个邻居打的求助电话。护士急忙跑到这个邻居家的农场，发现父亲、母亲、2 个孩子以及雇工都病得很重。前一天赶进畜栏的牛群发出了可怕的哀鸣，把邻居吵醒了，给护士打了电话。牛已经一天多没吃没喝了，这家人也是。牛的疯狂嚎叫可能救了其中一些人的生命。

灾祸袭击了莱文沃思堡和赖利堡、芬斯顿营地、堪萨斯大学和堪萨斯州农学院。在芬斯顿 - 赖利军营，流感及其并发症肺炎在一天之内造成了 86 人死亡。堪萨斯大学没有医院设施，小城市医院人满为患。校长弗兰克·斯特朗请求克拉宾帮忙，但克拉宾医生无能为力。当时，一所供军事训练的学生住宿的营房已经部分建成，上面有一个屋顶，但除此之外什么都没有——没有门，没有窗。克拉宾医生绝望之下向伦纳德·伍德将军求助，希望得到床和医疗用品，在尚未完工的营房内使用。克拉宾知道这些可以在芬斯顿找到，因为那里超过 50% 的士兵已经去了法国。然而由于军事条例，这位将军无奈拒绝了。一个星期过去了，灵车带走了年轻人的尸体，克拉宾又打了一个疯狂的电话：

> 将军，碰巧你是唯一能帮助我们的人，因为这里或堪萨斯市没有其他物资可用，所以我们指望你拯救这些健康的男孩和女孩的生命，这些年轻人的父母也指望着你……不能再这样等下去了。

怎么能抗拒这一请求呢？伍德将军决定拿他的职业生涯冒险，答应"在夜间火车上装载一特快车厢的设备和物资，我认为从我们的经历来看，这个情形需要从速办理和行动"。3 天后，伍德将军说芝加哥总部拒绝批准这批借出物，他担心会被送上军事法庭。克拉宾立即联系堪萨斯州的参议员查尔斯·柯蒂斯（Charles Curtis），推动参议院通过了一项联合决议来批准伍德的行动。第二天早上，众议院通过了这项法案，这不仅使将军的善举合法化，还批准了流感流行期间使用联邦物资。

流感首次暴发时，克拉宾就发布了一本专门的小册子，并要求任何接受过医学培训的人志愿参加任务。10 月 3 日的报告显示，军营里的病例有所减少，但迅速从芬斯顿蔓延到莱文沃思、艾奇逊、托皮卡、威奇托和海斯等城市。5 天后，克拉宾禁止所有参观者来到该州的各类机构，包括大学。10 月 9 日，大多数剧院、教堂、学校和会议场所都关闭了。大学停课，堪萨斯州农学院的联谊宿舍被用作医院。截至 15 日，该州报告了 1.2 万个病例。有的整个家庭都患病了，报道说有孩子们在死去的父母身边哭泣。在军营里，场面变得"难以形容"。其中有一篇报道说："一些人试图逃避与死人和濒死者关押在一起，他们在自己的固定住所里因疾病喘息，很快发现死亡围绕着他们，甚至死亡就在那里。"一排排粗糙的松木棺材开始堵塞在营地火车站的装货码头。

必须采取严厉措施。克拉宾给艾奇逊县卫生官员 C. W. 罗宾森（C. W. Robinson）医生发电报说，他已与州总检察长 S. M. 布鲁斯特（S. M. Brewster）商议，总检察长批准了在必要时关闭堪萨斯 - 密苏里边界的过境点。按照这一授权行动，布鲁斯特关闭了这座大桥，以阻止来自密苏里河一侧东艾奇逊沙龙镇（saloon）的"短途旅行"。同时，州卫生委员会建议禁止在人群聚集的地方举行公开销售或任何户外娱乐活动。一星期后，瘟疫严重地袭击了州府城市，以至于城市卫生官员 H. L. 克拉克（H. L. Clark）医生禁止 20 人以上的所有公共集会，包括一位州参议员要发表讲话的"爱国集会"，他还关闭了公立学校。此外，所有含有流感病例的房屋都必须这样进行梳理检查。

州卫生委员会发出以下通知，并公布了免费的流感宣传册：

西班牙流感

这种现在在堪萨斯州流行的疾病很容易传染，它通过与病人或"带菌者"接触而得到传播。

流感是一种人群疾病。因此，尽量避开密集人群。下达了全州范围内的关闭令作为通过禁止聚集防止疾病蔓延的唯一途径。

流感可能主要是通过吸入带菌飞沫传播的，这些飞沫是不小心咳嗽或打喷嚏而喷到空气中的。为了防止疾病传播，人们在咳嗽或打喷嚏时应该遮住。在地板或人行道上随地吐痰的习惯被认为是传播疾病的另一种方式。

避免使用公共饮水杯和环状擦手巾，因为它们可能会传播疾病。

尽可能多地待在户外，睡觉时窗户要开着。

饭前洗手。

除了上帝提供的纯净空气、营养丰富的食物、人体清洁以及保持下水道畅通外，没有其他的预防措施。

避免聚集，我们再说一次**避免聚集**！

在咳嗽和打喷嚏时应该遮住。当你传播疾病时，德国皇帝会非常开心。

克拉宾代表卫生委员会写信给州长，说需要传达一个全面的关闭令，因为"当下严格的措施"可能会遏制流感的传播并降低其致病力。

州长亚瑟·卡珀立即下令该州所有学校、教堂、剧院和公共集会场所关闭一周，时间可能还会延长。当时，疫情已扩散到 74 个县，在过去 24 小时内又出现了 1 000 个新病例。克拉宾解释说："这种疾病的历史表明，它的致病力在很大程度上取决于传播的速度。"民众一定不要成群聚集。他警告说，剧院是最糟糕的地方，因为它们通常都是经改造的旧商店建筑，没有通风设备。随着新病例的每一次公布，克拉宾提醒人们，实际数字更可怕，因为许多医生忙于诊治病人，没有时间报告。一位希尔城（Hill City）的医生报告说，他每 24 小时回一次自己的家。天亮之前他才能睡觉，同时一名司机带着他巡视，第二天一早回家吃一顿热早餐，换一套衣服，然后开始新一天的工作。当然，也有一些医生死于这场瘟疫。

到 10 月 19 日，克拉宾发现疫情略有缓解。因为农场是露天的，所以他允许农场进行销售，但条件是不提供食品或饮料，而且只有预约的顾客可以参加。他指出，克劳福德（Crawford）县疫情仍然很严重，他希望尽快为那里提供更多必需的医疗援助。据报道，在克劳伯格（Crowberg）矿区，一名教堂执事和一名福音传教士因举行会议而被捕，其他几个社区也处于"动荡"之中。尽管公众对此感到不安，但来自 50 个城镇的卫生官员一致建议州长延长关闭令的期限。卡珀也承认，延长一周的公众保护禁令将"远比一切商业或政治状态重要"。克拉宾还建议在街道上以及在"雇用人数很多的企业"中所有人都戴上纱布口罩。有轨电车必须开着窗户运行，不管外面的温度是多少。

弗兰克·肖（Frank Shaw）上尉是沃什伯恩学院学生军训练团（SATC）的指挥官，他试图通过告诉士兵们他们只是感冒，并提交一份证实报告，来掩盖他所在部队的流行病。当一个即将加入学生军训练团的人死于流感，同时报道另一人濒临死亡时，这件事就传开了。当被问及情况时，克拉宾回答说该单位未报告任何病例，但他收到男孩们发生感冒的非正式报告，现在他的办公室将调查这一情况。与此同时，一个家长代表团拜访了卡珀州长，要求了解如果他们的儿子没有患上像华盛顿当局让他们相信的那种流感，孩子们为什么不能回家接受治疗。

卡珀州长向家长们保证，他将调查此事，然后对该单位进行了隔离。

尽管到了 10 月底，病例数量稳步下降，但克拉宾警告公众，这种疾病"不会在 4～5 周内被根除"，他还到了劳伦斯，以确定该大学何时可能重新开学。人们被延长的关闭令激怒了，但他们受到警告不能放松预防措施，因为那样只会"使疫情卷土重来，就像堪萨斯市的情况一样"。慢慢地，一个又一个城镇解除了关闭禁令，但在 11 月初，克拉宾觉得有必要向教师发出额外的呼吁。他提醒教师们，电影院已经进行了熏蒸消毒，所有的学校都"擦洗干净"了。如果孩子们上学时只是"非常无害地流鼻涕"，那么送孩子回家不仅可以挽救孩子的生命，还可以挽救其他人的生命。不过，渐渐地，堪萨斯州恢复了正常的生活。

疫情几乎立刻就复苏了。1918 年 11 月下旬，托皮卡暴发了一场疫情，但克拉宾和卫生委员会决定在发布另一项不受欢迎的关闭令之前稍作等待。可是到了月底，他们禁止了所有非必要的会议，关闭了教堂，并下令商店和游泳池只允许少数顾客进入，平均每人要有 100 平方英尺的空间，并且必须在下午 4:30 关门。劳伦斯遇到了比第一次疫情暴发时更多的病例并且再次关闭了学校。12 月 10 日，过早取消关闭禁令的堪萨斯市打破了该城的所有死亡记录，36 人死于流感，11 人死于肺炎，18 人死于其他原因。到 12 月 21 日，这种传染病已经达到顶峰，但克拉宾公开宣布，数百名堪萨斯人由于在疾病缠身后仍然坚持长时间工作而"自杀"式身亡。1919—1920 年间再次暴发的疫情没有前两次严重。

危机结束后，克拉宾计算了堪萨斯州的损失。超过 5 000 人失去生命，相当于"一战"中死亡的堪萨斯人数。大约 25 万人患病，经济损失惨重。大约 1.2 万名教师赋闲两个月。企业持续 60 天每天损失 100 万美元。由于在收获季节受到了流行病的袭击，因而农业也遭受损失。《堪萨斯州日报》刊登了州流行病学家 J. J. 西比的文章，他总结了这场可怕瘟疫的影响：

> 堪萨斯州从未发生过可与此相提并论的事情。各行各业都被迫承受巨大的损失——在许多情况下，这些损失是无法轻易避免的……我怀疑是否有超过 60% 的病例报告给州卫生委员会……在这个州的历史上，从来没有要求过医生如此不知疲倦地提供服务。一个州的护理队从未提供过比该州各地瘟疫肆虐日子里更加忠诚、孜孜不倦、全心全意和英勇的服务。

西比将每个人生命的价值定为 4 100 美元,死于流感的 5 000 多人总共损失 22 742 700 美元。25 万病例的平均医药费为每人 10 美元,总数为 250 万美元。整个世界损失的总数更加难以估计——可能有 2 000 万～3 000 万人死亡。奇怪的是,死亡的美国人大约有三分之二年龄在 20～40 岁,正处于他们人生最好的阶段。就相同的时间段来讲,这意味着流感瘟疫的致死率是第一次世界大战中壕沟战的 5 倍。

塞缪尔·克拉宾战后继续从事他的卫生工作,但改革精神已经消失。当议会没有资助卫生部门的性病处,因而也没有为联邦资金提供州的配套资金时,克拉宾向州总检察长征求了意见。总检察长裁定,性病有传染性,研究传染病原因的拨款包括此类疾病,克拉宾医生可以得到他需要的配套资金。如前所述,克拉宾在建立三州卫生区方面发挥了重要作用。他帮助组织了堪萨斯公共卫生协会,并担任副会长,他在沃邦西(Wabaunsee)县的疫苗接种项目取得了巨大成功。不过,在政治上这是一个保守时期,正如州议会吝啬的拨款及其通过建立堪萨斯州劳资关系法庭来随意解决劳资纠纷而对工人进行攻击所表明的那样。但是,克拉宾确实在这一段时间里,设法继续开展他战时对抗性病的运动。

1919 年秋天,当劳资关系法庭未能解决危急的煤矿罢工时,州长亨利·J. 艾伦动员了州的民兵,并号召志愿者们来开采煤炭。当士兵们到来时,妓女们很快就跟来了。克拉宾在 12 月 4 日告知州长,卫生官员报告堪萨斯州东南部煤矿区的性病增加了。州长要求卫生委员会秘书派人去帮助当地的卫生当局围捕妓女,确保她们在必要时得到治疗。克拉宾已经预料到了这一点,并已请求美国的交叉部门社会卫生委员会给他派一名熟练的调查员。C. A. 班特隆(C. A. Bantleon)已经到达,准备开始工作,之后乘火车到了匹兹堡(Pittsburg)地区。州立妇女工业农场的人口马上又开始增加。

克拉宾形容煤矿区切罗基县卫生官员 C. J. 蒙哥马利医生为“我们中更足智多谋的人之一”。有一天,“蒙蒂(Monty)”(他喜欢别人这么叫他),开始寻找他所谓的两个“野女孩”。当一个农民告诉蒙蒂说她们在他的草堆中露宿时,蒙蒂终于抓住了她们。他“骑上了他可靠的福特车”,出去抓她们,于是“两名妓女”在监狱里待了一晚上,最后被关进了被感染妇女的营地。蒙蒂在邻近的公路上用标语牌进行自己的教育活动，其中有一条标语是从卫生委员会一份简报上摘录的："如果一名妓女朝你微笑——安全第一。"星期天晚上，人们在切罗基县的公路上悠闲地开着车，顺便看看蒙蒂最近竖起了什么新的"教育"标语牌。

煤矿区性病的危机使克拉宾确信，他需要从根本上着手解决这个问题，迫切需要用社会卫生信息教育堪萨斯州的年轻人。在 1920 年夏天，他给全州 535 名高中管理人员发了一封信，说明了他此次的教育计划，这一计划获得了特别积极的回应。他随后制订的计划包括海斯州立师范学校的洛·瑞·凯夫（Lo Ree Cave）和曼哈顿的比娜·伯尔（Buena Burr）2 位女性向女孩们讲课，2 名前基督教青年会秘书 C. A. 霍尔（C. A. Hall）和保罗·莫泽（Paul Moser）给男孩们讲课。准备在讨论过程中设置一个问答环节。卫生委员会还出版了 2 本小册子：给男孩们的《保持健康》和给女孩们的《女孩的角色》。伯尔夫人也试图通过小组讨论来触及母亲的话题。该计划得到了全州妇女俱乐部的积极支持。这个三年计划获得了巨大成功，虽然在堪萨斯的清教徒之地，特别是在部分社区，遭到一些强烈反对，但那里的学校管理者提供了最有力的支持。而地方流言蜚语的出现，总是能够通过诬蔑和歪曲激起人们的反抗，特别是当涉及社会卫生教育等迄今禁忌的话题时，卫生委员会就成了他们关注的焦点。当克拉宾调查这些投诉时，有人告诉他说卫生委员会"在干涉纯粹的个人和社区事务"。反对派变得足够强大，于 1923 年说服议会终止了卫生委员会性病处管理的拨款。因此，在堪萨斯州建立一个合理的性教育项目的真正开拓性工作就此停止。该州刚刚成功地经历了进步运动，并制订了一些在全国领先的改革计划。现在，受到保守派"巨大红色恐慌"与"咆哮的 20 年代"的深刻影响，他们对新思想表示了反对。

这是 1923 年克拉宾灾难性问题的预演，也许性教育的经历也促成了他那一年的苦难。事实证明劳资法庭在许多方面非常不受欢迎，但它是共和党人的措施，所以 1922 年共和党州长候选人 W. Y. 摩根（W. Y. Morgan）支持这一思想。民主党候选人乔纳森·戴维斯（Jonathan Davis）在竞选中反对劳资法庭。他还承诺减税，因此希望减税的农民加入了希望废除该法庭的劳工组织，并选了戴维斯。

在堪萨斯州，民主党很少赢得州长竞选，当他们获胜的时候，他们就渴望得到该职位带来的好处。戴维斯，特别希望用委任权奖励他的支持者，他无情地要求卫生委员会进行 40% 的人事变更。克拉宾对这个高压命令感到愤怒,因为农业和卫生部门一直都是非政治性的,因此神圣地不受政治干涉。19 年来,克拉宾医生已经完成了所有卫生职位的任命,并得到了卫生委员会的批准,没有哪个州政府官员比他更坚持将能力作为职务的唯一标准。这是一个令人震惊的要求,克拉宾医生坚决拒绝了。

州长立即任命了 9 人卫生委员会中的 6 名新成员,显然是为了让他们取代克拉宾。6 名被撤换的成员中有 3 人已经由艾伦(Allen)于 1922 年重新任命,但参议院日报并未表明他们已得到确认,并且有人质疑重新任命这一举措是否必要。由于议会没有开会确认,艾伦给另外 3 人任命了临时职务。戴维斯跟6 人中的 4 个人说,因为没有得到参议院的确认,他将他们从卫生委员会中除名了。牛顿医院院长 J. T. 阿克斯特尔(J. T. Axtell)医生是另一位由戴维斯任命但没有受到质疑的人。阿克斯特尔是被重新任命的人,戴维斯向他保证不打算改变卫生委员会秘书的职位。但当克拉宾将被解雇的震撼传闻开始流传时,阿克斯特尔发起了一场支持克拉宾留任秘书的运动。这激怒了戴维斯,于是他因这次"党派政治活动"给阿克斯特尔发了一封"十分愤怒的解雇信"。州长戴维斯严厉斥责了阿克斯特尔:"在你成功地将政治注入卫生委员会事务中之前,你已经通过写信给你的朋友,激起了党派的情绪……为了提供周到的服务,现在的变革势在必行。"这种言论似乎是不合逻辑的推论,但这些思想上的错误并未困扰戴维斯。戴维斯州长任命道奇城的医生罗伯特·C. 克莱因(Robert C. Klein)代替克拉宾。

这就只留下了一位艾伦任命的人——来自卡尼的 H. L. 奥尔德里奇(H. L. Aldrich)医生,他还在戴维斯手下的新卫生委员会里。由于传闻持续存在,当委员会成员见面时,克拉宾问他们,自己是被留下还是被解雇了,他想相应地安排自己的商务活动。卫生委员会选举了一位新的主席和副主席,但在选择谁担任秘书的问题上犹豫不决。由于反对解雇克拉宾的意见声势浩大,所以决定把这个问题推迟到 6 月 27 日的年会上。该州最主要的报纸报道称,卫生委员会"很可能"在那时决定克拉宾的未来。

当关于克拉宾命运的重大传闻浮出水面时,堪萨斯大学医学院院长默文·T. 苏德勒(Mervin T. Sudler)立即写信给他的好朋友克拉宾,说他在《堪萨

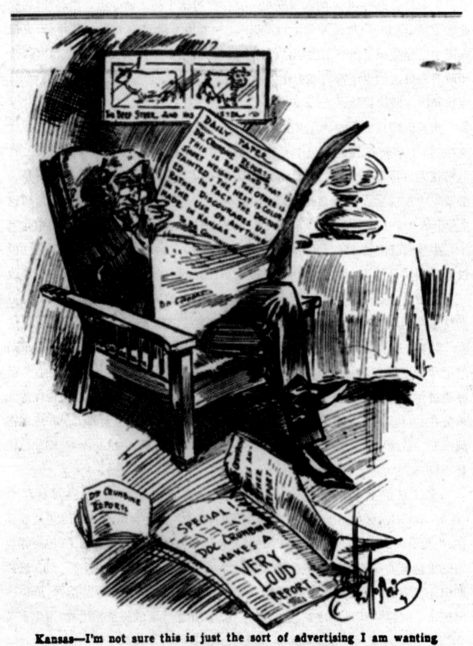

Kansas—I'm not sure this is just the sort of advertising I am wanting

克拉宾的改革（堪萨斯州历史学会）

斯市明星报》上读到一个报道,说克拉宾将被撤职。他问克拉宾:"你的朋友们能做些什么来应对这种可怜的处境吗? 在这个职位上,你作为一名卫生官员在全国享有盛誉……戴维斯州长必须把州的利益放在心上,如果我们能向他证明你服务的巨大价值以及失去你会带来的巨大损失……那撤职的行为也许不会发生。"克拉宾回答说,他"今天早上得到暗示,州长对自己的意图有些动摇,此时施加一点压力应该是很有帮助的"。他相信,如果苏德勒医生和"若干其他好朋友写一封得体而庄重的信给州长,以你给我的信中那种方式表达你们自己的意见……这将会是一个很大的帮助"。苏德勒还写信给亨德森·S. 马丁(Henderson S. Martin),他认为马丁可能对此事件具有一定的政治影响,并且马丁也认为这件事令人遗憾。但最终事实证明,马丁无法改变这一政治事件的进程。

全州对解雇克拉宾都强烈反对。堪萨斯医学会向州长提交了一份支持克拉宾医生的决议,就像大多数其他医学组织以及堪萨斯州卫生官员协会所做的那样。公民团体、妇女俱乐部和300名道奇市妇女写信给戴维斯州长,反对解雇克拉宾的行为。卫生委员会成员、堪萨斯医学会前主席 O. D. 沃克(O. D. Walker)警告戴维斯说:"现在,在公共卫生方面,没有人比克拉宾医生更有能力来开展工作。而且,他是不可替代的。"然而,一切都无济于事。戴维斯的卫生委员会选举了自己的官员。卫生委员会余下的 6 名老成员开会,确定他们达到了法定人数,克拉宾提交了辞呈,说他正接受美国儿童卫生协会的一个职位。他决定不再为他的工作而努力争取。随之而来的对该州公共卫生发展造成的损害挽救不了他的自尊。他说:

> 我要感谢堪萨斯州人民的慷慨合作,他们为公共卫生事业取得的成就做出了巨大的贡献。最后,我衷心感谢堪萨斯的前州长们,他们总是对他们的州卫生委员会在多方面工作职责中给予最充分的合作和自由,并且从未尝试用部门的职务任命作为党派服务的奖励。
>
> 我很遗憾切断了我与堪萨斯州公共卫生工作的联系,在知道该组织的完整性将在一名接受过培训并有经验的卫生官员的领导下得以保留时,我的遗憾就大大减轻了。

卫生委员会接受了克拉宾的辞职，"对我们失去一位伟大的人物深表遗憾"。他对这个部门的管理"以敏锐的判断力、一贯的礼貌、绝对的诚实以及近乎天才的罕见技能为特征"。

当克拉宾出席在华盛顿举行的国家卫生官员会议时，他邀请该组织在托皮卡举行他们 1924 年的会议。在后来听到克拉宾曾经受到卑鄙对待并被赶下台的消息之后，该组织撤回了承诺，并决定在其他地方召开会议，除非克拉宾能够回去担任卫生官员。老卫生委员会选择了 N. O. 尼伯格（N. O. Nyberg）医生作为新的秘书。尼伯格是第一次世界大战的老兵，毕业于亚特兰大医学院，专攻公共卫生，并在成为威奇托卫生官员之前获得了战场卫生经验。如果没有政治因素，这个问题可能不会继续下去。"克拉宾得知，如果他允许卡尔·彼得森（Carl Peterson）任命卫生委员会 40 名雇员中除 3 人之外的其他所有人，那么他就可以继续工作，和平当政。"克拉宾拒绝了。州民主党中央委员会主席彼得森决心得到这些职位，这些工作的薪金从克拉宾的每年 4 000 美元，还有两份工作 3 300 美元，到 1 000 美元不等。州长戴维斯拒绝接受尼伯格的当选，并召开了他的新卫生委员会会议。6 月 7 日，他们选举利昂·马塔萨林（Leon Matassarin）医生为执行秘书。戴维斯告诉一位报社记者说："在过去几天里，共和党官员为保留州卫生委员会的委任权而在其工作中所做出的可耻行径，让所有堪萨斯人感到羞愧。"在 1923 年以前，州卫生委员会的职务任命没有受制于任何行政机关的"委任权"。

此时，负责州议会办公室的执行委员会下令关闭州卫生委员会的办公室，直到州最高法院就这两个卫生委员会的合法性做出裁决为止。此外，在裁决宣布之前，托皮卡邮政局局长查尔斯·S. 塞申斯（Charles S. Sessions）拒绝向两个卫生委员会中的任何一个投递邮件。大家似乎都同意这一明智的解决办法。然后州长拒绝批准尼伯格的秘书职位保证书，但他同意了马塔萨林的。彼得森任命州劳工联合会主席 W. E. 弗里曼（W. E. Freeman）为生命统计登记员，并雇用了两名新的速记员，其中一人接替了塞缪尔·克拉宾的女儿维奥莉特。民主党人从州议会大厦看门人那里获得钥匙，夺取了卫生委员会办公室的控制权。州议会大厦的机械工拒绝更换门上的锁，所以他们从堪萨斯大道上找了一个锁匠来换了门锁。

双方都为即将到来的法律斗争挑选了律师。塞缪尔·克拉宾立即要求总检察长查尔斯·B. 格里菲思（Charles B. Griffith）向州最高法院提起收回被侵占职位的诉讼，要求让尼伯格负责卫生委员会。戴维斯发布公告呼吁公众支持他们的州长，并要求格里菲思撤回克拉宾的法律请求，谴责他的背叛。反过来，当格里菲思发现马塔萨林已经占领了卫生委员会的办公室时，他指控州长在与行政长官的"几分钟热烈的交谈中……不诚实"。州最高法院下令卫生委员会的办公室关闭，直到他们能够就收回被侵占职位的诉讼做出裁决为止。

两个卫生委员会的雇员开始聚集在州议会大厦的周围。托皮卡的律师罗伯特·斯通（Robert Stone）在克拉宾医生和尼伯格医生的陪同下进入了卫生委员会办公室区域。他们会见了托皮卡的律师爱德华·麦基弗（Edward McKeever）和玛里恩（Marion）的"著名"民主党律师 W. H. 卡彭特（W. H. Carpenter）。双方避免了冲突，克拉宾一方退到总检察长的办公室，马塔萨林的律师休庭时到州长的私人办公室进行磋商。克拉宾发表了一份严厉的声明，谴责"这一行为扰乱了一个有组织的州的有序工作，因为恐吓性帮助使得堪萨斯精疲力竭"，并说这是"本州历史上最不光彩的政治事件"。

这时候，麦克弗森（McPherson）的 R. C. 利特尔（R. C. Lytle）医生辞去了卫生委员会的职务，他是艾伦任命的留任者以及该州那"杰出的民主党人之一"。他说：

> 我从一开始就觉得政治不应该在这个卫生委员会的事件中起任何作用。我是克拉宾医生的朋友。我也是州长的朋友。
>
> 我相信，如果州长在这件事上独自处理，并且可以使用他自己的判断，他就不会参与最近在托皮卡上演的这种可耻行动以及党派利己主义表演……我已经告诉州长，我太忙了，以至于无法与那些似乎利用他们的影响力来诋毁我的道德修养和信念的人和谐相处。

一周后，最高法院拒绝罢免艾伦任命的卫生委员会成员，从而由这 6 个人加入 3 个合法的戴维斯任命者组成新的卫生委员会，并且确认了尼伯格当选。在法庭审理过程中，当总检察长格里菲思宣布如果州银行专员兼州民主党中央委员会秘书卡尔·彼得森（Carl Peterson）的宣誓书允许纳入法庭记录，则他将因做伪证而被指控时，总检察长制造了"一起轰动事件"。他的宣誓声明宣称，民主党在改革卫生委员会的努力中没有使用"大打出手"的策略，而且他没有在占领卫生委员会办公室的过程中发挥"主要作用"。

戴维斯州长立即发表公开声明说："在所有公共事务中，舆论法庭……是终审和最高法院。"他把这个结果与 1857 年德雷德·斯科特（Dred Scott）案的裁决做了一个牵强的类比，当时美国最高法院认为斯科特是奴隶，而不是在联邦法院有起诉权的美国公民。公众后来通过批准第十三修正案推翻了这一裁决。戴维斯说："历史常常会重演。"他在 3 天后详细阐述了这个主题，并呼吁选举一个民主党议会。他声称："有法定资格的律师告诉我，他们无法理解这一裁决，因此又怎么能够指望我一个农民理解呢？"然而他的确知道，这意味着"堪萨斯选民的大多数，将近两万人"让他来领导该州行政事务的愿望因此被搁置，"我的前任指定的任命者将参加审判并做出裁决"。他表达了自己真实的想法，然后继续说：

> 事实上，克拉宾医生几年来一直需要搬家，因为……他完全无视纳税人的利益，从州领取两份薪水，议会认为有必要阻止（不符合事实），还因为他否决了一项关于性病控制的有价值的法案，原因是他在执行该法案中不能独自使用自己的专制意志。从克拉宾来到这个部门直到离开，他都对纳税人漠不关心。他一直是一个极端的自我主义者，随时准备承认自己是本州最伟大的人。

由此结束了堪萨斯州政治史上最激烈、最肮脏的一幕。

一位权威人士在《堪萨斯农民》（Kansas Farmer）的一篇名为《克拉宾的雇用与解雇》的文章中引用了汤姆·麦克尼尔（Tom McNeal）的话，称这位医生持有这种观点：

> 卫生事务是神圣的，不受世俗的政治干涉。所以，只是为了让克拉宾知道没有神圣这个词，一小群超神政客们站起来说："你被解雇了。"胡佛雇

用克拉宾到美国公共卫生署工作。最近在堪萨斯市举行的一次大型全国卫生会议上，我们听到会议主席告诉来自美国各地的卫生人员，堪萨斯州政府做了一件很棒的事情，让克拉宾得以解脱，来为国家服务。让我们向超神政客们的愚蠢错误脱帽致敬。

这些结果从政治上来说，对州长乔纳森·戴维斯的打击是毁灭性的。他受到信件和社论的猛烈抨击，"直到他似乎在州议会和任一党派中都没有一个朋友"。几年后，克拉宾与戴维斯的遗孀出现在同一个节目中，向一个州的妇女团体发表讲话。克拉宾说："她告诉我，她曾警告戴维斯州长，他正在犯一个非常严重的政治错误，做了一件可怕的有失公正的事情，后来戴维斯对此事也感到后悔了，然后她补充说'他确实后悔了'。"但他的后悔来得应该再早些，现在已经迟了。

抗议活动来自四面八方。萨利纳的奥利弗·D. 沃克医生写信给州长说，随着克拉宾的离开，"我们不得不承认，公共卫生的'内斯特'（特洛伊战争中希腊的贤明长老）在我们州很重要"。堪萨斯市健康与卫生专员 L. B. 格莱尼（L. B. Gloyne）告诉克拉宾："他在堪萨斯的历史上留下了印记。"格莱尼表示希望克拉宾的新工作能给他带来更多的快乐，让他"完全忘记一小群堪萨斯人曾经对他造成的伤害"。美国乳品、食品和药品协会官员 W. S. 弗里斯比（W. S. Frisbie）说，堪萨斯州"因你的辞职遭受了直接损失"，弗里斯比希望克拉宾的新职位"能提供一个机会，让你充满活力地追求你在职业生涯内已经保持的崇高理想"。俄克拉何马城的布莱克和维奇咨询工程公司的 E. B. 布莱克（E. B. Black）祝贺克拉宾："祝贺你在最近与州长的辩论中所采取的立场……还有……我真的为堪萨斯州感到遗憾。"伊利诺伊州布卢明顿（Bloomington）镇卫生主管哈罗德·B. 伍德（Harold B. Wood）对这一事件"目瞪口呆"，他指出克拉宾"为堪萨斯州的幸福做了这么多的事情，并在实质上提高了整个国家的公共卫生水平"，因为他对公共卫生的民众教育方式已经"超越了堪萨斯州的边界"。

此时，塞缪尔·克拉宾在公共卫生工作中赢得了令人羡慕的声誉。他现在或曾经当选为州卫生委员会、美国公共卫生协会、全国结核病研究与预防协会、美国食品和奶制品官员协会和全国卫生理事会的管理官员，并且最近在 1921 年成为全国卫生理事会的秘书。具有这些组织的成员资格，特别是担任职务，象征着美国各地公共卫生官员目标的典范。他和他的部门在正确处理牡蛎、环状擦手巾、公用饮水杯、旅行卫生车厢、攻击家蝇、第一次联邦农村婴儿死亡率研究、公众性教育、全国第二个儿童卫生处等方面开了先河。但他的国际声誉并未让乔纳森·戴维斯感到敬畏。

他的辞职在卫生委员会的优秀人员中立即产生了反响。7月，B. K. 基尔伯恩（B. K. Kilbourne）医生辞去性病处主任一职。威廉·莱文（William Levin）医生于8月辞去了公共卫生实验室主任的职务，海伦·A. 摩尔（Helen A. Moore）医生于那年12月辞去了儿童卫生处主任的职务。W. G. 戴维斯（W. G. Davies）于1924年6月辞去生命统计登记员一职。1924年6月，担任食品药品助理检查员14年的F. E. 罗兰（F. E. Rowland）被卫生委员会免职。当时，一个由戴维斯任命大多数成员组成的新卫生委员会通过了一项决议，由大多数成员酌情决定解雇或雇用人员。9名雇员很快就被替换了。除了罗兰，这些人还包括州流行病学家C. H. 金纳曼（C. H. Kinnaman），代替了克拉宾辞职后留下的令人尊重的西比。卫生委员会现在已经政治化了。金纳曼被引诱离开洛克菲勒基金会来到堪萨斯，但又被免职。与此同时，州长戴维斯从洛克菲勒基金会寻求250万美元的资助，以改善州立医学院。这就是在这次危机中堪萨斯政治的荒谬历程。

克拉宾的离开导致外部对堪萨斯州卫生工作的资助减少到最低限度。美国公共卫生署和国际卫生委员会不愿意在这个肮脏的事件之后向堪萨斯州投入资金，当然，也没有来自谢泼德-唐纳项目（母婴项目）的资助。克拉宾和卫生委员会曾经得到洛克菲勒基金会的资助，成立了6个示范单位，协助这些县设立一名全职的卫生官员。1925年，议会拒绝拨款1万美元用于这项工作的配套资金，并关闭了这些单位。缺乏资金，议会拨款微薄，以及关键人员流失，尤其是缺乏克拉宾充满活力的领导，导致该部门表现出"明显的毫无生气"。

许多国家组织邀请塞缪尔·克拉宾任职，5个主要机构为他提供的薪水是他目前在堪萨斯州收入的2倍。美国商务部部长赫伯特·胡佛拍电报给克拉宾，写道："恳请您接受我们协会的重要职位。"在这样的请求下，克拉宾接受了美国儿童卫生协会的录用函，成为其公共卫生部门的执行秘书。1923年6月5日，他伤心地离开堪萨斯前往纽约市，为他所在州的公共卫生进步留下了巨大的遗产。无论克拉宾对堪萨斯州卫生部门政治化怀着多么苦涩的心情,他都可以因为把他的卫生委员会从停滞不前的状态变成全国最优秀的卫生委员会之一而感到骄傲。

第六章　文明的东部

　　塞缪尔·克拉宾和凯瑟琳刚结婚时约定每年度一次假。在 1923 年夏天的危机期间，他们不得不推迟这一计划，但那年他们确实去了首都旅行。克拉宾在 6 月初就离开了，凯瑟琳和维奥莉特在 12 月的时候与克拉宾会合，开始他们的新生活。在 1923 年之前对公共卫生做出巨大贡献之后，克拉宾最近 10 年活跃的职业生涯显得有些戏剧化。但是，他有更多的领域要征服，要为国家提供更多的服务。在他 62 岁时，当许多人开始认真考虑退休的时候，克拉宾以一种全新的职业探索精神走向一种完全不同的生活。他不愿离开他视为"家"的堪萨斯，去大城市体验生活的艰辛，因为那里有紧凑的公寓和房屋、拥挤的街道和人行道，但是在那里他看到了挑战。他还将面对他从未预料或想到过的情况，因为他已经习惯成为明星，现在他将被推进美国儿童卫生协会（ACHA）的全国明星行列中。

　　美国儿童卫生协会是医生、护士和卫生官员参与的组织，它强调提高母亲及学龄前儿童健康的重要性。该组织致力于促进产前保健、牛奶巴氏杀菌和扩展生命统计出生证明以降低婴儿死亡率。它起源于 1909 年成立的美国婴儿死亡率研究和预防协会（AASPIM）。该组织认为其任务是为那些致力于改善婴儿护理和减少婴儿死亡率的志愿组织进行工作协调。除了这些活动之外，它还是一个强大的游说团体，于 1912 年说服国会在劳工部成立了儿童事务局。该机构首先由伟大的茱莉亚·莱斯罗普（Julia Lathrop）领导，接着由格蕾丝·阿博特（Grace Abbott）领导，它鼓励各州和自治市增加针对母亲和儿童的公共卫生工作。1921 年的《谢泼德 - 唐纳法案》（母婴法案）扩大了这个团体的活动范围。

1909 年,在西奥多·罗斯福总统任期的尾声,他召开了一次有关儿童卫生的白宫会议,与会代表建议成立一个这样的行政机构。反对这一观点的主要是保守派人士,他们认为这样的机构会侵犯父母和各州的权利,因而在接下来的 3 年里没有采取任何行动。虽然美国婴儿死亡率研究和预防协会的成员支持优生学思想,这一思想当时在某些地区很流行,但后来由于和纳粹德国有联系而受质疑,美国人的目标是人类的身心素质,他们出版了一本月刊《母亲和孩子》(*Mother and Child*),来宣传这一准则。

另外,儿童卫生组织(CHO)成立于 1918 年春天,通过鼓励教师参与实施其政策,强调学校对儿童的健康教育。儿童卫生组织和美国儿童卫生协会两者都强调志愿捐助主义,并依赖私人慈善机构提供资金支持。第三个组织是当时由格蕾丝·阿博特领导的劳工部儿童事务局,旨在鼓励各州、县和自治市集中精力,提高儿童的公共健康工作。所有这些组织都从第一次世界大战征兵统计中受益,该统计突出了因健康缺陷而被拒绝的原本可能的征兵数字。其中三分之一的人因为健康问题被拒绝了,而这些原因本来可以更早得到纠正的,这个话题在战后 10 年里一直萦绕在美国人的脑海中。塞缪尔·克拉宾等公共卫生官员提醒人们,这些缺陷中的大多数可以通过儿童时期的适当健康保健得到纠正。

战争结束后,两个组织之间出现了分歧。儿童事务局强调经济需要是童工和职业母亲的动力。他们认为贫穷是贫困儿童健康问题的根本原因。尽管赫伯特·胡佛对儿童福利非常感兴趣,但另外,他认为这些问题可以通过传播健康知识得到纠正。他与儿童事务局那些人的意见截然不同,那些人强调社会经济条件应该优先于知识传播。在第一次世界大战开始时,胡佛就因为当时在德国占领下的比利时儿童救济工作而赢得了国际声誉。战后,因为他帮助饱受饥荒之苦的俄罗斯,并指导美国救济管理局为欧洲儿童提供衣食,而增加了声望。一位仰慕者在战后写道,他的背景意味着“有可能在儿童工作中寻求帮助……以民主的名义,而不是以古老而长期被滥用的慈善的名义”。

尽管他反对童工劳动,但工程师胡佛仍然认为无知是美国年轻人健康状况不佳的根本原因。随着大萧条的出现,他的成见也在增强。胡佛相信詹姆斯·吉里奥(James Giglio)教授所写的东西,即“母亲给孩子喂食的东西是错误的,缺少牛奶和新鲜水果。因为该社区未能确保牛奶的纯度,也没有充分关注婴儿福利的其他方面，所以它是在玩忽职守"。1921年，胡佛成为美国儿童卫生协会主席。作为沃伦·哈丁（Warren Harding）总统的商务部部长，他"寻求长期的社会和经济稳定，消除浪费，并通过运用专家技能和合作方式节约资源"。他立即开始将本组织的工作与儿童卫生组织的工作合并起来，因为他基本上同意两者的哲学和方法，并希望通过消除两者重叠的工作来提高效率。在多次会议之后，1923年两个组织合并建立了美国儿童卫生协会，此举源于"胡佛先生的机智、逻辑以及对未来的热情"。这个新组织的总部设在华盛顿特区，它的行政办公室在纽约市第七大道，胡佛任主席。

曾在国家儿童卫生委员会任职的考特尼·丁威迪（Courtney Dinwiddie），也曾担任总负责人，埃德加·里卡德（Edgar Rickard）是秘书。里卡德在1918年证明了他作为食品管理者的勇气，并将在20世纪20年代继续担任胡佛的得力助手。丁威迪协调了5个幕僚单位，即由理查德·A.博尔特（Richard A. Bolt）领导的医疗服务处、克拉宾领导下的公共卫生关系处、萨利·卢卡斯·迪恩（Sally Lucas Dean）领导下的健康教育处、乔治·T. 帕尔默（George T. Palmer）的研究处以及由亚瑟·托玛林（Arthur Tomalin）管理的公共关系处。理查德·A.博尔特负责卫生服务，后来在辛辛那提市和加州大学获得公共卫生方面的声誉，他曾经"得到胡佛先生和丁威迪的信任"，讨论了填补公共卫生关系处执行秘书一职。博尔特非常了解克拉宾在堪萨斯州的工作以及他与州和省卫生官员协会的合作，因此他向上级"强烈推荐"这名堪萨斯人。当火车飞速把克拉宾送到他的新职位时，他脑海中疑虑重重，但他很快打消了这些疑虑，认为他能够把州卫生官员的观点带到新机构来，"建议他们如何与这些政府官员打交道，提醒他们注意公众愚昧的、有时怀有敌意的态度，尤其是当人们的'个人特权'和他们的'神圣迷信'受到攻击或威胁时"。他认为必须使自己"有用，最重要的是做你自己，只有在看似值得的时候才表达你的观点，并且永远是一个好的倾听者，那么你就可以学到一些东西"。很好的建议，但对于克拉宾来说难以接受，因为他从来不是一个耐心的倾听者，他是一个实干家。克拉宾讨厌委员会会议，当他得知行动计划后，他会说"太好了，我马上就开始行动"，接着就往外走，而同事们在喊："等等，马上就要开会！"

协会继承了一系列正在进行的项目，例如儿童卫生示范区项目，以及在克拉宾到达前的一个月,美国儿童卫生协会发起的"五一节"计划。这一仪式起源于全国性的婴儿周纪念活动,它提醒人们注意婴儿护理"该做的事"和"不该做的事",到 1916 年,这一活动已经得到了数百万母亲的支持。此外,1919 年 5 月,伍德罗·威尔逊总统将第二届白宫儿童健康会议称为"特殊儿童年的闭幕活动",旨在敦促儿童健康计划,但毫无效果。国会在战后的阵痛中,什么也没做。一位权威人士指出"没有其他的美国儿童卫生协会活动能像五一节——儿童日那样受到如此多的关注",但国会不为所动。伍德罗·威尔逊的战争助理秘书亨利·布雷肯里奇(Henry Breckinridge)的妻子埃伊达·德·科斯塔·布雷肯里奇(Aida de Costa Breckinridge)夫人是一个有魅力且有进取心的女人,是她构思了这个想法,并通过她的宣传活动确保其成功。

赫伯特·胡佛强调了很受欢迎的《儿童权利法案》,克拉宾的办公室里挂了一份。上面写着:

> 我们应该努力实现的理想是,美国的儿童不应该有以下情况:未在适当条件下出生;未在卫生环境中生活;曾经遭受营养不良;没有得到及时有效的医疗护理和检查;没有接受卫生和良好健康状况要素的初级教育;没有健全的心智和健康的身体等全部基本人权;没有得到鼓励去充分表达内在的精神,这是每个人的最终保障。

这句格言成为协会每年"五一节"庆祝活动的目标及其所有其他活动的目标。

1923 年,纽约市上演了一场游行以纪念这个节日,且有人发表了演讲,并用一个宣布儿童健康日的决议向市长请愿。克拉宾说:"我们把它定在 5 月 1 日,或多或少抵消一些红色(左翼)势力的影响。工会成员非常合作。"在美国劳工联合会的支持下,他们最终说服国会将五一节定为儿童健康日。布雷肯里奇把这个活动宣传为"在五月柱周围跳舞以及表演戏剧的儿童节日之一"。成年人则反过来探索改善孩子健康的方法。主要的杂志,如《科利耶》(Colliers)、《麦克卢斯》(McClures)、《好家务》(Good Housekeeping)、《文学文摘》(Literary Digest)和《妇女世界》(Womer's world)等,都在社论中强调了这一天,许多美国儿童卫生协会的材料也登上了这些杂志的页面。伍尔沃斯(Woolworth)的连锁百货公司还付款在"大约22种期刊"上进行了整页的促销宣传。布雷肯里奇通过百货公司安排了在全国分发300万本儿童保健小册子,这是一项引人注目的宣传活动。这一事件多年来一直在学校庆祝,每年都会记入《国会记录》中。庆祝活动要求城市和社区分析他们那里孩子的健康状况。到1927年,和卡尔文·柯立芝总统一样,32个州的州长宣布这一天为假日。总统呼吁:"美国人民……在这一天团结起来,庆祝此类活动,这类活动将使人们熟悉……儿童健康……全年计划的必要性。"1927年10月,美国劳工联合会提出了一项决议,国会于1928年5月14日通过这项决议,将儿童健康日写入联邦日历。

威廉·布朗·梅洛尼(William Brown Meloney)夫人取代西奥多·德莱塞成为《描画者》的编辑。她在克拉宾搬到纽约市担任公共卫生关系处的管理者后给他写信说,她从未像现在这样对美国儿童卫生协会"感到如此高兴"。她说:"我肯定你会与它一起完成一项伟大的工作,我希望能够在各方面竭尽所能地支持你。"当然,克拉宾欢迎所有这方面的帮助,特别是考虑到该杂志的宣传潜力。

美国儿童卫生协会是一个自愿组织,宣传是其改善儿童健康的斗争中的主要武器。相比之下,克拉宾指出,官方组织不得不将他们的活动限制在公众支持的范围内。此外,他们的预算"经常……不足……难以解决紧迫的……问题……在开拓性工作中更是如此"。虽然他知道自愿机构拥有更大的灵活性,可以在新领域开辟道路,"并在公众的认可使得卫生实践有可能赶上卫生知识时,为官方机构接管该项目铺平道路"。但是,正如克拉宾在其他场合指出的那样,宣传和公共教育的有效性很难评估。他以防火周为例,向纳税人解释净化活动如何防止火灾有一定的困难。因为没有火灾,所以什么也没有发生,但如果没有预防工作,可能就有事情发生了。同样,家长和政客们"可能很难确定个体儿童疾病预防的益处",但是公共卫生官员很清楚这种作用,就像消防员们意识到净化活动的作用一样。

因为战争时期的工作,胡佛获得了伟大人道主义者的声誉,并为他战后帮助儿童的计划进行了许多有利的宣传。从1923年到1935年,在他的领导下,美国儿童卫生协会为帮助儿童的社区服务筹集了约500万美元资金。克拉宾最初的作用是利用他熟悉来自全国各地的公共卫生官员以及他们信任他的能力和成就,来促进儿童健康的改善。1923 年初,克拉宾被任命为北美的州和省当局会议的外勤秘书,当他从堪萨斯州卫生委员会退职后,就没有资格担任该职务了,随后成员们任命他为该会议的永久荣誉成员。这给了他促进儿童健康的新角色更高的声望。

在堪萨斯州生活了 40 年后,要离开家乡在一个陌生的环境中重新开始是很困难的。克拉宾一直住在附近的基督教青年会,直到家人在圣诞节前来与他团聚。他在写给马萨诸塞州一位朋友的"私密"信中说,他觉得自己很像那位搬到纽约市的新英格兰女士,当问她觉得怎么样时,她回答,"我感觉自己就像一只待在陌生阁楼里的猫"。在一封写给托皮卡朋友的信中,他甚至更为坦率:

> 我在这里的出现看起来是如此的陌生和虚幻。不知何故,我觉得自己好像只是路过纽约,一两天内就会回到美好的老家托皮卡。这里太拥挤,太堵塞。穿过 31 街到 57 街的距离要花我 25 分钟时间,所以我必须锻炼,所以我步行;或者更确切地说,从我的办公室到我暂时居住的纽约 57 街基督教青年会,我要挤、跑、躲、挪。
>
> 我多么向往堪萨斯州的开阔空间和绿地。甚至蒲公英和曼陀罗都会是令人愉快的景象,但最重要的是我想念我的一大群堪萨斯朋友。但总有一天我会回来的。托皮卡将永远是我的家,我最后的安息之所。

但克拉宾对自己的工作充满热情,并最终适应了大城市的生活,尤其是妻女到来之后,他们可以在纽约市杰克逊高地(皇后区)78 街 3537 号的五居室公寓里安家。他们发现这座城市"充满了刺耳的粗鲁言语",他们乘坐地铁和公共汽车,"吞下汽油烟雾,用坚定的顺从与人群抗争"。"哦,一开始我们很软弱,"他说,"但我们很快就变得坚强了。堪萨斯州人可以适应一切。"甚至是文明的东部。

事实证明,收集有关儿童的生命统计数据对于克拉宾来说是一个持续存在的问题。他帮助堪萨斯州率先解决了这一重要问题,但跟着他做的州太少了。在 1923 年至 1926 年间,儿科医生、美国儿童卫生协会秘书菲利普·范·因根帮助十几个州的卫生部门更新了他们的出生登记程序。1932 年,在克拉宾的推动下,出生登记区域覆盖了全国。

美国儿童卫生协会这样的组织需要大量的资金，其中大部分来自美国救济管理局的儿童基金会，国会最初为儿童基金会拨款 1 亿美元以资助胡佛在第一次世界大战后与美国救济管理局的合作。当这笔钱用完时，胡佛和他的助手们在纽约市建立了一个私营的美国救济管理局，并将随后的捐赠资金投资于股票。股息和利息是美国儿童卫生协会的主要资金来源。埃德加·里卡德是美国救济管理局的负责人，他得到了记者理查德·巴尔·贝克（Richard Barr Baker）、沃尔特·海恩斯·佩奇（Walter Hines Page）的儿子弗兰克（Frank）和后来总统德怀特·艾森豪威尔（Dwight Eisenhower）的国务卿克里斯蒂安·赫脱（Christian Herter）的协助。胡佛将宣传活动委托给这个团体，将美国儿童卫生协会作为"儿童卫生信息的中央权威来源"进行"推销"。

正如所料，这两大合并组织的领导人之间产生了敌对情绪。美国儿童卫生协会秘书菲利普·范·因根医生很快就气得"差点儿口吐白沫"，因为他认为儿童卫生组织的人正试图上演新戏码。另一方面，莎莉·琼（Sally Jean）认为孩子的卫生工作毫无用处。但更重要的是，分歧很快就归结为哪个派系将控制和支配该组织主导思想的问题：是胡佛的效率专家还是专业医务人员。后者认为美国救济管理局的职能是筹集资金支持儿童卫生协会的工作，而美国救济管理局的人则希望取消医疗人员建立的"浪费性行政财务控制"。胡佛支持美国救济管理局的观点，认为只要儿童卫生协会需要他的声望支持，他就会确定原则和目标。胡佛认为莎莉·琼的《哈皮（Happy）教授的官方规章手册》（为了健康着想）就是废话"，佩奇和里卡德认为丁威迪是一个软弱的管理者，哈皮教授是一个滑稽的儿童卫生推动者。当美国儿童卫生协会官员说服胡佛继续担任首席行政长官时，这意味着胡佛至少暂时打赢了这场方法之争。

当克拉宾加入该组织时，1923 年的筹款运动是一次惨淡的失败。美国救济管理局希望通过向此前 15 万名捐助者呼吁而达到 384 769 美元的筹款目标，但其中只有 600 名捐助者捐赠了 7 515 美元，而募捐花费为 12 000 美元。这一运动的失败可以归结为当时为有价值的事业做贡献的慈善组织之间的激烈竞争，"也许呼吁人们同情受害的欧洲儿童比在国内为不太了解的目标寻求资助更容易"，美国救济管理局在绝大多数情况下回到了众所周知的起点。节约现在成了当务之急，并呼吁私人基金会，如劳拉·斯佩尔曼·洛克菲勒纪念基金会，拯救当前的困境。

随后裁减了秘书、速记员和其他行政人员,所有业务都转移到纽约市,以降低每年的租金。丁威迪辞去了总执行秘书职务,克拉宾立即在上司中赢得了好评,并以代理身份晋升该职务。在范·因根的怂恿下,当执行委员会不赞成琼提出的单独预算和有限自治权的请求时,她和她的一些工作人员随后很快提交了辞呈。

克拉宾在美国儿童卫生协会的头两年给人的印象非常积极,他赢得了里卡德和胡佛其他主要助手的支持。里卡德写信给"首领"赫伯特·胡佛说:"我们对克拉宾的了解越多,我们就越相信他是领导这个组织的合适人选。"协会办公室的整体氛围已经在他的管理下改变了。86 城调查和跟踪是协会当时的主要成就,他与国家公共卫生官员的良好关系必须延续下去。里卡德补充说:"克拉宾是唯一能够心安理得地看到这种关系在他已经确立的辉煌基础上得以维持的人。"有消息称:"克拉宾是一位天才的宣传家,他的推广才能吸引了胡佛。"甚至在第一次世界大战期间,胡佛也严重依赖于良好的公共关系。而且克拉宾显然对"首领"胡佛很忠诚。里卡德向胡佛汇报说,他明白"你的任何建议都是一个积极的命令"。1924 年 12 月,胡佛任命克拉宾为"代理总负责人",并要求丁威迪"帮助他接管这项工作"。

胡佛还没有完成机构重组。随着管理层之间的冲突不断,胡佛再次威胁要退出儿童卫生协会,协会又说服他再连任一届。凭借这一胜利,胡佛继续裁减员工,削减 1925 年的预算,完成他的行政改革。该协会的项目在两年内已经增加到必须改变管理方式的程度,特别是如果要以胡佛思想为主导的话。胡佛及其信任的管理人员正在考虑将 A. J. 切斯利(A. J. Chesley)和克拉宾任命为"联合管理主任"。克拉宾认为,他最重要的当务之急是继续实施 86 城项目,可是他确信自己无法对该项目进行公正处理以及承担更多的行政任务,因为前者需要"与中央办公室进行个人接触和持续回避"。他更愿意让切斯利担任总负责人,但埃德加·里卡德得出的结论是,他这样做是"考虑组织的福利可能比自己的晋升更重要"。里卡德相信,克拉宾的目的是"阐明他对美国儿童卫生协会应该设定的目标方向的看法",强调 86 城项目的重要性。然而,他没有能让切斯利留在协会,克拉宾在 1925 年 5 月 16 日成为总负责人。胡佛坚信,全面的全国儿童健康调查应该是重中之重。胡佛在宣布任命时表示，他"很高兴能够获得克拉宾医生的服务"。反过来，克拉宾医生又证明胡佛的信任是正确的，他让执行委员会和工作人员相信，如果儿童基金会资助美国儿童卫生协会，协会官员应该确定其政策，这正是胡佛想要的态度。

美国儿童卫生协会于 1925 年开始出版《儿童健康简报》（*Child Health Bulletin*）。这是一个小型季刊，包含了来自世界各地的 6 篇关于儿童健康问题的短文和新闻。每期还包含更新的参考书目，以使读者了解他们所在领域的最新文献。1925 年 6 月的那期杂志刊登了这位新负责人的一份简短的简历，并说塞缪尔·克拉宾已经带领堪萨斯州

在有效的健康管理方面走在各州前列。在他管理下健康方面取得的进步实际上是美国公共健康发展的一项纪录，也是他对美国儿童健康协会工作可以预见的好兆头。

这篇报道表达了一种信心，即"在干练的克拉宾领导下，将在实现其崇高目标方面取得迅速进展"。

胡佛认为，美国人对孤儿、残疾儿童和患病儿童"承担了充分的责任"。他希望美国儿童卫生协会通过在全国各地已经建立的相关组织向家长和专业人员提供建议和帮助，帮助儿童改善健康状况，这是一种真正的官僚主义追求。不过首先必须评估形势。在克拉宾到达之前就已经开始的示范地区计划就是展示他的方法的一个很好的例子。选择了俄亥俄州的曼斯菲尔德（Mansfield）和里奇兰（Richland）县、北达科他州的法戈（Fargo）、田纳西州的卢瑟福（Rutherford）县和佐治亚州的雅典（Athens）这 4 个地区进行实验，它们具有相似的死亡率并且承诺在可持续的基础上改善公共卫生。一个专家小组花了 6 个月的时间检查每个地区的 1 岁、5 岁、10 岁和 15 岁儿童的健康状况，并与对照组进行比对，以便测算进步情况。该计划的另一部分是建立孕妇检查中心，并指导她们喂养和照料婴儿。蹒跚学步的孩子也可以接受检查，如有必要的话再转给医生。在所有地区，参与者都尽量包括医生、护士、教师和家长，强调接种、卫生教育、热午餐计划以及改善水和牛奶供应品的重要性。到 1928 年，与 69‰的全国平均水平

相比,法戈的婴儿死亡率下降到 36.7‰,并且成为克拉宾相信可以通过这种方法实现的范例。

赫伯特·胡佛对这个新组织提出的第一批要求之一是要调查社区在促进儿童健康方面做了什么,作为他认为必要的全国调查的一部分。在这项研究中,克拉宾与公共卫生官员的密切关系以及他的全国声誉被证明是至关重要的。他在 86 个人口 4 万～7 万的城市与地方当局进行了初步接触,"以引起他们的兴趣和支持"。美国公共卫生署已经调查了 83 个人口超过 10 万的城市。克拉宾医生通常把这项工作称为 86 城调查。5 名受过训练的调查人员收集了这些城市关于"儿童公共卫生工作计划"的数据,并公布他们的调查结果,作为胡佛酷爱事实的一部分。问卷包括 11 个类别,用于评估社区及其卫生工作,包括生命统计、传染病、学前卫生、卫生和健康指导。这份 614 页的报告"使社区仔细考虑了其工作的效率",因为他们的平均得分只有 50%。这成为协会对改善儿童健康最持久的贡献。克拉宾对胡佛说:"你的梦想实现了,这是 10 年来对公共卫生管理最重要的一项贡献。"事实证明,这些信息也常常有助于当地卫生官员为他们的工作寻求足够的资金。克拉宾估计,这项计划"让卫生实践至少向前推动了10 年"。

这项任务之后,下一个步骤是显而易见的,胡佛建议对学校卫生活动的评估进行追踪。这项工作充其量只有 25 年的历史,而且没有现成的方法来测算这些计划,甚至没有统一的、可接受的儿童健康标准。克拉宾的工作人员随后明智地花了 18 个月的时间,开发了"方法模式和测算方法"。然后,3 个 5 人小组分别进行实地调查,调查了 70 个城市并收集统计数据。这项工作的结果是出版了若干专著,概述了教育机构评估其比较计划的程序。此外,学校还制订了定期疫苗接种计划,并由校医定期进行体检。结合这项工作,在 156 个城市和 42 个州的农村地区对 2～6 岁的学龄前儿童进行了调查。克拉宾指出,这份报告"列出了有史以来此类调查中最细致的结果,并首次提出了一个全国性的指数,表明我们在从出生到 6 岁这一非常重要的时期内保护孩子的程度"。这项研究反过来促使许多城市继续进行他们自己的调查,"有几家报纸报道说,它增加了政府当局接种疫苗和……免疫接种……的数量"。

1924 年初,一名工作人员参加了印第安教育督导会议,印第安事务办公室邀请他们调查这些学校的公共卫生服务。当克拉宾拜访齐佩瓦人时,他问保留地的公共卫生官员:"为什么不对印第安女孩中的一些人进行护理培训,让她们为自己的人民服务呢?"由于此次有些偶然的观察,明尼苏达州议会给其卫生部门批准了一笔拨款,以建立一个永久性的印第安公共卫生护理服务机构,并培训齐佩瓦部落的印第安护士。除了这些学校之外,堪萨斯州劳伦斯市的哈斯克尔学院(Haskell Institute)和圣保罗的安科医院(Anker Hospital)也设立了护理预科计划,以帮助满足保留地学校日益增长的印第安护士的需求。1927年,克拉宾在美国儿童卫生协会的年会上发表演讲时高兴地报告,在印第安人保留地上新的"现代卫生方法"正在"赋予他们新的活力和生命,而美国印第安人再也不会被称为消失的种族了"。克拉宾对印第安人的处境过于乐观,可能是由于他对这个护理项目的热情。

在美国儿童卫生协会于1935年关闭的若干年后,克拉宾写信给参议员亚瑟·卡珀,请求他协助救助儿童联合会的项目。该组织希望帮助纳瓦霍(Navaho)印第安人解决儿童健康问题。印第安保留地,除了各地穷人通常遭受的不良健康状况外,结核病的发病率始终很高。卡珀参议员认为这个请求使他处于尴尬的境地,他以真正的政治方式做出了回应。他指出,部落问题在国会是一个"有点争议的"话题,因为联邦政府已经拨出一大笔款项来帮助这些成员,此外还有为他们设立的信托基金。卡珀听到有传闻说,该部落的一些成员"在银行中有近50万美元的存款"。有了这个新项目,"毫无疑问将涉及私人募捐",卡珀参议员怀疑自己在这个项目中发挥积极作用是否明智。"我相信你会理解我在这方面的处境。"他不必要地补充道。救助儿童联合会后来特别嘉奖了克拉宾以表彰他的工作,特别是他对波多黎各(Puerto Rican)儿童以及对南部农村山区儿童需要的研究。

塞缪尔·克拉宾的纯净牛奶运动对公众健康做出了重大贡献。86城调查显示,全国约25%的儿童不喝牛奶,并且他知道他们消费的牛奶大多是被污染的。因此,当社区开始强调增加消费时,获得纯牛奶的问题就增加了。正如一位权威人士所指出的,儿童健康运动与更好牛奶运动"携手并进"。克拉宾曾经说:"和人类活动的任何分支相比,科学在保护市场牛奶的活动中导致的改变更加有益。"从有文字记载的历史开始,牛奶一直被认为是最完美的一种食品。

19世纪初美国东北部城市出售"泔水牛奶"以来,科学家和卫生部门在改善美国牛奶方面取得了长足的进步。当时产牛奶的奶牛住在牛棚里,并用蒸馏酒生产留下的水性废物来喂养。这种做法是从英国引进的,在19世纪20年代美国东北部流行起来,因为那里的牧草减少了,酿酒厂以低价向因放牧地短缺而苦恼的奶场主出售他们的产品。到19世纪30年代末,一位权威人士估计,在东北大城市,泔水牛奶占到牛奶消费量的50%~80%。禁酒人士攻击这种产品,不仅因为它的源头问题,而且强调它是一个公共卫生问题。来自西部粮农的竞争加剧,导致许多东北农民出卖土地,向西部迁移。留下的人倾向于转向乳牛业,而乳制品业的增长最终终结了泔水牛奶,但没有终结因不卫生的做法而污染的牛奶。奶场主通常不能把他们奶牛两肋和牛乳上的泥巴和牛粪清理干净,然后这些东西就掉到牛奶里去了。如果他们清洗他们的罐子,则通常用的是脏水。他们从来不给牛奶降温,而是把它放在路边取货点的罐子里。一旦到城市里,牛奶通常是从这些容器里卖出去,然后常常是用公用勺子舀着喝。不讲道德的奶场主偶尔会在牛奶中掺入来自可疑水源的水,而其他人则在脱脂后试图通过添加糖、糖浆、小苏打、白垩粉和其他掺假物来掩盖腐败。卫生官员越来越多地将注意力转向这一严重的健康危害,这与全国对食品和其他饮料掺假的担忧一起增加了。

19世纪中叶,科学家们开始怀疑牛奶可能是某些传染病的媒介。细菌学的研究清楚地证明了乳腺的正常菌群和微生物可以进入牛奶。早在1857年盖尔·博登(Gale Borden)就强调了清洁牛奶的重要性,但直到1896年,一项为首都卫生专员所做的研究才清楚地证明了市场上的牛奶在导致儿童患病和传播流行病中的作用。牛类疾病,如牛结核病,通过牛奶传播给人类,导致当局坚持要求更卫生地生产牛奶并消除患病动物。一项重大突破来自细菌学家赫伯特·W.康恩(Herbert W. Conn)的研究,他发现,如果牛奶在挤出后没有很快冷却,牛奶中常见的细菌会快速繁殖。卫生改革者开始要求对牛奶中所含的细菌数量进行检测,以确定牛奶是否变质、受污染或处理得不卫生。

1895年,伤寒在康涅狄格州的斯坦福德(Stamford)暴发,感染了该镇1.5万名居民中的386人,之后普通公众慢慢意识到了牛奶和流行病之间的联系。这次伤寒的大多数受害者年龄在10岁以下,导致当局怀疑牛奶受到了污染。测试证明他们是正确的。同年，普罗维登斯（Providence）和布法罗（Buffalo）暴发了疫情，公共卫生研究人员开始发布报告，将牛奶与流行病联系起来。媒体在这场运动中也帮了忙，他们强调，与水传播的伤寒不同，"通过牛奶传播的伤寒并不仅限于穷人"。引起中产阶级的关注通常是有效改革的重要前奏。

通过这些研究和克拉宾等人的研究，提出了生产有益健康的市场牛奶的原则：（1）在可行的情况下应该要求进行巴氏杀菌（加热到大约145华氏度，在该温度下保持约30分钟，然后冷却到50华氏度）；（2）应该要求采取卫生的生产方式；（3）生产者和卫生官员之间的合作最有利于改善；（4）在各地方没有牛奶控制规定的情况下，州必须承担责任。然而，此时的牛奶检验技术相当原始，监管也很容易被规避。赫伯特·胡佛特别关注这个问题，因为很多婴儿由于受污染的牛奶死于腹泻和肠炎，特别是在夏季的几个月。塞缪尔·克拉宾在1925年进行了一次全国调查，以确定这些原则的实施情况如何。他派了一辆汽车巡游，把一个箱子固定在一个从后面伸出来的车架上。箱子是一个小实验室，司机是化学家查尔斯·F. 克里斯曼（Charles F. Crisman）。克里斯曼的行程包括婴儿死亡率高的社区和那些没有牛奶控制计划但需要实施计划的社区。克里斯曼在到达之前首先获得了各州卫生和农业当局的关注和支持。他还获得了细菌学家、兽医和检查员的服务。牛奶场是随机选择的，在每个地点都选择了一瓶可以交货的奶。据克拉宾说，通过棉盘倒出来的牛奶不可避免地留下污物渣，"在许多情况下，结果令人震惊"。面对这些证据，奶场主"经常感到震惊，然后会为他们重复进行检测"。克拉宾医生指出："当伤害持续存在而给他留下深刻的印象时，他通常会承诺改过自新。"随行的兽医检查了奶牛是否有结核病。正如克里斯曼所说，许多奶场主很重视这项服务，因为这为他们节省了要付给牛奶厂检查员的费用，而检查员可能会因同样的工作收费100～500美元。

这个流动实验室访问了一个又一个州。儿童卫生组织的一名代表然后与妇女俱乐部、学校官员、奶场主和有兴趣的市民一起开会，进行追踪，以引起人们对建立当地牛奶监督中心的关注。大型经销商开始与卫生部门合作，因为他们意识到，与法规抗争是徒劳的，另外，严格的执法可能会迫使那些小竞争对手破产。据白宫会议调查报告，到1930年，大约250个社区执行了《标准牛奶条例》，但"牛奶改革的实施进展缓慢，特别是在中小型城市，那里为洁净牛奶产品的斗争一直持续到 20 世纪 30 年代"。

在第一次世界大战期间,牛奶生产商又制造了另一个问题,他们通过将脱脂牛奶和椰子油混合,开发出了一种被称为"添料脱脂乳"的产品。对于生产商来说,这是一种高利润的冒险,因为他们可以提取和销售昂贵的奶油,并且添料脱脂乳调制品可以冒充脱水或浓缩牛奶。它尝起来、看起来、闻起来和全脂牛奶一样,只有通过化学分析才能分辨出来。到 1920 年,美国生产了 8 500 万磅这种添料脱脂乳。

一些生产商将该产品贴上了添料脱脂乳的标签,而有些则没有。零售商们把 16.5 盎司的罐装品放在脱水牛奶旁边的货架上,许多顾客在没有看标签的情况下就购买了,以为他们购买的是全脂牛奶。在奶油取出销售之后,添料脱脂乳的生产价格是每盒 3.50 美元,出售价格是 5 美元,这是浓缩牛奶需求的价格。改革家和奶场主劝说国会议员们停止这种做法。这不仅是对美国消费者的欺骗,而且就像 30 年前的添料干酪过程一样,严重损害了美国纯净牛奶在欧洲的声誉和销售。

当国会议员第一次试图限制添料脱脂乳时,他们决定将其纳入纯净食品法的范围之内。但是,他们得到警告说,这是不明智的做法,原因是如果添料脱脂乳正确地贴上标签,那么通常情况下纯净食品法就不会禁止它,因为该法律禁止的是没有如实标明内含物的食品。然而,国会对州际和对外贸易的监管具有排他性的控制权,并且最近成功地禁止了为不道德目的而跨越州界线运输妇女。改革者决定采用这种方法。他们在众议院通过了一项法案,禁止添料脱脂乳的州际和对外贸易。

在听证会和委员会讨论中,有人指出,国会有权管制商业流通,但不是禁止商业流通,因此除了欺诈之外,还必须找到另一个禁止的理由;否则,禁令可能不符合宪法。约翰斯·霍普金斯大学的埃尔默·V. 麦卡洛姆(Elmer V. McCullom)医生提供了解决这一困境的办法,国会委员会指出他"可能是世界上最伟大的营养学专家"。因为当除去奶油时,也从牛奶中除去了"维生素",特别是维生素A 刚被发现,营养学家非常重视其对合理饮食的重要性。因此,添料脱脂乳不仅是一种欺骗,而且还会打破婴幼儿在饮食中所需的营养平衡。

到国会采取行动时,已经有 11 个州禁止了该产品。例如,纽约卫生官员罗亚尔·科普兰（Royal Copeland）利用他在这个领域的声誉获得了美国参议院的一个席位，他说服纽约市和布鲁克林禁止该产品。1922 年 5 月 25 日，众议院以250 票对 40 票的投票结果，禁止添加了除纯牛奶以外的任何物质的脱脂乳的州际和对外贸易。当时国会的议程特别繁忙，参议院直到次年 3 月才考虑这项法令。参议员们担心，众议院的提案还将禁止牛奶，因为在某些情况下，医生通过患胃肠病婴儿的特殊处方改变了牛奶的含量。因此，参议院修订了他们所收到的法案，删除了对以下类型添料脱脂乳的禁令：根据医师配方配制，并相应明确标注的添料脱脂乳。此类添料脱脂乳只能在州际贸易中运送给医生、批发和零售药商、孤儿院、医院和类似机构。然后，参议院未经唱票表决批准了这项法令，众议院同意了这一修改，总统沃伦·哈丁于 1923 年 3 月签署了这项法案，使之成为法律。

那年夏天，哈维·H. 威利（Harvey H. Wiley）很快就在一篇《良好家务管理》的文章中表达了他对这一规定的看法。他认为法律是好的，但参议院的修正案是不明智的。例外条款是在克利夫兰一家添料脱脂乳生产商的怂恿下加入的。他的合成适应乳（S. M. A.）含有鱼肝油，可以保护婴儿免受佝偻病和抽搐的侵害。威利认为"真的没有必要"加入该法案中，因为这种产品唯一的优点是"有可能把它引入孤儿院以及没有医生处方手续的情况下……及其他可能使用它的儿童聚集地。"然而，改革者们相信，他们在解决这一基本问题上取得了重大成功。

该法律成功地将添料脱脂乳暂时赶出了市场，直到 10 年半后才又检测到该产品。在大萧条时期，牛奶生产商看到了廉价添料脱脂乳的市场，卡罗来纳产品公司开始生产坚果牛奶，以满足那些拼命精打细算者的需求。政府提起诉讼，被告方以正当程序条款辩解，该案件在 1938 年提交至最高法院，该法令在最高法院得到支持，法院否认了关于"掺假"食品的法定定义是对正当程序的任意否定的论点。

除了牛奶问题，美国儿童卫生协会还对长期存在的接生问题深感担忧。协会早期的一次会议专门讨论了接生婆的问题，接生婆在一些地区接生了高达50% 的农场婴儿，可能在南部的黑人婴儿中达 90%。一次会议中，在发现以下问题后引发了一场激烈的辩论：这些妇女中许多人"非常无知……且无能"，因为她们遵循古老迷信的原则。当有些人强烈要求废除这些时,而另一些人,如 S. 约瑟芬·贝克和一位全国知名的儿科医生亚伯拉罕·雅各比(Abraham Jacobi),则认为她们是必要的,因为没有替代者。海伦·摩尔医生原来在堪萨斯州全心全意地跟随克拉宾工作,克拉宾邀请她加入美国儿童卫生协会,在南方研究这个问题。他后来让她确信,她"与有色接生婆的合作非常出色,从那时起毫无疑问挽救了许多生命"。克拉宾指导了路易斯安那州、肯塔基州、北卡罗来纳州、南卡罗来纳州、得克萨斯州和弗吉尼亚州黑人接生婆问题的研究,揭露出了"几乎无法相信的状况"。州卫生部门消除了无知接生的最糟糕状况,要求接生婆参加专门的课程来训练她们的专业技能,并对那些合格的人颁发执照。

在克拉宾晋升为总负责人后不久,赫伯特·胡佛说服他,他可以通过广播演说和节目来促进美国的公共卫生。这种新媒体在咆哮的 20 年代变得越来越流行,如果能将娱乐性和知识性恰当结合,它将是非常有效的。胡佛在给克拉宾的信中提到了他在斯坦福时期的"终生好友"——旧金山的查尔斯·K. 菲尔德(Charles K. Field)。出于利他的原因,菲尔德为医院的患者和卧病在床的人设计了一种"晨间广播服务",并且非常享受他的工作。电台播送了菲尔德的《加油》节目,"在中西部地区取得了最惊人的结果"。胡佛认为,各种护士协会、医院、美国医学会和美国儿童卫生协会可以组建一个委员会,为菲尔德的努力提供建议和协助。胡佛认为,这种广播服务"可以比我们通过报纸更好地向家长、医生和普通人传播关于美国儿童卫生协会的一般信息",他无疑是对的。克拉宾的著名且受欢迎的《加油》节目从这个建议中产生的。美国全国广播公司(NBC)把这一节目从东部海岸带到落基山脉地区,由于在娱乐和传播信息之间达到了一种巧妙的平衡,所以它非常成功。

每个工作日的早上 8:30,全国广播公司在全国范围内"投下乐观的面包"。美国全国广播公司捐赠了这个时间段,因为该节目不接受赞助,美国儿童卫生协会每年提供 1 万美元的费用。菲尔德没有得到补偿。菲尔德希望对自己的身份保密,"因为他觉得当来自'一个虚构的人'而不是一个有具体姓名和地址的人时,他的想法会更有影响力"。保密工作一直维持到 1928 年 11 月。在赫伯特·胡佛那个月赢得总统大选后,菲尔德对朋友胜利的热情是无限的,这一点在他的广播中有明显的体现。媒体很快发现了他的身份并曝光了他。

每周克拉宾在《加油》节目上讨论的话题广泛涉及儿童卫生。其中包括"婴儿食品""炎热天气下的食物和饮料""天才儿童""为婴儿做准备""学会说话""学步幼儿""空气和阳光""快乐儿童""领养儿童""牙齿护理""纪律"，以及所有帮助培养健康儿童的常识讨论。

在咆哮的20年代，关于纪律的讨论总是能产生大量的热量，但往往很少发光。根据《加油》节目的说法，体罚"通常等同于承认父母的失败"。他报道说，父亲的态度一定是受到自己小时候因不吃饭而被从餐桌边拉开并挨鞭子的影响。不理解孩子的动机通常导致"纪律的完全崩溃"。父母应该有"一套有意义的规则"，体罚应该作为最后的手段，而且"不要愤怒"。必须教导孩子们要尊重权威，但"孩子必须明白，他是被爱的，是被需要的，这高于其他的一切"。

一位护士写信感谢《加油》节目和克拉宾关于"学会睡觉"的演讲。一位7岁男孩的姑姑告诉她，他们家被这个节目改造了："每个人都平静而快乐，而不是准备好互相挠对方的眼睛。"她说，是"一个傻瓜广播节目"带来了这种变化。一天早上，这位母亲听到美国儿童卫生协会的一位医生在谈论一个孩子需要的睡眠量。"结果，小内德（Ned）每天晚上7:30开着窗户睡觉"，一直睡到早上七点，"而不是5:30起床"叫醒全家人，这位护士说这是克拉宾医生的功劳。

另一位听众对克拉宾关于儿童心理学的广播很感兴趣，在广播中克拉宾举了一个7岁女孩的例子。小女孩父亲的第二次婚姻使她"变成了一个小恶魔"。一位善解人意的老师已经深入探究"并最终理顺了她小脑袋中的怪念头，她变成了一个理智、善良的孩子"。这位来信者在她的朋友去世时，目睹了类似的情况。朋友的丈夫很快再婚，这对夫妇生了一个孩子"（太快了）"。这对夫妇深深地爱着他们自己的孩子，严重忽视了12岁男孩汤米（Tommy），汤米是这位丈夫第一次婚姻里生下的孩子。汤米开始逃学、抽烟，"最后抢劫商店"。听了克拉宾医生的广播后，这位朋友说服汤米的父亲让她抚养汤米。事实证明，这是一项艰巨的任务，但是她"对克拉宾医生的信任足以让她坚持下去"。汤米的老师报告了他态度上的积极变化，"在家里他乐于服从，并努力做正确的事"。她和他一起取得了很大的进步，"但是多亏了克拉宾医生和你的《加油》，我们已经开始了"。

大萧条最终迫使《加油》节目和美国儿童卫生协会结束了。来自美国救济管理局儿童基金会的资金削减了，而这是他们的主要资金来源，没有这笔资金的情况下,美国儿童卫生协会就无法继续维持下去。但资金的减少是渐进的,在它消亡前的 2 年,对《加油》节目收到的 795 封听众来信进行了分析。在这项研究之前,其宣布除非有足够多的听众要求《加油》节目继续播放,否则该节目将停止。这一威胁当天引发了"数千封信"如潮水般涌来。分析者根据一个界定来信者社会和经济地位的随机系统,分析了这些信件。宣布后第一天收到的 795 封信中,128 封被评为"A",评级最高,653 封被评为"B",14 封被评为"C",评级最低。分析者从这些回应中得出结论:"这些广播具有不可估量的价值。"他指出,其中许多来自医生和医生的妻子,"顺便说一下,他们总是批评所谓的'公共宣传'"。其他则来自牧师、教师、社会和民间组织的主席"以及也许首先是母亲"。这些信件传达了一种几乎普遍的感情,即认为广播中提供的信息是"权威并且可靠的"。

在成为美国总统 4 个月后,赫伯特·胡佛在白宫召开了一次关于儿童健康和保护的会议。他希望进行一项关于儿童健康状况的全国研究,并提出进一步行动的建议,换句话说,要求继续开展美国儿童卫生协会的工作。他责成 T. L. 苏厄德(T. L. Seward)组织这次活动,苏厄德写信给克拉宾说了"首领"对这个想法的热情。内政部部长雷·莱曼·威尔伯(Ray Lyman Wilbur)是一名医生,也是苏厄德在斯坦福大学的同学,他与苏厄德一起与胡佛会面,苏厄德报告说:

> 你的表格摊在他的桌子上,会议的计划就是围绕着这张表格制订的……首领急于着手组织特殊项目,任命委员会,开始工作。
>
> 我已同意承担(组织工作)的责任。但如果我不知道您和您的工作人员会指导和帮助我,那我就该回避首领交给我的任务了。

1929 年 7 月 29 日,胡佛宣布会议开幕,并发表主旨演讲,强调会议的目的是"加强母亲的力量"。他说到美国 4 500 万儿童中有 1 000 万营养不良。他向与会代表强调了他们任务的重要性:

> 一个种族最大的财富就是它的孩子,孩子们的体力和发育应该使他们准备好接受属于他们的遗产,而这些遗产是每一代人必须留给下一代的。

这些问题具有最广泛的社会重要性，这是民主本身的根源。通过保障健康和保护儿童，我们进一步促进机会平等，这是美国文明的唯一基础。

威尔伯主持了接下来的会议。与会者包括美国劳工联合会主席威廉·格林（William Green）、医务总监休·卡明（Hugh Cumming）、劳工部部长詹姆斯·L. 戴维斯（James L. Davis）、代表劳工部儿童局的社会工作者格蕾丝·阿博特（Grace Abbott），以及塞缪尔·McC. 汉米尔（Samuel McC. Hammil）医生、前美国食品行政官亨利·E. 伯纳德、克拉宾，以及其他对儿童健康有专门知识或兴趣的代表。他们讨论了研究课题，并在全国委员会中任命了约 1.2 万个儿童福利方面的权力机构，以调查诸如小学卫生计划、儿童医疗保健、医学检查、儿童学校诊所、充足的牛奶供应、受抚养儿童、社区护士和童工等领域。这些委员会报告的出版物构成了会议的主要结果。其中包括"学前儿童的健康保护""中学教育的健康趋势"和"学校健康程序的评估"。遗憾的是，白宫会议的结果才刚刚开始收获，大萧条便席卷美国，美国人全神贯注于他们的个人经济困境，而忽视了大多数其他问题。

然而，这次会议的结果给胡佛留下了深刻的印象，他需要更多的农村卫生单位。1929 年 12 月 3 日，他在给国会的年度致辞中建议制订一项联邦援助计划，帮助各州在美国的每个县设立一个卫生单位，这是一项迫切需要的改革，尤其是在某些贫困地区。国会没有采取任何行动，所以他在一年后的 1930 年 12 月 2 日重申了这一要求。国会还是没有采取任何行动，所以他 1931 年 12 月 8 日第二次重申了这一请求。这一次众议院通过了该法案，但当该法案到达参议院时，俄克拉何马州的民主党参议员埃尔默·托马斯（Elmer Thomas）以阻碍议事方式否决了该法案。在当时的萧条时期，民主党人反对胡佛提出的所有积极的法案，使他在即将到来的选举中看起来很糟糕。遗憾的是，这场政治报复扼杀了一个对包括俄克拉何马州在内的农村地区最有价值的计划。

在白宫会议后的第二年，胡佛总统派克拉宾执行一项特别任务，调查波多黎各儿童的健康状况。波多黎各是加勒比海中一个美丽的热带岛屿，约 30 英里宽，100 英里长。这个美国的"联邦"，已经饱受赤贫之苦，在大萧条时期受到了特别严重的打击，当时它的主要经济作物蔗糖被崩溃的经济状况所摧毁。最重要的

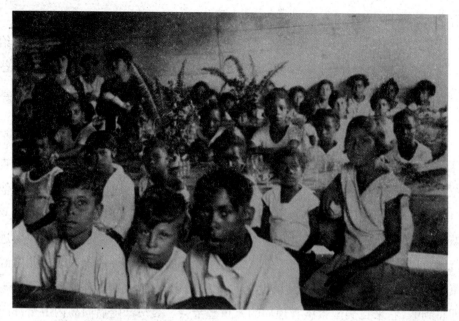

波多黎各儿童（由堪萨斯大学医学中心克伦德宁医学史图书馆提供）

是,如果美国人没有表现出同情,波多黎各人可能更容易接受独立运动,并效仿当时在政治上躁动不安的其他拉美国家。最近被胡佛总统任命为州长的小西奥多·罗斯福(Theodore Roosevelt, Jr.)对"他在岛上四处参观时观察到的许多食物不足和营养不良的儿童"深表担忧,并要求进行调查和协助,以解决这个问题。罗斯福是该岛第一位"关注人而非统计数据"的美国州长。他在1929年为报纸写的一篇文章中说,在"骑马穿越群山的过程中,我在一个又一个农场停了下来,在那里,瘦弱、食物不足的女人和体弱多病的男人一遍又一遍地重复着同样的故事——少得可怜的食物,没有得到更多食物的机会"。

当罗斯福接受任命担任州长时,他发现,"在经济上,这个岛处于困境"。它已经迅速发展到160万人口,成为世界上每平方英里可耕地人口最密集的地区之一。肥沃的沿海平原由大型糖业公司控制。而饥饿是很常见的,"几乎快饿死了"。普通人的主要食物是盐腌鳕鱼、大米和豆类,它们都是进口的,最肥沃的土地是用来生产糖的。罗斯福认为他的第一项任务是复兴岛上的经济。但就个人而言,州长引用了当他问一个男人家里有多少人时,得到的回答,"先生,我家有 12 口人（即 12 项任务）"。

1929 年 12 月，全国媒体广泛报道了罗斯福的言论。12 月 13 日，胡佛寄给克拉宾一张便条，提醒他注意"波多黎各儿童"的状况。总统补充说，对于一些系统化的服务，这似乎是一种非常真实的情况，他"非常希望"克拉宾医生调查这一情况。

塞缪尔、凯瑟琳以及包括艾米·塔平（Amy Tapping）和哈罗德·H. 米切尔（Harold H. Mitchell）医生在内的工作人员与克拉宾一起乘船前往波多黎各，克拉宾对这份工作特别兴奋，因为他热爱行动和新的冒险。这一职责特别引起他对拯救生命和改革制度的兴趣。他们于 1930 年 1 月 6 日抵达，并拜会了州长罗斯福，罗斯福向他们保证政府机构会提供全面合作。经过初步调查，他们决定进行两阶段的询问调查：（1）确定临时救济的紧急需要；（2）评估永久改善儿童健康和保护的要求。他们很快建议设立一个 10 万美元的紧急救济基金，这笔资金即将到账，它来自美国救济管理局的儿童基金会。委员会随后向岛内卫生部门提供 1 000 美元用于采购紧急医疗用品，2.4 万美元用于在全岛 80 个车站向 2 岁以下儿童提供牛奶，7.5 万美元用于为贫困学校和学龄前儿童提供学校午餐。

第二阶段包括对影响儿童健康的情况进行为期 3 个月的深入研究。对于大多数农村居民来说，这个岛有着悠久的贫穷和劳役偿债历史，而钩虫病和疟疾等导致贫血的疾病使这种情况变得更加严重。这些条件反过来又形成了"结核病的肥沃土壤"，而"农村人口中贫困阶层的高出生率"现象又使情况更加复杂。1920 年的人口普查显示，43% 的人口年龄在 14 岁以下，这形成了高比例的非生产人口。婴儿死亡率的比较显示：在 1925—1929 年，美国的这一比例从 71‰下降到 69‰，而同一时期，波多黎各的这一比例从 148‰上升到 179‰。

在对岛屿的所有部分进行"细致的询问调查"之后，委员会得出了一些合理且非常明显的观察结果和结论。首先，由于失业和很低的工资水平，大多数农村人饱受了贫困之苦，在大城市里有成千上万的人"极度贫困"。普通劳动力工资每天从 60 美分到 80 美分不等。这点可怜的工资在第二年大幅下降，当时岛内主要出口产品糖的价格下降了，现行工资则变成了 40 美分到 60 美分。在甘蔗地里一年最多只能有 6 个月的工作时间，还有一个 4～10 人的家庭要养活，这就意味着劳动阶级最多也就是能够"不稳定地生存下来"。

其次,波多黎各大多数农村人和"不少的"城市人患有钩虫病和其他肠道寄生虫疾病。钩虫病是一种地方病,几十年前由非洲奴隶输入。在世纪之交的时候,贝利·K. 阿什福德(Bailey K. Ashford)发现了波多黎各的钩虫病并将其与当地人的贫血联系在一起。他利用庞塞(Ponce)医院的两个病房研究钩虫病患者,他和海军医院服务部的 W. W. 金(W. W. King)医生就他们的研究结果写了一份开创性的报告。由于缺乏财政支持,抗击这种疾病的进展缓慢,直到 1910 年,它引起了洛克菲勒卫生委员会的关注和支持。

20 年后,克拉宾抵达时,情况有所改善,但调查显示,50%～100% 的农村人口仍然患有钩虫病,15%～50% 的城市人口也是如此。1928 年 9 月 13 日,当圣菲利佩(San Felipe)飓风来袭时,农村卫生局采取了更加积极的措施,通过修建卫生厕所来控制这个问题。这之后是受感染人员治疗和预防教育计划。这个过程需要 6～8 个月的时间才能完成,克拉宾的工作人员发现在解决这个问题上正取得一些进展,但在目前的资金和人员情况下,解决这一问题需要数年时间。失业和低工资问题,再加上营养不良的人口,形成了疾病抵抗力下降的恶性循环。

再次,这一循环为结核病的传播创造了最佳条件,目前结核病已达流行程度。每 10 万结核病患者的死亡率从 1925 年的 221 人上升到 1929 年的 301 人。相比之下,还是在这些年中,有问题的路易斯安那州的死亡率从每 10 万人 111 人降至 86.9 人。在波多黎各两个较大城市的死亡率是纽约市的 5 倍,成为美国最糟糕的城市之一。从抽样来看,79% 的 8 岁以下城市儿童和 78% 的 8 岁以下农村儿童结核菌素检测呈阳性。全岛为结核病病例提供了 410 张病床,而有效的美国标准是每年因结核病死亡者每人 1 张病床。

最后,私生子问题长久以来一直是该岛的"最大的社会弊病之一"。1920 年的人口普查显示,三分之一的婚姻是"所谓双方同意的",这导致松散的家庭关系和频繁的儿童遗弃。美国工作人员报告说,波多黎各有"成千上万"这样的流浪儿童。他们还指出,这个地方的人口严重过剩,每平方英里有 400 人,导致"大城市严重拥堵和过度拥挤,这个问题被成群的弃儿放大了"。作为一个信奉罗马天主教的地方,节育措施是不可接受的。

美国儿童卫生协会发布了若干建议来应对这种困境,当然,所有这些建议都需要资金来实施。对结核病的正面攻击应该立即展开。卫生区应合并，每个单位应该建立了拥有 350～450 张病床的医院。在岛上，供暖并不是问题，因此这些医院的建造成本相当低，每座造价估计在 2.5 万～4 万美元之间。但是，波多黎各人已经达到或超过了他们在岛屿和市政层面上的财政限制，他们需要外部援助以采取更多行动来抗击这种流行病。甚至已经在那里为抗击传染病方面"花了一大笔钱"的洛克菲勒基金会，和红十字会都在竭尽全力地捐赠。最后，调查人员建议将波多黎各划分为 20 个卫生区或健康区，这些区应得到充分的资金，这是必要的建议，但同样地，这项建议需要花费的那么多资金也无法得到。

通过克拉宾的倡议，美国儿童卫生协会创建了波多黎各儿童卫生委员会来寻求私人财务支持。委员会取得了牛奶喂养和学校午餐计划的控制权。遗憾的是，到 1931 年 3 月，委员会只收到了 10 万美元的捐款，远远低于预计必要的 300 万美元。大萧条的影响开始在美国显现。1932 年 11 月，胡佛的连任竞选惨败，岛内政府无法拨出任何配套资金，美国救济管理局的儿童基金会被迫撤回其财政支持。

次年，塞缪尔·克拉宾重访了该岛，为期两个月：（1）检查前一年确定的各项活动的进展情况；（2）开始为该岛实施全职卫生服务。在这次旅行中，他发现由于干旱和"糖价极低"，情况"可能已经恶化"。在那一年里，只有岛上的"烟草区"由于良好的收成和"公平的价格"才显示出改善。80 家运营的奶站改善了他们服务地区的状况，将两岁以下儿童的死亡率降低了近一半。进步很大！他还发现有理由庆祝日间托儿所数量的增加，"那里可以为母亲们工厂里的工作提供保障，还有一所学校，教不识字的母亲读书和写字"。这第二次旅行使医生确信："对这些人来说，唯一的出路就是消除恶性循环中的疾病环节。"他们必须减轻疾病负担，以帮助自己获得经济独立。克拉宾认为，少了任何事情都会违反"五一节"的原则。改善健康的计划需要资金，这个问题又出现了。美国救济管理局的儿童基金会已经拨款 50 万美元用于波多黎各的援助，指示美国儿童卫生协会在未来 5 年每年支出 10 万美元。但估计需要 750 万美元。纽约的罗马天主教教会已经承诺提供 150 万美元，这意味着必须在别处筹集 500 万美元。因为大萧条需要把美国的钱留在国内用于家庭救济，所以没有募集到剩下的资金。

1929 年纽约证券交易所崩盘后，美国陷入了历史上最严重的经济萧条。工厂关闭,成千上万的银行倒闭,失业率上升到惊人的 25%。救济电话呈几何级数增长,救济津贴急剧下降。以纽约市为例,一个家庭每天的救济津贴降到了50 美分。一个人如何靠 50 美分养活一家人？塞缪尔·克拉宾建议人们健康的早餐应包括麦片和牛奶,简便午餐则包括三明治和一杯牛奶。收入越低,就越依赖面包和牛奶,以及较便宜的蔬菜,如土豆、卷心菜和萝卜叶。美国经济研究局在 1932 年制定了"最后的定量",每周花费低至 4.5 美元。假设一个家庭有这么多金额可用,这当然是有帮助的。

随着胡佛在咆哮的 20 年代末开始越来越多地关注国家政治,慈善资源逐渐枯竭。美国儿童卫生协会失去了劳拉·斯佩尔曼和联邦基金(Commonwealth Fund)的支持。然后 1931 年,美国救济管理局的儿童基金会宣布将"逐步退出"救济工作。美国儿童卫生协会执行委员会召集了一些金融专家,他们建议说,该组织不可能获得进一步的收入支持。在 1932 年 12 月的执行委员会会议上,克拉宾建议废除出版和推广部门,这是第一次大规模裁员。这个部门现在的负责人是艾达·布雷肯里奇(Aida Breckinridge),她是克拉宾、哈米尔和范·因根"厌恶"的人,因为她"经常"在她不喜欢克拉宾医生的决定时越过克拉宾直接去找胡佛,同时也包括她在推广时的"过度消费"。

克拉宾报告,1933 年在会员会费和文献销售中均出现了严重"萧条"。尽管有这样的财政压力,在同一年,美国儿童卫生协会还是开始出版儿童出版物《小望远镜》(Spyglass)。克拉宾指出:"对这种资料似乎有公认的且至关重要的需求。"该杂志专门为五年级和六年级的学生设计,提供了 8 页"大型的、图文并茂的"关于健康、历史、地理和公民学的信息。虽然这是一项了不起的工程,但它耗费了稀缺的资金,也无利可图,因为公立学校也感受到了大萧条带来的财政压力。

到 1935 年初,工作人员从 73 人逐渐减少到 23 人。里卡德在当时指出,本组织没有取得多少成就,普遍存在一种"保住工作的心态"。执行委员会审查了顾问的报告后得出结论:美国儿童卫生协会"过去起到了有益的作用",但现在应当予以废除。1935 年 8 月 13 日,塞缪尔·克拉宾被迫宣布终止其机构的工作。但是克拉宾收到了许多慰问信。协会秘书总结了克拉宾的贡献:

他从未因一项工作的明显失败而丧失勇气。他不懈的坚持通常会带来成功。在协会的所有工作中，他是一个机智的协调者，抚平了偶尔出现的小毛病。他从不允许小困难变成挡在面前的一座大山，而表面上的大山似乎变成了小困难。熟悉该协会的人永远不会忘记克拉宾医生对此做出的贡献。

在那时，其他地方需要的慈善事业已经不多，而胡佛信仰的自愿捐助主义正屈服于联邦政府扩大作用的必要性的观点。里卡德曾建议与国家结核病协会合并，但克拉宾反对合并，因为这可能会取消竞争性职位，包括他自己的职位。没有出现别的选择，因此结局是不可避免的，就是来得有点快。

再次失去工作。再次决定要做什么。克拉宾曾经在 62 岁时开始新的职业生涯，但现在他 73 岁了。确实是认真考虑退休的时候了。当然，因为人们希望利用他的经验和声誉，所以有来自多方面的录用函。例如，同事们劝他接受肯塔基大学的诱人请求，他可以在该校建立公共卫生学院。不过，这一次，他决定退休，多花些时间和妻子以及女儿的家人一起享受生活。维奥莉特嫁给了查尔斯·克里斯特曼（Charles Christman），他们住在附近的纽约 81 街。

他的想法和能量太多，不能久坐不动，正如他所指出的，"大自然憎恶真空"。他"发现除了打高尔夫球和回忆往事之外，没有其他什么兴趣，这样相当郁闷"。1938 年，他成为私营拯救儿童联合会的执行副主席和卫生顾问。他和联合会把重点放在南方山区，他们的看法是，这个地区的出生率是全国最高的，而这些贫困儿童构成了迫切需要关注的人口的重要来源。他说，该地区的面积是新英格兰的 $1\frac{1}{3}$ 倍，那些山区县的"数千"居民没有足够的医疗医院或公共卫生服务。随着城市地区卫生状况的改善，农村社区相对落后，这些儿童继续遭受所谓的"农村疾病"之苦。这些情况在南部农村比在北部农村更严重。这些南方儿童的死亡率是惊人的：1916 年，北卡罗来纳州的一个山区县婴儿死亡率为 80.4‰，而该州的一个低地县为 48.1‰。而密西西比州白人儿童的死亡率为 61.2‰，黑人儿童为 107.3‰。相比之下，堪萨斯州只有 40‰。

该组织的目标是为阿巴拉契亚（Appalachia）的这些年轻人提供"足够的衣

服和鞋子,让他们上学,每天至少给他们一顿热午餐"。在接下来的两年里,克拉宾两次穿越了这个地区,他在给一位朋友的信中写道,"对我看到的东西感到惊讶"。"在我们这个'富足、充满机会'的国家,存在这样的条件几乎是不可想象的。"与对待波多黎各年轻人一样,他编写了一份关于南方儿童的权威报告,该报告随后被许多大学用作公共卫生课程的教科书。此外,在他去世之前,他一直是纸杯和容器研究所的公共健康顾问。

山区改革运动的另一部分涉及派遣探访护士进入该地区。在联合会的午餐会上,克拉宾和其中一位护士一起站到了讲台上,他认为这是一位典型的护士,她介绍了自己经历。她说,她骑马走了 6 英里被带到山里作为一个"受过培训的妇女"来帮助分娩。邻居的妇女们在一旁观看,她们想看看"受过培训的妇女"是如何做助产士工作的。她们嘲笑她,因为壁炉的光线不足,让她看不清东西,可是壁炉的光线总是"足够让这位奶奶看得见"。然而,她守着整夜未眠,用一捆破布缝制婴儿的衣服,直到孩子在黎明出生,她觉得自己是对的。她和克拉宾都请求财政支持,使这些与世隔绝的人们进入"当今美国生活的潮流,但没有结果"。

1939 年,克拉宾写信给在克利夫兰为他做过十二指肠溃疡手术的外科医生,说他身体健康,"几乎没有胃病,能吃我喜欢吃的东西",尽管他确实"尽量小心"。1943 年,他再次写信给一位朋友,说他的健康状况"和我住在道奇城时一样好⋯⋯这说明离开堪萨斯是一件好事"。

在闲暇时间,他和住在附近的一位退休的基督教青年会秘书、一位前化学教授和一位水利工程师一起每周打一两次高尔夫球,直到 85 岁。他"玩了一个不同寻常的排解郁闷心情的游戏,以一种慢吞吞小跑的方式从一个地方跑到另一个地方,在途中密切关注卫生条件不佳的地方,比如堵塞的排水管、积水坑和过度的吐痰"。他知道高尔夫对他的身体有好处,但"它对心灵有好处吗? 有时当我尽力回想时,我想知道要打多少次才能走出某个沙障"。他和凯瑟琳偶尔也喜欢看西部片,无论是好是坏,都不重要。

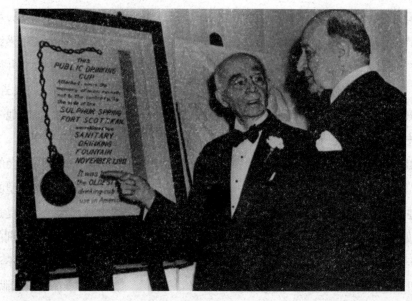

饮水杯奖（堪萨斯州历史学会）

道奇市的一位老朋友到了 90 岁生日，克拉宾送出了祝贺，他还指出凯瑟琳"在过去两年里过得很糟糕，尽管过去的 6 个月里感觉很好"。他们的孙子沃伦（Warren）在西北大学学习时参加了海军军官培训学校并且很快得到了海军少尉的授衔令，他对此表示很高兴。

纽约市堪萨斯协会在华尔道夫 - 阿斯托里亚饭店（Waldorf-Astoria Hotel）以一场纪念晚宴为克拉宾庆祝他 80 岁生日。当时的一则新闻称，他是"一个头发灰白、戴金边眼镜的瘦小男人…… 看起来不到 80 岁"。主题当然是公共卫生，演讲者包括州长佩恩·拉特纳（Payne Ratner）、堪萨斯出生的探险家奥萨·约翰逊（Osa Johnson）夫人和拿骚（Nassau）县卫生专员厄尔·G. 布朗（Earle G. Brown），他曾在克拉宾离开后担任堪萨斯州卫生委员会负责人。前州长亨利·J. 艾伦（Henry J. Allen）是克拉宾服务的最后一位共和党首席行政长官，他担任晚宴主持人。正是在这里，为纪念他废除公用杯子的牌匾举行了揭牌仪式。由于战时物资稀缺，这块原本要用青铜铸成的牌匾一直保留在熟石膏模子里，直到战后才在托皮卡的州议会大厦的卫生部门办公室展出。此时，他的照片被放在哈佛医学院，以纪念他对公共卫生的贡献。此外，1940 年是克拉宾夫妇结婚50周年纪念日,他们的好朋友和以前的同事送给他们一本50周年纪念金红色皮书,用来保存贺信和贺卡。那天晚上,维奥莉特和她的家人为克拉宾夫妇举办了另一场聚会,使它成为"我们结婚50年来第四个最难忘、最幸福的聚会",其他的3个是他们的结婚日和他们两个孩子的出生。

1946年6月,他在拿骚县的朋友厄尔·布朗介绍他作为在威奇托举行的堪萨斯公共卫生协会年会的发言人。正是在这里,他介绍了他"在堪萨斯州的公共卫生历史背景"。这是"一个不完整的演讲,"他向一个朋友解释说,"因为我的时间有限"。但这足以提醒该组织的成员,他是该州改善公共卫生运动的伟大先驱,他们设立了一个著名的年度奖——克拉宾奖,以表彰那些对公共卫生做出重大贡献的人。

塞缪尔·克拉宾在86岁时出版了他的自传。他和凯瑟琳为此工作了3年,正如他所说,在他们的回忆中,"我们又重新开始了我们的生活"。这段经历也留下了他对堪萨斯大草原的怀念。1948年,费城的多兰斯(Dorrance)出版了这本书,受到了极大的关注并得到了广泛的好评。赫伯特·胡佛感谢克拉宾送了他一本,并向克拉宾保证:"我会喜欢它,因为我爱你。"像往常一样,评论家发现了不同的解释或观点需要强调。有一个人给《星期六文学评论》(*Saturday Review of Literature*)写的文章认为:"最有趣的页面是那些讲述纯朴时代的页面,当时当地报纸上的官方公告要求人们,'尤其是女士们',……当他们没有收到他们想要的信件时,不要亵渎神灵。"一位前同事赞赏这本书强调合作,以及他"将州卫生部门的工作与教育机构联系在一起,并与医疗行业的态度和想法联系在一起"的方式。《堪萨斯市时报》赞扬了这个人的故事:"面对公众反对以及许多利益集团主动、经常咄咄逼人的反对,还能取得如此巨大成就的人。"

《托皮卡州杂志》"低吟柳树下的AJC"专栏作家评论说,《边疆医生》(*Frontier Doctor*)的出现让许多堪萨斯人回忆起了往事,他们很高兴转载了他们1909年的一个故事,这个故事是卡尔·A. 门宁格(Karl A. Menninger)医生在翻阅"他母亲的旧报纸"时发现的:

> 如果州卫生委员会秘书克拉宾医生从未做过其他任何有价值的事情,那么他发现的一种治疗恙螨叮咬的有效疗法,将使他有资格在永恒的名人

堂中占据一个重要的位置。它不比硫代硫酸钠贵多少，硫代硫酸钠是摄影师较熟悉的被称为"海波"的一种化学物质。涂上这种盐和水配制的溶液，肯定会让这种曾经扰乱人类安宁的最难对付的生物死亡。

向克拉宾医生致敬。

1952 年，堪萨斯公共卫生协会邀请克拉宾出席他们的年度宴会，当面给他颁奖。他们希望之前的获奖者都能来到这个特殊的场合，因为这将是一枚由"堪萨斯大学的塔菲特教授"设计的奖章。那年晚些时候，他们给奖章上加了一条绶带，绶带上写着"让你想起堪萨斯葵花"。约翰斯·霍普金斯大学卫生与公共卫生学院的埃尔默·V. 麦卡洛姆（Elmer V. McCullom）是堪萨斯当地人，他是那年的奖章接受者。克拉宾把他形容为"世界上最伟大的科学家之一，维生素 A、维生素 B、维生素 D 和许多矿物质元素的发现者，这些元素对良好的营养至关重要"。

遗憾的是，麦卡洛姆因为身体不好不能参加会议。克拉宾在给麦卡洛姆的信中写道：虽然这枚奖章不能"增加你的崇高声望和国际声誉"，但他仍然觉得，这位科学家在缺席的情况下接受了这枚奖章，"代表了堪萨斯人民对他们的家乡儿子的尊敬和喜爱"，以及他"在营养学领域的杰出贡献"。克拉宾为麦卡洛姆获得这个奖章而"深感荣幸"，这次会议他将"长久铭记在心"……如果麦卡洛姆当时在场，那就太好了。

1952 年 11 月，美国医学会邀请克拉宾与"其他卫生教育先驱"一起参加美国全国广播公司电视台播放的一部电视纪录片。他们会发送他应该发表的言论的"实质内容"，但希望他"用自己的语言表达自己的想法"。各种投稿将由纽约市的"马歇尔－赫斯特制作公司"协调，发生的所有费用将由美国医学会承担。

1954 年，克拉宾最后一次到堪萨斯去。回到纽约后，他写信给堪萨斯州卫生委员会卫生部门的主管，并提出了一个建议：为什么不把污水处理后的污泥用作肥料呢？或许可以用富含矿物质的土豆皮来提高肥效。他指出："最终，城市的污物可能会成为真正的收入来源，而我们的河流会得到净化，世界饥荒的威胁会倒退 1 000 年。""那听起来很异想天开是吗？"他问道。"嗯，我认为它并不比电话和收音机更异想天开。"他曾在康涅狄格州 1953 年 3 月的《卫生简报》

上读到一篇关于污水污泥回收概念的文章。后来,他在《美国公共卫生协会期刊》(*Journal of the American Public Health Association*)上看到一篇关于同一话题的社论,指出这种产品缺乏钾元素,因此需要添加一些。最后,他自豪地说,威奇托市目前正在出售其污泥,"在几个月之内",可获得高达 800 美元的收益。他曾见过从苍蝇拍到电视所有这一切东西,91 岁的他还在思考和促进公共卫生。

与此同时,凯瑟琳的健康状况每况愈下,多年来塞缪尔一直在做家务。然后,1954 年 3 月,她去世了。就像一对深爱多年的夫妇经常发生的那样,他很快就跟着她去了。1954 年 7 月 12 日,塞缪尔·克拉宾在家中去世,他的遗体被运回堪萨斯州,永远安息在托皮卡的希望山公墓(Mount Hope Cemetery),这是他在公共卫生领域取得巨大成就的地方。

第七章　结　论

　　这个说话轻柔温和的人有无限的勇气为自己的信仰而奋斗。作为一个相对瘦小的人，他喜欢维护自己的权威，但和这类人中的许多人不同，他这么做是为了让人们遵守法律，而不仅仅是为了服从塞缪尔·克拉宾。正如一位当代作家所言："他不寻找麻烦……他寻找错误的东西，然后他带上堪萨斯州的法律书、显微镜和一套分析工具，而不是红色的剑和腰带，径直向山上行进，去进行调查。"克拉宾坚持不懈地追求他认为必要的改革，很少用非黑即白来看待问题。他在公共事务中看到了灰色的阴影，任何成功的政治家都是如此。正如历史学家托马斯·邦纳（Thomas Bonner）所说，他"使用武力威胁，但在幕后用温和的外交手段来平衡"，就像他同时代的西奥多·罗斯福一样。例如，如果商人们选择不遵守法规，他会在起诉他们之前竭尽全力教育他们，让他们知道法律的要求。在实施法规之前，他会仔细解释法规的规定及其必要性。

　　克拉宾是一位能干、尽责的公务员的缩影，在成为堪萨斯州卫生委员会的秘书后不久，他就"在 5 年的时间里推动该州向前发展了 100 年"。他通过热情的劝说来实现这一目标，并在此之前对公众和政客进行认真的教育。他是一个天生的教育家，用常识来解释概念，他的农村听众通常都能理解他的意思，除非是迷信。他可以获得疾病的科学原理并将其传达给他的农业支持者和他的医学同事。他在实现现代社会对清洁的关注上做出了很大的贡献。他在一个长期缺乏公共资金的州工作，那里的议员认为帮助牛、马和猪比帮助婴儿、儿童和母亲更重要，他逐渐教育他们接受了他偶尔令人吃惊的新观点。这是一场持续不断的运动，上一届议会会议上获胜的财政斗争，似乎常常在下一届议会会议上还要再次进行。但堪萨斯州并不是唯一有这种情况的州。例如,对孕妇、婴儿和儿童福利的财政支持,在大多数的州议会都面临障碍,议会里的人很难从正确的角度看待这一巨大需求。非常重要的是,美国人没能像欧洲改革家那样,从社会和经济根源上解决儿童卫生和妇女保健的问题。这是赫伯特·胡佛犯错的地方。

塞缪尔·克拉宾成功地将公共卫生置于党派政治之外。全国各地的卫生部门通常"更多地由委任权和政治因素所主导,而不关注经济或行政效率"。他设法把政治排除在自己的部门之外,但由于他是一位知名的共和党人,在他20年的任期内,民主党只有一人当选州长,这对他大有裨益。他说服了这些州长来支持他的工作,除了那个让他结束了堪萨斯州职业生涯的州长。作为堪萨斯大学医学院的院长,他没有扮演什么重要的角色,除了在议会会议期间,他赢得了稀缺的资金来支持他那苦苦挣扎的学校,并最终让其建立在健全和成功的基础上。

美国公共卫生史上一个持续的主题,"可能也是最引人注目的主题,就是对周期性卫生危机的冷漠和强烈反应之间的不断交替"。克拉宾对这一周期性事件的冷漠方面的重要作用是用时髦的口号、犀利的报道、闪耀的标题、惊人的统计数字以及健康生活的常识规则进行干预。当他需要州长的政治支持或吝啬议会的紧急资金支持时,他擅于创造出"对周期性卫生危机的强烈反应"。

另一个反复出现的主题是"个人自由与公共福利之间的冲突"。冲突经常发生在隔离和疫苗接种这类事件上。克拉宾成功地说服了整个县给他们的学生接种疫苗。他第一次获得同事的认可是在1900年,当时他在普拉特(Pratt)用常识方法解决了天花疫情的隔离问题。尽管在1918年经历了数周应对西班牙流感大流行后,人们变得焦躁不安,但在州长的大力支持下,克拉宾能够阻止这种可怕疾病的蔓延。此外,他成功地运用他的常识方法说服人们停止使用公用杯子,而一个更好的选择——纸杯——之后出现了。他设法让父母相信,"几乎完美的食物"牛奶可能含有会导致孩子死亡的污染物。

除了他的诸多"第一次",他还在许多方面都取得了巨大的进步:打击掺假食品和饮料以及抵抗结核病的传播,他的更好的供水和污水处理系统运动,改善儿童卫生状况,以及针对卫生官员、全职的县卫生单位和生命统计数据记录的年度学校教育,这些都在其他州被效仿。他曾经相当骄傲地说:"堪萨斯州领先,其他州紧随其后。"他知道自己复制了其他州的进步,他不认为自己独自取得了这些进步,但他关于运用常识的建议,是把显而易见的东西集中起来,让堪萨斯和整个国家的公众能够理解。他有每个老师都渴望的伟大天赋,能用简单的语言让复杂的问题易于理解。

克拉宾成功地取代了无效的民间传统方法和"在家治疗"的迷信方式。有时,这给他带来了最大的挑战——说服父母在为时未晚之前带生病的孩子去看医生。很难让人们相信,他们会通过他们的呼吸,通过他们的痰,通过不卫生地照料孩子,通过给他们提供受污染的食物和饮料来传播疾病。由于伟大圣战的狂热和战时政府的大力支持,克拉宾在他的管辖范围内有效地消除了性病,性病在当时的上流社会是一个难以启齿的话题。然而,尽管在随后的和平时期有忽视社会卫生的危险,他还是无法打破反对向青少年进行性教育的禁忌。

当然在他看来,他在堪萨斯州最重要的遗产就是他在 20 年时间里塑造的卫生部门。不谦虚地讲,该部门在他的领导下完全是超党派的,是超越政治纷争的,但这种状况在他离开后并未能继续下去。他在集中委员会权力的同时又保持当地部门的支持方面做得出奇的好。它成了既有权力处理州卫生事务,又有权力与联邦政府一起处理公共卫生问题的唯一州机构。它成了其他州效仿的模范卫生委员会。通过默许或授权,它对全州卫生事务拥有完全的权力。它实际上只在一个重要的领域失败了,那就是当时克拉宾的游说术没能让堪萨斯人相信社会卫生教育的必要性。他是一个成功的管理者,使用联邦标准迫使州议会增加拨款,但他也明智地使用了他的资源。1916 年,一项对各州卫生委员会的调查得出结论,堪萨斯州的人均医疗花费比其他任何州都要更多、更好。州长戴维斯的攻击使卫生委员会遭到严重破坏,没有克拉宾领导的情况下,他的继任者花了几年的时间来使其恢复活力。

克拉宾使公共卫生变得令人振奋。他有能力把原始的统计数据变成火爆的头条新闻。他召集全州的医疗行业来支持他的部门,同时将管理他们的权力集中在自己手中。自由的企业家在整个 19 世纪都是不受约束的,他们无法理解这个想要规范他们的经营方式的改革者。起初,这群自由的人还想挑战他,但很快就承认了他的领导才能,并越来越不愿意与他发生冲突。他喜欢打油诗,并有效地利用它来宣传自己的事业。他的常识建议和务实方法受到了公众的欢迎,因为即使有时与他们的文化教导相悖,这些建议和方法似乎也是合情合理的。开着窗户睡觉! 拍苍蝇! 如果你的井和你的屋顶漏了,先修好你的井! 为你的婴儿保持食物和饮料的清洁! 隔离那些有传染性疾病的人! 不要在人行道上吐痰! 在接受他的教育后,对他和公众来说,所有这些想法都是显而易见的。他的一些改革运动,比如对苍蝇的攻击,表面上看起来是不切实际的,但实际上它们有助于提高公众对到处存在的细菌危险和清洁必要性的认识。

另外,他在职业生涯的大部分时间里都面临着艰难的斗争,尤其是在促进儿童事业方面。在他积极开展公共卫生工作期间,总统们每隔十年就会召开一次有关儿童健康的白宫会议,但事实证明,实施这些会议提出的建议是困难的,而且通常是不可能的。美国自认为是一个以儿童为导向的社会,但其支持儿童保健的议会行动与其言辞相去甚远。这方面的任何成功通常都是通过自愿捐助主义实现的。

也应该注意到,像他在公共卫生领域的同辈人一样,克拉宾有时过于成功了。过于成功地净化环境会阻止儿童获得免疫力,如较温和的小儿麻痹症病毒,因此在出现致病力强的毒株时他们更容易受到影响。富兰克林·D. 罗斯福的经历就是这个问题的例证。他在一个严格保护的环境中长大,从未建立起必要的免疫力。一个人有时得稍微生点病才能避免得重病。

这位来自宾夕法尼亚州的医生自己迁移到了美国大平原的大草原上,当他发现自己负责保护人民的健康时,他找到了自己生命的责任感。他对国家和州的最大遗产是一种新型的公共卫生系统,一种既能保持健康又能促进健康的公共卫生系统。虽然克拉宾在堪萨斯州所创造的公共卫生系统在他离开后并没有完好无损地保存下来,但他作为该领域先驱之一所做的贡献却产生了持久的影响。当今世界上的许多成年人,有很多地方得益于有常识的医生,其中有一些人,也许他们的存在,都得益于这位有常识的医生。正如历史学家杰拉尔德·格劳博(Gerald Grob)所指出的,婴儿死亡率的下降导致了预期寿命的增长和老年人发病率的增加,这是任何社会都乐意接受的一种折中。人口统计学家将这称为第二次流行病学革命,塞缪尔·克拉宾对此做出了重大贡献,第一次流行病学革命是古代从狩猎采集社会向农业社会的转变。

令人遗憾的是,近几十年来,公共卫生研究领域的学者们忽视了这个崇高的人物。但情况并非总是如此。在他的职业生涯中,诸如波士顿、纽约和费城等东部城市以及密西西比河以东的几十家报纸都认识到了他的开创性工作。他为公共卫生官员举办的年度学校教育吸引了来自东海岸和其他地方的报名者。来自哈佛大学、麻省理工学院、约翰斯·霍普金斯大学和其他沿海地区顶尖大学的科学家们利用他的思想和著作来学习和效仿。他的伟大成就今天应该得到与他在世时同样的认可。

参考文献

存放在堪萨斯大学医学中心克伦德宁图书馆的克拉宾论文对这项研究来说是必不可少的。堪萨斯州卫生部门的年度报告和月度简报也很有价值，它们可以指明克拉宾和他的同事们在任何特定时间都在进行什么样的改革。州政府的文件，诸如州长的文件、立法期刊、法令以及偶尔的法院案例都很有帮助。还有大量关于美国公共卫生运动历史的辅助性著作。我发现对这项研究最有用的著作有：

书籍

Anderson, Oscar E. *The Health of a Nation*. Chicago:University of Chicago Press, 1958.

Bederman, Gail. *Manliness and Civilization*. Chicago:University of Chicago Press, 1995.

Bonner, Thomas Neville. *The Kansas Doctor*. Lawrence: University of Kansas Press, 1959.

Bowers, William L. *The Country Life Movement in America, 1900—1920*. Port Washington, NY: Kennikat Press, 1974.

Brandt, Allan M. *No Magic Bullet*: *A Social History of Venereal Disease in the United States Since 1880*. New York: Oxford University Press, 1985.

Brophy, Patrick. "The Weltner Institute and Magnetic Healing in Nevada, Mo. " In Gene Fowler (ed.), *Mystic Healers and Medicine Shows*. Santa Fe, NM: Ancient City Press, 1997.

Bullough, Bonnie and George Rosen. *Preventive Medicine in the United States, 1900—*

1990: *Trends and Interpretations*. Canton, MA: Science History Publications, 1991.

Cassidy, James H. *Charles V. Chapin and the Public Health Movement*. Cambridge, MA: Harvard University Press, 1962.

Chapin, Charles V. *Report on State Public Health Work Based on a Survey of State Boards of Health*. Chicago, IL: American Medical Association, 1915, Arno Press reprint, 1977.

Crumbine, Samuel J. *Frontier Doctor*. Philadelphia, PA: Dorrance, 1948.

Crumbine, Samuel J. and James A. Tobey. *The Most Nearly Perfect Food: The Story of Milk*. Baltimore, MD: Williams and Wilkins, 1929.

Crumbine, SamuelJ. andWilliam O. Krohn. *Graded Lessons in Physiology and Hygiene*. Topeka, KS: State Printer, 1918.

Daniel, Thomas M. *Captain of Death*. Rochester: University of Rochester Press, 1997.

———. *Pioneers of Medicine and Their Impact on Tuberculosis*. Rochester: University of Rochester Press, 2000.

Dick, Everett Newfon. *From Horses to Horsepower: Life in Kansas, 1900—1925*. Topeka: Kansas State Historical Society, 1986.

Dormandy, Thomas. *The White Death*. New York: New York University Press, 1999.

Duffy, John. *A History of Public Health in New York City*. 2 vols. New York: Russell Sage Foundation, 1968, 1974.

———. *The Sanitarians*. Champaign: University of Illinois Press, 1990.

Dykstra, Robert R. *The Cattle Towns*. New York: Alfred A. Knopf, 1968.

Engel, Jonathan. *Doctors and Reformers*. Columbia: University of South Carolina Press, 2002.

Ettling, John. *The Germ of Laziness: Rockefeller Philanthropy and Public Health in the New South*. Cambridge, MA: Harvard University Press, 1981.

Faulk, Odie B. *Dodge City: The Most Western Town of All*. New York: Oxford University Press, 1998.

Fee, Elizabeth. *Disease and Discovery:A History of the Johns Hopkins School of Hygiene and Public Health*. Baltimore, MD: Johns Hopkins University Press, 1987.

Fleming, Donald. *William H. Welch and the Rise of Modern Medicine*. Boston, MA: Little, Brown, 1954.

Freidson, Eliot. *The Profession of Medicine: A Study of the Sociology of Applied Knowledge*. New York: Dodd Mead, 1970.

Friesen, Stanley R. and Robert P. Hudson. *Preventive Medicine*. Lawrence: Kansas School of Medicine, 1996.

Fuller, Louis. *Crusaders for American Liberalism*. New York: Collier Books, 1961.

Grob, Gerald N. *The Deadly Truth: A History of Disease in America*. Cambridge, MA: Harvard University Press, 2002.

Hardin, Victoria. *Inventing the NIH: Federal BioMedical Research Policy*. Baltimore, MD: Johns Hopkins University Press, 1986.

Harris, Richard. *A Sacred Trust*. Baltimore, MD: Penguin Books, 1969.

Hawes, Joseph M. *The Children's Rights Movement:A History of Advocacy and Protection*. Boston, MA: Twayne, 1991.

Haywood, C. Robert. *The Victorian West*. Lawrence: University Press of Kansas, 1991.

———. *The Merchant Prince of Dodge City*. Norman: University of Oklahoma Press, 1998.

Hoy, Suellen. *Chasing Dirt: The American Pursuit of Cleanliness*. New York: Oxford University Press, 1995.

Hudson, Robert P. *Disease and Its Control*. Westport, CT: Greenwood, 1983.

Jonas, Steven. *Medical Mystery: The Training of Doctors in the United States*. New York: W. W. Norton, 1978.

Kaufman, Martin. *American Medical Education: The Formative Years, 1765—1910*. Westport, CT: Greenwood Press, 1976.

Kevles, Daniel. *In the Name of Eugenics*. New York: Knopf, 1985.

King, Charles R. *Children's Health in America: A History*. New York: Twayne, 1993.

King, Lester S. *Transformations in American Medicine*. Baltimore, MD: Johns Hopkins University Press, 1991.

Krause, Elliott A. *Power and Illness: The Political Sociology of Medical Care*. Berkeley: University of California Press, 1993.

Larsen, Lawrence H. and Nancy J. Hulston. *The University of Kansas Medical Center: A*

Pictoral History. Lawrence: University Press of Kansas, 1992

————. *Pendergast!*. Columbia: University of Missouri Press, 1997.

Leavitt, Judith Walzer and Ronald L. Numbers (eds.). *Sickness and Health in America*, 3rd ed. Madison: University of Wisconsin Press, 1997.

Lee, R. Alton. *A History of Regulatory Taxation*. Lexington: University Press of Kentucky, 1973.

————. *T-Town on the Plains*. Manhattan, KS: Sunflower University Press, 1999.

————. *The Bizarre Careers of John R. Brinkley*. Lexington: University Press of Kentucky, 2002.

————. *Farmers versus Wage Earners*. Lincoln: University of Nebraska Press, 2005.

Lewis, Gordon K. *Puerto Rico*. New York: MR Press, 1963.

Ludmerer, Kenneth M. *Time to Heal*. New York: Oxford University Press, 1999.

McKeown, Thomas. *The Role of Medicine*: *Dream*, *Mirage*, *or Nemesis*. Princeton: Princeton University Press, 1979.

McNeil, William. *Plagues and Peoples*. Garden City, NY: Anchor Press, 1976.

Meckel, Richard A. *Save the Babies*: *American Public Health Reform and the Prevention of Infant Mortality*, *1850—1929*. Ann Arbor: University of Michigan, 1998.

Morantz-Sanchez, Regina Markell. *Sympathy and Science*: *Women Physicians in American Medicine*. New York: Oxford University Press, 1977.

Mullan, Fitzhugh. *Plagues and Politics*: *The Story of the United States Public Health Service*. New York: Basic Books, 1989.

Myers, J. Arthur and James H. Steele. *Bovine Tuberculosis*: *Control in Man and Animals*. St. Louis, MO: Warren H. Green, 1969.

Numbers, Ronald. *Almost Persuaded*: *American Physicians and Compulsory Health Insurance*, *1912—1920*. Princeton: Princeton University Press, 1978.

Osborn, June E. (ed.). *Influenza in America*. New York: Prodist, 1977.

Patterson, James T. *The Dread Disease*. Cambridge, MA: Harvard University Press, 1987.

Paul, John. *A History of Poliomyelitis*. New Haven, CT: Yale University Press, 1971.

Pernick, Martin S. *The Black Stork*: *Eugenics and the Death of "Defective" Babies in*

American Medicine and Motion Pictures since 1915. New York: Oxford University Press, 1996.

Pfister, Harriet S. *Kansas State Board of Health.* Lawrence: University of Kansas Governmental Research Center, 1955.

Ravenil, Mazych Porcher (ed.). *A Half Century of Public Health.* New York: Arno Press, 1970.

Reilinger, Elizabeth G. "Child Health and the State: The Evolution of Federal Policy. " Ph. D. dissertation, Cornell University, 1980.

Reverby, Susan and David Rosner (eds.). *Health Care in America*: *Essays in Social History.* Philadelphia, PA: Temple University Press, 1979.

Richmond, Robert. *Kansas*: *A Land of Contrasts.* Wheeling, IL: Forum Press, 1989.

Riley, Glenda. *The Female Frontier.* Lawrence: University of Kansas Press, 1988.

Risse, Guenter B. , Ronald L. Numbers, and Judith Walzer Leavitt (eds.). *Medicine Without Doctors.* New York: Science History Publications, 1977.

Roosevelt, Theodore, Jr. *Colonial Policies of the United States.* New York: Doubleday, Doran, 1937.

Rosen, George. *A History of Public Health.* New York: MD Publications, 1958.

————. *Preventive Medicine in the United States* , *1900—1975.* New York: Prodist, 1977.

Rosenkrantz, Barbara Gutman. *Public Health and the State*: *Changing Views in Massachusetts* , *1842—1936.* Cambridge, MA: Harvard University Press, 1972.

Rowland, Mary Scott. "Managerial Progressivism in Kansas. " Ph. D. dissertation, University of Kansas, 1980.

Starr, Paul. *The Social Transformation of American Medicine.* New York: Basic Books, 1982.

Stevens, Rosemary. *American Medicine and the Public Interest.* New Haven, CT: Yale University Press, 1971.

Tomes, Nancy. *The Gospel of Germs:Men* , *Women* , *and the Microbein American Life.* Cambridge, MA: Harvard University Press, 1998.

Vestal, Stanley. *Dodge City*: *Queen of the Cowtowns.* London: Peter Nevill, 1955.

Vogel, Morris and Charles Rosenberg (eds.). *The Therapeutic Revolution*. Philadelphia: Univer-sity of Pennsylvania Press, 1979.

Vogel, Morris. *The Invention of the Modern Hospital: Boston, 1870—1930*. Chicago: University of Chicago Press, 1980.

Warner, John Harley. *The Therapeutic Perspective*. Princeton: Princeton University Press, 1997.

Whorton, James C. *Crusaders for Fitness: A History of American Health Reform*. Baltimore, MD:Johns Hopkins University Press, 1987.

Wilson, Joan Hoff. *Herbert Hoover*; *Forgotten Progressive*. Prospect Heights, IL:Waveland Press, 1975.

Young, James Harvey. *The Toadstool Millionaires*. Princeton: Princeton University Press, 1961.

论文

Aldrich, Mark. "Train Wrecks to Typhoid Fever: The Development of Railroad Medical Organizations, 1850 to World War I. " *Bulletin of the History of Medicine*, 75 (Summer 2001).

Alexander, A. S. "Testing Cows for Tuberculosis. " *Country Life in America*, 14 (October 1908).

Baker, S. Josephine. "The First Year of the Sheppard-Towner Act. " *The Survey*, 52 (April 15, 1924).

Baldwin, Fred D. "The Invisible Armor. " *American Mercury*, 12 (Fall 1964).

Barber, Barton H. "Westward to Health: Gentlemen Health-Seekers on the Santa Fe Trail. " *Journal of the West*, 28 (April 1989).

Brown, D. Clayton. "HealthofFarmChildogenintheSouth, 1900—1950. " *Agricultural History*, 53 (1979).

Burnham, John L. "American Medicine's Golden Age: What Happened to It?" *Science*, 215(March 19, 1982).

Chase, Frank M. "Taking Health to Kansas in a Railroad Car. " *The Dearborn Independent*, (October 8, 1921).

Coburn, F. D. "Samuel J. Crumbine." *American Magazine*, 72 (June 1911).

Crumbine, Samuel J. "Food and Drug Control Laws." *Reference Handbook of the Medical Sciences* (1914).

———. "The New Public Health." *Journal of Missouri Medical Association*, 13 (1916).

———. "The Pollution of Underground Waters." *Transactions of the Kansas Academy of Sciences*, 23-24 (1909—1910).

———. "The Socialization of Preventive Medicine Through the Public Health Nurse." *American Journal of Nursing* (1918—1919).

———. "A Study of One Thousand Reported Cases of Tuberculosis." *Journal of Outdoor Life*, 18 (1921).

———. "Health Progress in Wisconsin Cities." *Wisconsin Medical Journal*, 24 (1925—1926).

———. "Moving Forward in a United Front Against Diphtheria." *Child Health Bulletin*, 2 (September 1926).

———. "Two Suggestions for Raising the Status of Public Health Officers." *American City*, 35 (September 1926).

———. "Municipality's Part in Conserving Its Greatest Asset." *American City*, 44 (February 1931).

———. "Diphtheria—the Big Bad Wolf." *Hygeia*, 13 (September 1935).

———. "A Few Highlights in the History of Sanitation." *Modern Sanitation* (April 1954).

———. "Were the Good Old Days Really Good?" *Today's Health* (August 1954).

———. "Undulant Fever." *Child Health Bulletin*, 5 (November 1929).

———. "The Children of Porto Rico in 1931." *Child Health Bulletin*, 7 (May 1931).

———. "To the Stars Through Difficulties." *Child Health Bulletin*, 7 (November 1931).

———. "Milk-Borne Epidemic Diseases in the United States and Canada, 1924 to 1931." *Child Health Bulletin*, 8 (July 1932).

———. "Milk-Borne Epidemic Diseases in the United States and Canada in 1933." *Child Health Bulletin*, 10 (July 1934).

————. "Save Children From Diphtheria." *Child Health Bulletin*, 10 (July 1934).

Crumbine, Samuel J. and Dorothy F. Holland. "The Lost 16, 000: Maternal Mortality and Race Betterment." *Child Health Bulletin*, 4 (March 1928).

Curtis, K. D. "Doctor Crumbine of Dodge City." *TV Guide* (November 2, 1963).

Fitzpatrick, Martin J. "Tuberculosis in Kansas." *Journal of the Kansas Medical Society*, 43 (September 1957).

Giglio, James N. "Voluntarism and Public Policy Between World War I and the New Deal:Herbert Hoover and the American Child Health Association." *Presidential Studies Quarterly*, 13 (Summer 1983).

Greiner, Allen. "Pushing the Frontier of Public Health." *KUMed* (1949).

Grob, Gerald, "The Social History of Medicine and Diseases in America: Problems and Possibilities." *Journal of Social History*, 10 (June 1977).

Hardy, Anne. "'StraightBacktoBarbarism':Antityphoid Inoculation and the Great War 1914." *Bulletin of the History of Medicine and Allied Sciences*, 74 (Summer 2000).

Holt, L. Emmett. "The Child Health Organization of America." *Modern Medicine*, 11 (September 1920).

Howes, Cecil. "This Month in Kansas History." *The Kansas Teacher* (October 1948).

Hudson, Robert P. "Hoxie's Bad Dream: Medical History in Kansas." *Journal of the Kansas Medical Society*, 71 (March 1970).

Jochims, Larry. "Medicine in Kansas, 1850—1900." M. A. thesis, Emporia State University, 1977.

Kercher, William R. "Dr. S. J. Crumbine and His Work." *Kansas Magazine* (November 1910).

King, Charles R. "Childhood Death: The Health Care of Children on the Kansas Frontier." *Kansas History*, 14 (Spring 1991).

Koppes, Clayton. "The Industrial Workers of the World and County Jail Reform in Kansas." *Kansas Historical Quarterly*, 41 (Spring 1975).

McClary, Andrew. "Germs Are Everywhere: The Germ Threat as Seen in Magazine Articles, 1890—1920." *Journal of American Culture*, 3 (1980).

————. "Swat the Fly: Popular Magazines and the Anti-Fly Campaign." *Preventive*

Medicine, 11 (1982).

Mallory, Aileen. "Dr. Crumbine Patched Up the Cowboys. " *Persimmon Hill*, 12 (National Cowboy Hall of Fame and Western Heritage Center, 1982.

————. "Don't Spit on the Sidewalk. " *Kansas Territorial*, 3 (1983).

Martin, G. V. (Trudy). "Dr. Crumbine's Health Bricks. " *International Brick Collector Association Journal*, 5 (Spring 1957).

Miller, Clark. "The Great Flu Epidemic of 1918. " *Heritage of the Great Plains*, 18 (Winter 1985).

Novak, Susan S. "Killed by the Cure. " *Kansas Heritage*, 10 (Spring 2002).

Peck, Phoebe. "These Were the Giants. " *Journal of the Kansas Medical Society*, 66 (March 1965).

Perrin, Ethel. "The American Child Health Association. " *Journal of Health and Physical Education*, 4 (November 1933).

Rogers, Naomi. "Germs With Legs: Flies, Disease, and the New Public Health. " *Bulletin of the History of Medicine and Allied Sciences*, 63 (Winter 1989).

Rowland, Mary. "Dr. Crumbine in Topeka. " *Bulletin of the Shawnee County Historical Society* (November 1980).

Sims, Helen M. "The Wahl Years at the University of Kansas Medical Center, 1919—1948. "University of Kansas Alumni Association, 1983.

Smith, Barry. "Gullible's Travails: Tuberculosis and Quackery 1890—1930. " *Journal of Contemporary History*, 20 (1985).

Smythe, Donald. "Venereal Disease: The AEF's Experience. " *Prologue*, 9 (Summer 1977).

Strickland, Cleo E. "Tuberculosis in Cherokee County. " County Study in 1953, copy in Kansas State Historical Society.

Strate, David K. "Up From the Prairie: Dodge City. " Cultural Heritage and Arts Center. 1974.

Stutzman, Howard E. "Samuel J. Crumbine: The Little Giant of Public Health. " PostGraduate Medical Education, University of Kansas School of Medicine, 1960—1961.

Taylor, Robert Lewis. "Swat the Fly." *New Yorker*, 24 (July 17, 1948; July 24, 1948).

——. "Men of Medicine." *Postgraduate Medicine*, 5 (1949).

Torcha, Marion M. "The Tuberculosis Movement and the Race Question, 1890—1950." *Bulletin of the History of Medicine and Allied Sciences*, 49 (Summer 1975).

Van Ingen, Philip. "The Story of the American Child Health Association." American Child Health Association. 1936.

Webb, David. "Kansas Characters." Kansas Heritage Center. 1985.

Wood, Charles. "Science and Politics in the War on Cattle Diseases: The Kansas Experience, 1900—1940." *Agricultural History*, 54 (January 1980).

Wood-Simons, Mary. "Mining Coal and Maiming Men." *The Coming Nation*, Girard (November 11, 1911).

Yarmove, Jack. "One Man Health Crusade." *Coronet*, 19 (February 1946).

Young, James Harvey. "Botulism and the Ripe Olive Scare of 1919—1920." *Bulletin of the History of Medicine*, 50 (Fall 1976).

——"From Oysters to After-Dinner Mints:The Role of the Early Food and Drug Inspector." *Journal of the History of Medicine and Allied Sciences*, 42 (January 1987).